胎儿MRI 产前诊断

主　　编　邹　煜　楼芬兰

副 主 编　李　奎　徐　琼　暴忠坤　邓美香
　　　　　刘肖敏　颜国辉　郑伟增

主编助理　任聪聪

作者单位　浙江大学医学院附属妇产科医院

人民卫生出版社

图书在版编目(CIP)数据

胎儿MRI产前诊断/邹煜，楼芬兰主编. —北京：
人民卫生出版社,2019
ISBN 978-7-117-28374-8

Ⅰ.①胎…　Ⅱ.①邹…②楼…　Ⅲ.①胎儿-核磁共
振成象-诊断学　Ⅳ.①R714.504

中国版本图书馆CIP数据核字(2019)第063862号

| 人卫智网 | www.ipmph.com | 医学教育、学术、考试、健康，
购书智慧智能综合服务平台 |
| 人卫官网 | www.pmph.com | 人卫官方资讯发布平台 |

胎儿 MRI 产前诊断

主　　编：邹　煜　楼芬兰
出版发行：人民卫生出版社(中继线 010-59780011)
地　　址：北京市朝阳区潘家园南里 19 号
邮　　编：100021
E－mail：pmph @ pmph.com
购书热线：010-59787592　010-59787584　010-65264830
印　　刷：北京盛通印刷股份有限公司
经　　销：新华书店
开　　本：889×1194　1/16　印张：19
字　　数：602 千字
版　　次：2019 年 5 月第 1 版　2019 年 5 月第 1 版第 1 次印刷
标准书号：ISBN 978-7-117-28374-8
定　　价：128.00 元

打击盗版举报电话：010-59787491　E-mail：WQ @ pmph.com
(凡属印装质量问题请与本社市场营销中心联系退换)

编者名单 （以姓氏汉语拼音为序）

暴忠坤	邓美香	丁丹丹	黄海英	孔建春
李　奎	刘肖敏	楼芬兰	潘芝梅	任聪聪
孙　进	王吉达	徐　琼	颜国辉	俞琳玲
张小飞	张晓丹	郑伟增	邹　煜	

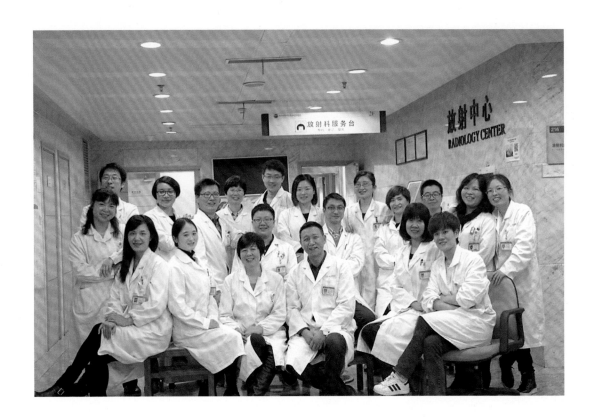

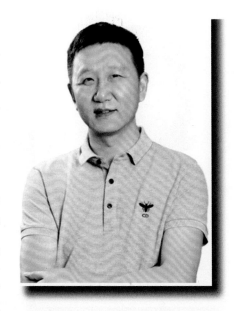

邹煜,男,汉族,1971年11月出生,医学博士、主任医师。现任浙江大学医学院附属妇产科医院放射科主任,浙江省医学会放射学分会委员,浙江省医学会介入放射学分会委员,浙江省生物医学工程学会放射学专业委员会常委,浙江省抗癌协会肿瘤影像学专业委员会委员,中华医学会放射学分会妇儿介入学组委员。从事放射科X线、CT及MRI医学影像诊断和介入治疗工作20余年,积累了丰富的临床经验,尤其对妇科肿瘤的CT、MRI影像诊断和胎儿畸形的MRI产前诊断具有独到的见解。指导并参与科室各种介入治疗工作的开展,尤其擅长实体肿瘤、血管性疾病及妇产科、生殖系统各种疾病的介入治疗。从事放射诊断和介入治疗相关的教学和科研工作。在国内外核心学术期刊上发表论文30余篇,其中SCI论文10余篇,翻译和译介文字近10余万字,2003年至2017年参编医学学术专著5部、主编1部,作为编委编译专著1部。研究成果获浙江省科技进步二等奖1项、浙江省卫生科技进步一等奖1项。参与国家级及省部级科研项目10余项,主持浙江省自然科学基金、浙江省科技厅项目等资助5项。

主编简介

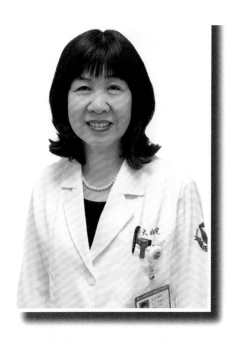

楼芬兰,副主任医师,浙江省产前诊断中心专家成员。1988年毕业于浙江医科大学临床医学系,毕业后在浙江省绍兴市妇幼保健医院从事妇产科临床工作3年,于1991年12月起至今在浙江大学医学院附属妇产科医院从事放射诊断工作,2005年取得妇产科学硕士学位。擅长妇科肿瘤及疾病的CT和MRI诊断、胎儿先天发育异常和畸形的产前MRI诊断、胎盘植入等产科异常的MRI诊断、乳腺X线及MRI诊断,尤其擅长胎儿MRI的诊断。曾在《中华妇产科学》等核心期刊上发表医学论文10余篇,并参与编写《输卵管疾病》《子宫肌瘤》《子宫体疾病》《实用老年妇科学》《异位妊娠》等医学专著。主持并参与多项省厅级课题。

超声检查是胎儿产前诊断首选的影像学方法,但其也存在着局限性,如孕妇肥胖、肠道气体干扰及骨骼阻挡等。胎儿磁共振检查(MRI)自1983年首次报道以来,已从实验阶段逐步发展成为产科重要的临床检查方法。MRI快速成像序列的开发和应用,克服了胎动、孕妇呼吸运动的影响。而能够获得高质量的胎儿影像,可以清晰地显示胎儿及其附属物的解剖结构和异常,是产前超声检查的重要补充。近年来,一些MRI新技术,如弥散加权成像、MRI波谱和功能成像也逐渐应用于胎儿诊断,进一步提高了我们对胎儿宫内发育及代谢状态的认识。

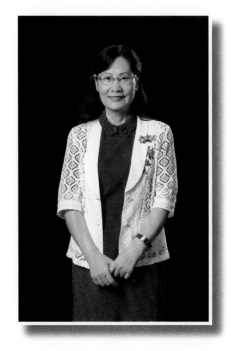

国内胎儿MRI开展时间较短,知识和经验相对不足,也缺少相关专著。此书较全面系统地介绍了胎儿MRI扫描技术和胎儿各系统疾病的MR诊断知识,具有很高的学术价值。本书文字简明扼要,内容丰富详实,图片清晰,对开展产前诊断的放射科医师、技师具有很好的指导价值,同时也是产科及产前诊断相关医护人员的很好的参考书。

邹煜主任是我的硕士、博士研究生,从事医学影像诊断工作20余年。2014年调入浙江大学附属妇产科医院,潜心钻研胎儿MR产前诊断技术,积累了丰富的诊断经验,并有一定建树。他倾注了大量的心血,总结了多年胎儿MR诊断经验,其中绝大部分图片来源于其日常工作的积累,具有很高的学术价值和临床使用价值。相信本书的出版会推动我国胎儿MR产前诊断的发展,为我国的产前诊断事业做出贡献。

张敏鸣

中国医师协会放射学分会常委

浙江省医学会放射学分会主任委员

2018年12月

前　言

2014年我作为引进人才从浙江大学附属第一医院放射科到附属妇产科医院工作，从综合性医院的放射科医生到专科医院的放射科负责人，开始全心钻研妇产科领域的医学影像。相对于综合性医院的放射科医生来说，产科的医学影像是一个全新的领域。在大型综合性医院，大量的临床患者占据了放射科医生大量的时间和精力、MRI检查需要较长时间的预约以及放射科医生对产科相关知识的掌握程度不够等因素，限制了胎儿MRI在综合性医院的广泛开展。在此之前，虽然我从事MRI影像诊断工作已有15年，但还从未接触过胎儿MRI的产前影像诊断。因此，在学习过程中，迫切需要找到一些关于胎儿MRI的图文并茂的工具书。然而，结果不尽如人意。由于胎儿MRI检查在我国开展时间还不长，范围也仅限于国内大型的专科医院和少数综合性医院，普及程度还不够高，目前国内尚没有一部较为详实、完整的胎儿MRI诊断书籍。

我院是国内规模最大的妇产科专科医院之一，在国内妇产科专科医院中排名前五，拥有大量的临床资源。我院自2013年起开展胎儿MRI产前诊断项目以来，每年有2000余名孕妇来我科检查，且逐年增加，至2017年底病例数已达到23 000余例，且胎儿先天畸形或胎儿疾病的阳性率达85%，诊断胎儿先天畸形或胎儿疾病的类型丰富多样，几乎包含了所有常见类型和各种罕见类型的异常。基于此，我们决定出版一本胎儿MRI诊断的书籍，以弥补国内该项的空白，为后来者提供一个较好的学习参考资料。

在本书的编写、修稿和统稿的过程中，浙江大学医学院附属妇产科医院放射科的医务人员付出了艰辛的劳动，编写工作得到了浙江省基础公益研究计划项目（项目编号：LGF19H040015）的资助和浙江大学医学院附属妇产科医院领导的关心和支持，在此一并表示感谢。

胎儿MRI产前诊断技术在我国还处于起步阶段，编者水平有限，存在的缺点和差错，恳请读者批评指正。

邹　煜

2019年1月

目　录

第 1 章

胎儿 MR 成像的安全性

第一节　MRI 的生物效应

一、MRI 的无明显致畸性

磁共振成像(magnetic resonance imaging,MRI)的基本原理是利用人体内原子核在磁场内与外加射频磁场发生共振而产生影像的成像技术,因此其全称应该是核磁共振成像(nuclear magnetic resonance imaging,NMRI),但为消除人们对核辐射的误解,将其简称为磁共振成像。目前没有证据显示短时间暴露在电磁场中会伤害发育期胎儿,也无 MRI 检查导致胎儿畸形的报道。一些研究已经把磁场中暴露时间过长和磁场场强过高与胚胎组织、染色体结构、胎儿发育的异常联系起来。但是,尚未发现在稳定的静磁场或高场强磁场中胚胎有发育异常的报道。同时已经执行诊断磁共振成像的病人,还没有发现有延迟后遗症。胎儿磁共振预期性的潜在风险是极小或不存在的。

在 Myers 的研究中,跟踪 74 例暴露于 MRI 双回波成像下的宫内妊娠患者,并没有观察到胎儿生长迟缓发生率升高。与 X 线及 CT 不同,MRI 是一种非电离辐射检查。MRI 较超声及 CT 检查的优势在于其具有良好的多方位软组织成像功能,可以很好地显示盆腔内部结构。尽管人们对胎儿畸形、组织热损伤及听力损伤存在理论上的担忧,但至今尚无急性损伤的证据。1995 年版美国放射医师学会的指南中建议孕早期应禁止执行 MRI 检查,但 2004 年版指南中未对此进行特殊说明。直到 2016 年版指南中提到:基于现有的证据及致畸风险可能,美国放射医师学会认为孕早期 MRI 检查无特殊考虑时可以推荐。

二、MRI 成像中的体温增长

执行 MRI 检查的患者会产生与无线射频脉冲相关的热量。体液,如眼晶状体、羊水等,热量排出体外的能力相对较差。胎儿处在一个水环境中,由于组织靠血液流动来消散热量,而医疗成像时热量很可能积聚在孕妇子宫内,因此要特别关注孕妇的特殊吸收效率(SAR)的监测,它能够在检查结束时按照设置的病人体重来记录能量储留值。当进行胎儿 MRI 检查时我们是在高传导的盐水浴(羊水)中研究一个较小的胎儿。而且,孕妇在孕晚期检查时经常填满整个 MRI 设备孔洞,这会影响孔洞内孕妇周围的空气流通,最终导致病人单位质量向环境中传递热量潜在性地减少。尽管在胎儿 MRI 检查中有较高的全身 SAR 值提示体温升高,但对 33~39 周孕期的多个孕妇执行 MRI 检查,并跟踪研究她们的体温,未发现她们的体温变化。有研究者对妊娠猪进行 MRI 检查时,测量妊娠猪的羊水、胎脑、胎腹温度的变化,结果显示使用快速 MRI 成像技术扫描并没有观察到温度改变。

三、MRI 的噪音

MRI 噪音一般在 80~120dB,对于短时间暴露在磁场中的胎儿是否会引起胎儿听力损害,目前仍没有确切证据。梯度磁场是 MRI 扫描时噪音的主要来源。梯度线圈中快速变化的电流产生的洛伦兹力(Lorentz force)使梯度线圈发生移动或颤动撞击托架,使后者产生弯曲和振动产生噪音,其中梯度密集的脉冲序列(如回波平面成像)声音最大。噪音的强度与梯度磁场的强度、梯度磁场切换速度、所用的序列及其成像参数有关。噪音源的扩散有两种路径:①空气传播;②固体接触扩散。噪音源由梯度线圈经过这两种扩散方式传到孕妇和胎儿耳朵内,或者引起别的部件震动,产生新的噪音源,再传入孕妇和胎儿耳中。

噪音的抑制:通常的做法是要求患者使用被动噪音控制,通常是一次性耳塞或耳机,这可以将噪音水平降低 10~30dB。新一代系统通过使用额外的无源噪音屏蔽和有源技术(如噪音最小化"无声"或"安静"脉冲序列)来降低噪音水平,根据噪音的产生以及噪声源的传播方式,许多公司的中高档机型都采用了静音技术,如西门子的 AudioComfort 技术;GE 公司在其双梯度系统中使用的真空隔绝层硬件静音技术以及东芝公司的 Pianissimo 静音技术。根据国外对一种平面声波模型的研究,发现声音穿过空气和水的界面时,预期噪音进入水中会降低 30dB。因此,用充满液体的猪胃来制作妊娠子宫模型,研究发现 MRI 双回波成像射频产生的声音强度衰减大于 30dB。有研究对 25 名 2~4 岁儿童进行跟踪随访,他们胎儿期均进行过双回波 MRI 扫描,之后没有发现有听力损坏或畸形的案例。

四、MRI 与胎儿心率

有些研究已经在评估 MRI 序列对胎儿心率和心搏的潜在影响。有研究对 8 名 33~39 周的孕妇进行 1.5T 磁共振扫描,关注 MRI 扫描中胎儿的心电图谱,并测量母体温度、心率、血压,还有胎儿心率和心搏,研究发现并没有短期影响。

第二节　胎儿 MRI 的注意事项及对比剂使用

一、胎儿 MRI 的禁忌证和舒适度

孕妇 MRI 检查有绝对的禁忌证,如脑动脉夹、人工血管、静脉滤器、心脏起搏器、人工瓣膜、人工耳蜗、置入性药物泵、金属避孕环、人工关节等。幽闭恐惧症是一种在封闭空间内感到明显而持久的过度恐惧的疾病。据报道在临床 MRI 检查中,由于受检者所处的磁体孔洞比较狭小,加之梯度磁场噪音的干扰,有 3%~10% 的受检者会出现焦虑、恐慌、情绪低落等心理反应,重者诱发精神幽闭症,甚至无法完成 MRI 检查。研究发现,使用短孔洞的 MRI 会减轻幽闭恐惧症的影响。然而,有幽闭恐惧症病史的孕妇,在检查前可适当给予 0.5~3mg 的镇静剂,再或者选择超声等其他检查。

胎儿 MRI 受检者的上述不良心理反应一般很短暂,但是却经常导致检查延缓、图像质量下降甚至检查失败。为此需要采取以下措施来降低其发生率:

1. 让孕妇充分了解 MRI 检查的相关信息,如磁体孔洞的大小、梯度磁场噪声、医生患者对讲系统等;

2. 允许一名孕妇的亲属或朋友进入扫描间陪同;

3. 使用 MRI 专用耳机为孕妇播放音乐;

4. 可改变检查体位,如仰卧位改为侧卧位等;

5. 让孕妇带上眼罩使其不知道自己所在的密闭空间;

6. 采用镇静药或其他类似的药物;

此外,扫描的另外一个问题是孕妇平卧困难,尤其在孕期的后 3 个月,孕妇可以采用侧卧位进行扫描。

二、静脉对比剂应用

与 CT 不同,MRI 平扫即可获得很好的软组织成像,但有时仍需采用造影剂检查。目前 MRI 主要有钆剂及超顺磁性氧化铁两种造影剂,其中钆剂最为常用。钆剂为顺磁性很强的金属离子,游离的钆具有毒性,因此临床上使用时采用的是其螯合物。对于钆剂安全性的担忧主要源自于其水溶性及可以穿透胎盘进入胎儿循环及羊水的特性。

目前妊娠期钆剂的使用尚存争议。国外动物实验使用钆喷酸葡胺(马根维显)静脉对比剂对妊娠老鼠给予每天 2.5 倍于人类的剂量,并连续 10 天静脉给药;另一个实验对妊娠兔子给予每天 7.5 倍于人类的剂量,并连续 13 天给药,结果都显示钆剂能通过胎盘引起胚胎发育迟缓。有研究学者将妊娠期兔子胚胎发育期给予每天 0.5mmol/kg 低剂量并持续 13 天,结果发现不利的影响,如胎兔被观察到下肢弯曲和骨骼畸形的概率增加。这些研究提示 MRI 对比剂对动物胎儿存在潜在性的损伤,但对人类的研究还远不够充分。因此,孕妇及哺乳期妇女应慎用,只有证明胎儿能够从潜在风险中获益时才能使用药物。动物实验表明高剂量及重复剂量的钆剂具有致畸性,推测可能原因是钆从螯合剂中游离,进而进入羊水中,胎儿吞咽羊水后,其内的钆剂可进入胎儿循环,因此胎儿暴露于钆剂的确切时间难以确定。显然,钆剂在羊水中持续的时间越长,胎儿的风险也就越大。

尽管也有研究证实钆剂在妊娠期使用的安全性,但基于理论上的考虑及动物研究数据,欧洲泌尿生殖影像学会对比剂安全委员会的指导方针指出,孕期禁用最高风险的钆造影剂,而中等风险和最低风险的钆造影剂可以使用最低剂量,来满足基本诊断。指南建议应仅在潜在的益处大于潜在的风险时对胎儿使用。美国有学者认为,钆剂的水溶性限制了其在乳汁中的分泌。静脉注射后 24h 内,分泌至乳汁中的钆剂少于 0.04%。而婴儿通过胃肠道的吸收量将小于乳汁中的 1%。尽管理论上任何未螯合的钆剂可通过乳汁进入婴儿体内,但至今尚无相关损伤的报道。因此,该报道认为钆剂增强 MRI 检查后无需停止哺乳。

综上所述,妊娠期 MRI 检查使用静脉对比剂要慎之又慎。孕妇在使用钆对比剂时最常见的副作用为轻、中度头痛;对有癫痫发作史患者有诱发的可能性;对过敏体质、支气管哮喘及其他过敏性疾病者仍应注意预防过敏反应。

第三节　妊娠 3 个月内的 MRI 成像

理论上,胎儿最大的风险来自于胚胎形成期,正在分化中的细胞极易受到许多生理因素的干扰而遭破坏,胎龄在 3 个月内的胎儿正好处于这样一种敏感阶段。美国食品与药品管理局(FDA)至今未对孕妇(含胎儿)、婴儿接受 MRI 检查的安全性予以肯定,英国国家放射防护局(NRPB)也建议妊娠 3 个月内的孕妇谨慎应用 MRI 检查,所以妊娠 3 个月内不建议进行 MRI 扫描。就目前的技术而言,妊娠 3 个月内 MRI 成像是没有诊断价值的。妊娠期前 3 个月内不同孕周的扫描图像(图 1-1~图 1-4)。如图所示,早于 13 周的发育期胚胎或胎儿很小且很难充分显示,该时期异常情况的发现超声优于 MRI。但是,妊娠期前 3 个月如果需要对母体进行 MRI 诊断时,应该执行 MRI 检查。妊娠 3 个月内的 MRI 检查前需要有口头和书面的知情同意才可执行。

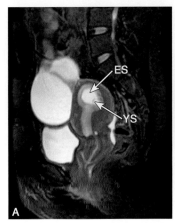
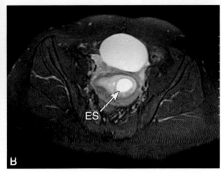
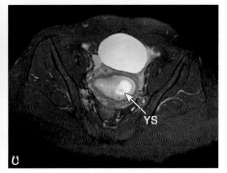

图 1-1　孕 6 周 T$_2$WI 图像

矢状位(A)及横轴位(B、C)T$_2$WI 显示宫腔内胚囊(ES)、卵黄囊(YS)(白箭)

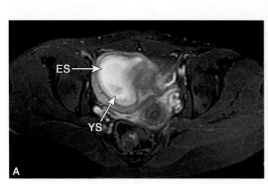
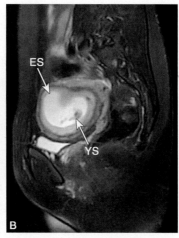
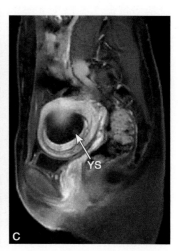

图 1-2　孕 8 周 T$_2$WI 及 T$_1$WI 增强扫描

T$_2$WI 横轴位(A)和 T$_2$WI 矢状位(B)显示宫腔内的胚囊(ES)、卵黄囊(YS);T$_1$WI 矢状位增强扫描(C)显示卵黄囊(YS)呈轻微强化(白箭)

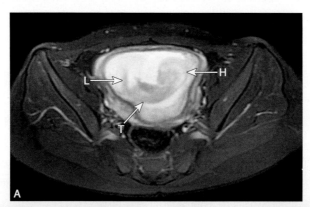

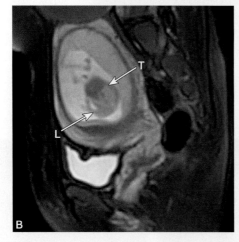
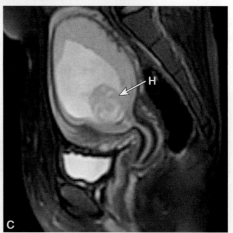

图 1-3　孕 11 周,T$_2$WI 图像

此时胎儿已成人形,T$_2$WI 横轴位(A)显示胎儿头(H)、躯干(T)及四肢(L),但细微的解剖结构无法显示;T$_2$WI 矢状位(B)显示胎儿躯干(T)和四肢(L);T$_2$WI 矢状位(C)显示胎儿头部(H)(白箭)

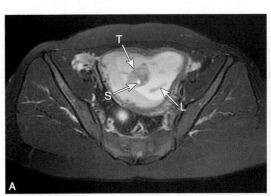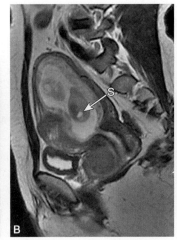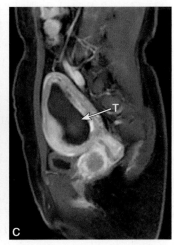

图 1-4　孕 13 周,T_2WI 及 T_1WI 增强扫描

T_2WI 横轴位(A)显示胎儿躯干(T)、胃泡(S)及四肢(L);T_2WI 矢状位(B)显示胃泡(S);T_1WI 矢状位增强扫描(C)显示胎儿躯体(T)有轻度强化改变(白箭)

小　结

　　磁共振主要以磁场进行成像,不存在放射线和电离辐射,尽管还没有足够的证据证明 MRI 对胎儿存在不良影响,但它对妊娠妇女的安全性仍然是一个有争议的话题。到目前为止,有关 MRI 致畸作用的研究进行得还不够深入。美国食品药品管理局、美国放射学院等权威机构都同意进行胎儿 MRI 检查,为进一步确保胎儿安全,建议应避免妊娠期前 3 个月内执行胎儿 MRI 检查。国际磁共振成像安全委员会指出,产前磁共振检查适用于非放射性成像方法不能做出诊断而 MRI 有助于明确诊断的疾病。委员会还规定,建议妊娠妇女进行 MRI 检查前需提供书面知情同意去存档,使孕妇能够充分了解 MRI 检查的风险与收益,进而达到有效诊断的目的。

(暴忠坤　丁丹丹)

参 考 文 献

[1] 林剑军,陈晓华.胎儿磁共振成像序列应用分析.中国妇幼保健,2016.1(31):416-418.

[2] 杨正汉,冯逢,王霄英.磁共振成像技术指南.第 2 版.北京:人民军医出版社,2011:429-450.

[3] 朱铭.胎儿磁共振成像—产前诊断新技术.中国产前诊断杂志电子版,2013,5(4):1-2.

[4] 陈丽英,蔡爱露.胎儿影像诊断学.北京:人民卫生出版社,2014:120-122.

[5] Tsai LL,Grant AK,Mortele KJ,et al. A practical guide to MR imaging safety:what radiologists need to know. Radiographics,2015,35(6):1722-1737.

[6] Zhuo J,Gullapalli RP. AAPM/RSNA physics tutorial for residents:MR artifacts,safety,and quality control. RadioGraphics,2006,26(1):275-297.

[7] Bley TA,Wieben O,François CJ,et al. Fat and water magnetic resonance imaging. J Magn Reson Imaging,2010,31(1):4-18.

[8] Strizek B,Jani JC,Mucyo E,et al. Safety of MR imaging at 1.5 T in fetuses:a retrospective case-control study of birth weights and the effects of acoustic noise. Radiology,2015,275(2):530-537.

[9] Sammet S. Magnetic resonance safety. Abdominal radiology(New York),2016,41(3):444-451.

[10] Oh KY,Roberts VHJ,Schabel MC,et al. Gadolinium chelate contrast material in pregnancy:fetal biodistribution in the nonhuman primate. Radiology,2015,276(1):110-118.

[11] Shellock FG,Schaefer DJ,Kanal E. Physiologic responses to an MR imaging procedure performed at a specific absorption rate of 6.0 W/kg. Radiology,1994,192(3):865-868.

[12] Yip YP,Capriotti C,Talagala SL,et al. Effects of MR exposure at 1.5T on early embryonic development of the chick. J Magn Reson Imaging,1994,4(5):742-748.

［13］ Glover P,Hykin J,Gowland P,et al. An assessment of the intrauterine sound intensity level during obstetric echoplanar magnetic resonance imaging. Br J Radiol,1995,68(814):1090-1094.

［14］ Baker PN,Johnson IR,Harvey PR,et al. A three-year follow up of children imaged in utero with echo-planar magnetic resonance. Am J Obstet Gynecol,1994,170(1 Pt 1):32-33.

［15］ Levine D,Zuo C,Faro CB,et al. Potential heating effect in the gravid uterus during MR HASTE imaging. J Magn Reson Imaging,2001,13(6):856-861.

［16］ Michel SC,Rake A,Keller TM,et al. Fetal cardiographic monitoring during 1. 5-T MR imaging. Am J Roentgenol,2003,180(4):1159-1164.

［17］ Myers C,Duncan KR,Gowland PA,et al. Failure to detect intrauterine growth restriction following in utero exposure to MRI. Br J Radiol,1998,71(845):549-551.

第 2 章

胎儿 MRI 的现阶段技术和未来发展方向

第一节 胎儿 MRI 的现阶段技术

MRI 于 1983 年由 Smith 等首次报道,20 世纪 90 年代后,随着技术的快速发展,MRI 逐渐应用于胎儿各系统检查,胎儿运动对图像的影响已大大降低。MRI 视野大、软组织对比分辨率高,不受母体情况和羊水量多少的影响,有时能提供超声(ultrasound,US)以外的产前诊断信息。本章纵览现阶段的胎儿 MRI 成像技术,举例说明胎儿磁共振常见伪影,同时介绍 MRI 新兴技术。

一、胎儿磁共振成像技术

胎儿成像技术依赖于磁共振的成像速度和信噪比(SNR),而磁共振快速采集技术与图像的信噪比密切相关,因此这里先介绍磁共振图像信噪比的概念。信噪比(SNR)指图像的有效信号与随机噪声的比率,信噪比越高,表明图像的有效信号越高和(或)随机噪声越低。信噪比是磁共振图像的基本指标,磁共振图像必须拥有足够的信噪比方可用于临床诊断。

高质量图像需要更高级的硬件设备,最先考虑的是主磁场中成像单元的强度。在磁共振成像中,信噪比是随着主磁场强度的增加而线性增加的。胎儿磁共振成像序列对 SNR 要求更高,在可获得的最高场强中成像可得到更好的 SNR。

磁共振成像时胎儿区域的每一个质子都要经过反复的 RF 激发和弛豫过程。当孕妇处于主磁场中,数秒或数十秒后将形成一个与主磁场方向一致的净磁矩。主磁场方向是一条空间中心轴线,我们定义它为纵轴。在外加的射频(RF)脉冲作用下,主磁场发生偏离纵轴的改变,此时主磁场方向上的磁矩将减少。当 RF 脉冲终止后,纵轴上的分磁矩又将逐渐恢复,直至恢复到 RF 脉冲作用前的状态,这个过程就叫作纵向弛豫。横向弛豫就是在 RF 脉冲作用下横向分磁矩逐渐减少至零状态的过程。RF 脉冲经常以产生的翻转角度来描述,例如,90°或 180°脉冲。

用于激发的 RF 脉冲都是非电离的,因此不存在辐射损伤。然而,这些脉冲会产生大量的能量,并引起组织发热。这些热量被量化为特异性吸收效率 SAR 值(the specific absorption rate,SAR),以 W/kg 作为测量单位,指单位质量物体吸收的射频能量,SAR 值是衡量释放到组织中能量多少的数值。为避免射频磁场热效应的潜在危险,一般胎儿检查 SAR 值要控制在 3.0W/kg 以下。1.5T 超导型 MRI 扫描系统大部分序列 SAR 值不会过高,故被大多数胎儿 MRI 检查所使用。3.0T MRI 扫描系统比较容易出现 SAR 值过高,SAR 值变化与很多参数有关,运用相对较小的翻转角度可以使 SAR 值降低,扫描时间也要适当。

胎儿扫描序列中产生的 SAR 值是一个宽泛的参数,容易被许多因素影响。例如,SAR 值会随着脉冲重复时间的减少、翻转角和静磁场强度的增加而增加。所有磁共振仪有 SAR 值的监测机制,许多集中加强的 RF 脉冲序列被使用时 SAR 明显增加,这时需要谨慎选择其他成像参数,以确保检查中 SAR 值保持在安全范围内。

磁共振成像中,一旦纵向弛豫被翻转进横向平面,纵轴的横向弛豫开始产生进动,产生进动的磁场会产生一个能被天线接收的电磁信号,这个天线被称为线圈。在胎儿磁共振成像最初的尝试中,用建立在磁体中的体线圈获得图像的接收,体线圈给予一致的信号穿过敏感容积,但这个容积中很难有全部的信噪比(SNR)。直接在体线圈表面设置表面线圈,可以提供更好的SNR,但需要更小的敏感容积,在此种情况下使用紧贴体线圈表面的单独表面线圈会限制磁共振成像。

单独表面线圈的限制性能够通过使用阵列线圈缓和,同时阵列中任何单独体素对容积都是敏感的,阵列中来自每个体素的图像都能被联合。通过上述设备整合,用大容积覆盖和高SNR的表面线圈能够较好地完成胎儿磁共振数据采集。

最后的硬件问题是胎儿成像必须考虑磁共振的梯度系统。磁共振图像是用梯度磁场转换时采集的数据来编码的。能够获得的最大梯度场强决定了图像最高分辨率,同时,较快的梯度磁场转换产生较快的图像采集。近年来,梯度磁场的转换率经历巨大增长,但增长已达到一个稳定水平,过多地增加转换率会直接引起孕妇神经肌肉刺激。

二、K空间技术

磁共振成像中采集的数据不直接产生图像。磁共振的每一个信号都含有全层的信息,而图像阵列中的每个点(即像素)的信息仅含有层面内相应体素的信息,因此需要对磁共振信号进行空间定位编码,即频率编码和相位编码。磁共振接收线圈采集到的MR信号实际是带有空间编码信息的无线电波,属于模拟信号而非数字信号,需要经过模数转换(analog-digital conversion,ADC)变成数字信息,后者被填充到K空间,成为数字数据点阵。可见K空间与磁共振信号的空间定位信息息相关。

K空间也称傅里叶空间,是带有空间定位编码信息的MR信号原始数据的填充空间,每一幅MR图像都有其相应的K空间数据点阵。对K空间的数据进行傅里叶转换,就能对原始数据中的空间定位编码信息进行解码,分解出不同频率、相位和幅度的MR信号,不同的频率和相位代表不同的空间位置,而幅度则代表MR信号的强度。把不同频率、相位及信号强度的MR数字信息分配到相应的像素中,我们就得到了MR图像数据,即重建出MR图像。可以看出,傅里叶变换就是把K空间的原始数据点阵转变成磁共振图像点阵的过程。了解磁共振如何成像的关键是了解K空间和K空间数据如何被收集的。提高采集速度即能缩短扫描时间,更适合胎儿磁共振检查。

二维K空间又称K平面。二维K空间的两个方向Kx和Ky分别代表MR信号的频率编码和相位编码。在二维图像的MR信号采集过程中,每个MR信号的频率编码梯度磁场的大小和方向保持不变,而相位编码梯度磁场的方向和场强则以一定的相位编码步级发生变化,每个MR信号的相位编码变化一次,采集到的MR信号填充K空间Ky方向的一条线,因此把带有空间信息的MR信号称为相位编码线,也称K空间线或傅里叶线。通常来说,填充K空间中央区域的相位编码线主要决定图像的对比,而填充K空间周边区域的相位编码线主要决定图像的解剖细节(图2-1)。

成像过程中的K空间质子数据采样是由强度、持续性和施加多种方向的梯度磁场来决定的。这些梯度磁场的施加时间也决定了K空间被采集的轨迹。一般在施加设好的梯度磁场之后采集数据。在梯度磁场区域中的信号采集取决于距K空间中心的距离。

由于填充K空间不同区域的回波信号所采用的相位编码梯度磁场强度不同,因此其信号强度存在差别。越靠近K空间中心的相位编码,所施加的相位编码梯度磁场越弱,其信号强度越高,因此对图像的对比度影响越大,但缺乏空间信息;需靠近K空间后边的MR信号,所使用的相位编码

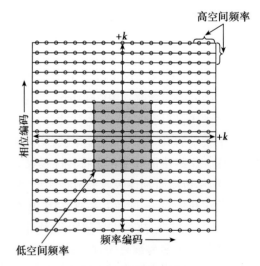

图2-1　K空间矩阵

当相位编码发生在Ky轴方向上,而频率编码发生在Kx轴方向上时,低空间频率被放置在K空间中心处。在K空间中,这些低空间频率中包含的信号决定图像的对比度。随着距离K空间中心越远,高空间频率信息在增加,同时图像的分辨率也增加

梯度磁场强度越强,所提供相位编码方向的空间信息越丰富,但 MR 信号的幅度越小,对图像的对比度贡献越小。

　　频率编码线决定在频率编码方向上的成像,即沿着 Ky = 0 收集的线,同时无其他的 Ky 值可利用。在 Ky 方向上最简单采集数据的方法是重复频率编码,但需要在施加频率编码梯度磁场和采集数据之前施加一个相位编码方向的梯度磁场。在 K 空间中 Ky 方向上,向上或向下移动频率编码线,施加一个相位编码梯度磁场然后打开一个频率编码梯度磁场并收集数据,重复这个过程,一个完整的二维 K 空间区域就能够被采集。那时再由傅里叶转换将这个区域的数据创建出一幅二维图像(图 2-2)。

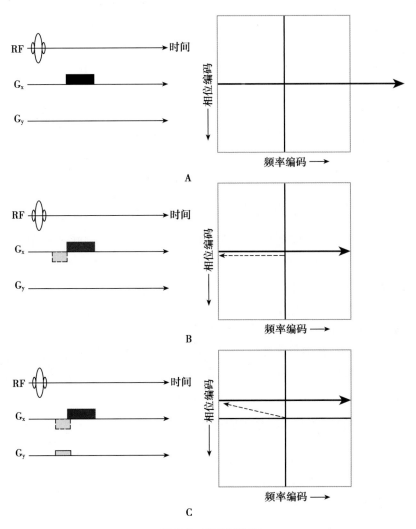

图 2-2　K 空间轨迹

图 A 显示在频率编码方向上只施加一个梯度磁场的 K 空间轨迹,一个初始 RF 脉冲翻转弛豫进入横平面,在这个脉冲之后施加一个梯度磁场,由于梯度磁场是正向的,K 空间轨迹开始在 K 空间起始处,移动向+Kx 方向。在梯度磁场区域中 K 空间中心行进的距离是对称性的。图 B 显示当一个负向的梯度磁场 Gx 在 Kx 频率编码方向上被开启时 K 空间的轨迹,然后在同一方向施加一个正向梯度场;我们通常要在 K 空间的正反两个方向获得数据,从 K 空间起始处到-Kx,使用相反极性的梯度磁场读出数据是必要的。初始的梯度磁场区域只有读出梯度磁场区域的-1/2,目的是当读出梯度磁场打开时将从-Kx 到+Kx 收集数据。图 C 显示在相位编码方向施加一个梯度磁场的 K 空间轨迹,另外的梯度磁场在频率编码方向上;在 A 和 B 中萁取的数据线都来自 Ky-0 线,这是因为没有在相位编码方向上施加梯度磁场。形成图像的数据必须从其他 Ky 值中获得,因此必须施加另一个梯度磁场来移动 K 空间轨迹得到不同 Ky 值,进而形成不同的相位编码线,重复采集 K 空间线的过程可形成完整的二维 K 空间并转换成一幅图像

综上所述,K 空间的特性主要表现为:①K 空间中的点阵与图像的点阵不是一一对应的,K 空间中每一点包含有扫描层面的全层信息;②K 空间在 Kx 和 Ky 方向上都呈现镜像对称的特性;③填充 K 空间中央区域的 MR 信号主要决定图像的对比,填充 K 空间周边区域的 MR 信号主要决定图像的解剖细节。合理利用磁共振 K 空间技术能够最大限度提高信息采集速度,进而缩短扫描时间,针对胎儿磁共振检查更方便、更实用。

第二节　胎儿 MRI 成像脉冲序列应用

胎儿磁共振成像应用的序列必须足够快,才能获得那些没有胎动的单幅图像。通常的惯例是单层采样每幅图像的扫描时间≤1s,一个序列图像需在<20s 内获得。对于 T_1WI 图像,梯度回波序列有非常短的重复时间。在单次激发序列中,母体的一次屏气是无法实现的。然而,当其他序列被应用时,全部序列的扫描时间控制在 20s 以内,就需要母体的一次屏气。

在序列选择上,为减少胎儿的运动伪影,需应用快速扫描序列。目前普遍使用单次激发快速自旋回波(single shot fast spin echo,SS-FSE)序列和平衡稳态自由进动成像(balanced steady state free precession,B-SSFP)序列,此外还有快速反转恢复(fast inversion recovery,FIR)序列和弥散加权成像(diffusion-weighted imaging,DWI)序列。

一、单次激发快速自旋回波序列(SS-FSE)

SS-FSE 为 T_2WI 序列,是采集速度更快的 RARE 序列。特点是一次 90°射频脉冲激发后,利用连续 180°脉冲采集了填充 K 空间所需要的所有回波信号,即一次 90°脉冲后完成了 K 空间的填充,大大地缩短了扫描时间,因此 SS-FSE 序列可以"冻结"胎儿的运动,另外,SS-FSE 保留了与快速自旋回波序列相似的组织信号特征,而且在 SS-FSE 序列中由于使用了大量 180°射频脉冲产生了磁化传递作用和 T_2 滤过效应,使 SS-FSE 序列具有亮"水"作用,即富含水的组织与病变会产生信号增强作用,对于含水较多的组织显示较好,如脑脊液、胸腹积液、囊肿等,血管为流空效应低信号。胎儿的组织成分中水的密度较大,基于以上特点,SS-FSE 序列特别适合胎儿扫描。但此序列软组织间对比相对略差,选择适当的 TE 值,有利于提高图像的信噪比。

二、平衡稳态自由进动成像序列(B-SSFP)

B-SSFP 不同的公司的称谓不一样,西门子公司称之为真稳态进动快速成像(True FISP),GE 公司称之为稳态采集快速成像(FIESTA),飞利浦公司称之为平衡式快速场回波(B-FFE),是一种完全平衡稳定的成像脉冲序列,脉冲序列使用完全平衡梯度来对各 TR 间期结束时的横向磁化进行相位重聚,该序列 SNR 较高;由于 TR 很短,其成像速度快,单层图像采集时间常在 1s 内,腹部成像时即使患者不能很好屏气也没有明显运动伪影;由于采用极短的 TR 和 TE,血液流动造成的失相位程度较轻,因为三个方向聚相位梯度的流动补偿效应。液体成分包括血液、脑脊液、胆汁等,由于 T_2 值较长,其 T_2/T_1 的比值较大,因此在图像上呈现明显高信号,液体和软组织间形成很好的对比(图 2-3)。有助于胎儿含液器官的显示,由于羊水和胎儿间良好的对比,三维 B-SSFP 有助于胎儿三维体表成像。

三、快速反转恢复序列(FIR)

FIR 序列可以获得类 T_1 图像。它是由一个 180°反转预脉冲随后一个 FSE 序列构成的。因胎粪大约在妊娠 13 周后产生,慢慢由小肠推至结肠,在 FIR 序列中呈特征性的高信号,它可以清晰显示胎儿结肠和部分小肠形态,并且能清楚描绘出肝脏边界,可准确判断胎儿先天性膈疝或腹壁缺损时肠管和肝脏的位置,并将肠管和扩张输尿管区分开,对于部分囊性病变及颅内出血也具有一定鉴别诊断作用。该序列还可以描述脂肪组织的多少,可评估胎儿宫内的发育状况,诊断胎儿的含脂类肿瘤。

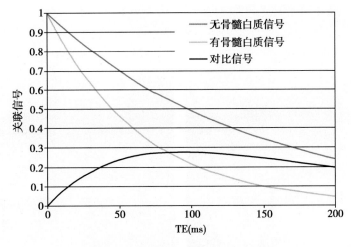

图 2-3　T₂WI 信号和 TE 功能对比图像

显示有骨髓和无骨髓的白质信号与图像采样中 TE 相关性。两个信号曲线受 T₂ 影响都呈指数衰减。黑实线显示出两种组织中的相关对比。如图所示,尽管在较短 TE 值的情况下两个组织可以提供更多的信号,但两个组织间对比性的最大化是在 TE 值 0~100ms。对比最大化时 TE 的精确值是变化的,它取决于感兴趣的组织的 T₂ 值

四、弥散加权成像序列(DWI)

DWI 是以编码磁场梯度中水分子自由移动的信号为基础进行成像,表面弥散系数(apparent diffusion coefficient,ADC)反映生物组织中水分子活动的自由度。在 DWI 上,胎儿脑实质普遍呈高信号,脑室系统呈低信号,双肺及双肾也均为高信号,能提供 T₁WI 和 T₂WI 以外的诊断信息。其他磁共振功能成像,如波谱分析,不仅能从形态学上评价胎儿结构,还能评价胎儿生理功能。

五、磁共振扫描标准

在胎儿磁共振检查前,孕妇需先排空膀胱,自主呼吸,基本采用仰卧,如有不适可采用侧卧位,足先进,可用腹带适当固定腹部。我们首先进行母体三平面的检索,根据胎儿位置做胎儿的矢状面、冠状面扫描,然后根据产前超声提示的异常部位,做横断面扫描,每一扫描序列所用时间为几秒到几十秒,每一孕妇所有序列扫描时间总和不超过 20min。必要时执行采用较薄的层厚或特殊负间隔的额外序列对感兴趣区进行扫描。

如果考虑中枢神经系统中线结构异常,使用实时成像技术去获得胎儿中心线矢状位图像。如果需要观察腭裂,在胎儿头部矢状位平面使用 3D 成像技术扫描横轴位软腭。

第三节　胎儿 MRI 成像伪影

胎儿磁共振成像的普通伪影包括运动伪影、卷褶伪影(alias artifact)、截断伪影、磁敏感伪影、部分容积伪影和 Annefact 伪影。

一、运动伪影(motion artifacts)

运动伪影是胎儿磁共振检查中最普遍的伪影,原因有很多,例如母体呼吸或全身性移动,还有母体的肠蠕动、动脉搏动和胎动(图 2-4~图 2-7)。母体移动导致数据采集的整个视野移动,通常在相位编码方向上导致抽象的图像整体模糊。小部分成像区域的运动会造成小部分图像界穿性模糊。大多数的运动伪影能够与截断伪影区分开,因为它是穿过整个 FOV 的,反之,远离引起环状伪影的边缘,截断伪影很快减少。如果大量运动伪影出现,就应该提醒患者保持安静或平静呼吸。像 RARE 或 EPI 序列的单次激发序列常不需要屏气扫描。

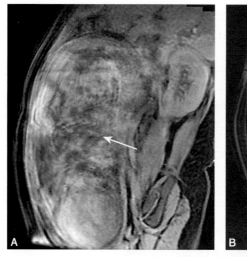
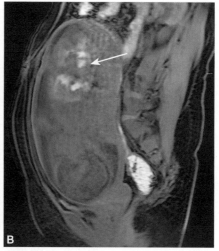

图 2-4　运动伪影（一）

胎儿躯体 T_1WI 冠状位图 A 显示胎儿在羊水中运动伪影明显，躯体结构不清（白箭），
胎儿躯体 T_1WI 冠状位图 B 显示胎儿肠管蠕动伪影（白箭）

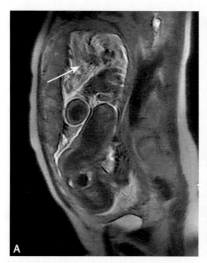
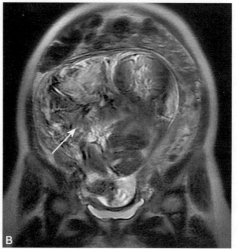

图 2-5　运动伪影（二）

母体 T_2WI 矢状位图 A、冠状位图 B 显示胎儿剧烈运动，由此引起羊水信号不均匀（白箭）

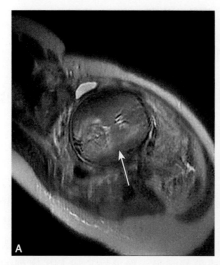
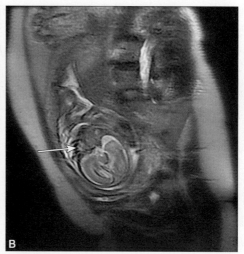

图 2-6　运动伪影（三）

胎儿头部 T_2WI 横轴位图（A,B）显示胎儿头部的运动伪影（白箭）

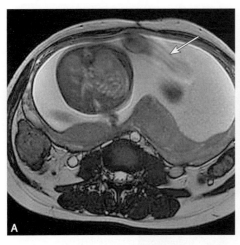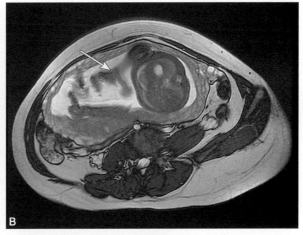

图 2-7　运动伪影（四）
母体 T_2WI 横轴位图（A，B）显示胎儿手臂的运动伪影（白箭）

液体的流动会引起 MRI 信号减少。在 MR 信号采集的过程中，沿频率编码方向液体中的质子群累积了相位偏移，在傅里叶变换时把这种相位的偏移误当成相位编码方向的位置信息，液体的位置在相位编码方向发生漂移，从而产生流动伪影。羊水中常出现流动伪影，也同时会在胎儿其他体液中收集到，如脑脊液和胎儿膀胱中的尿液。用单次激发序列进行胎儿成像有助于改善运动伪影，因为只有运动时采集的那一层图像会被影响。只要胎儿不是持续移动，运动时的数据采集只有一层或两层图像质量下降。如果受影响的层面不在感兴趣区，那么序列就不用重新扫描。

二、卷褶伪影（alias artifact）

当受检部位的大小超出 FOV 的大小，FOV 外的组织信号将折叠到图像的另一侧，这种折叠被称为卷褶伪影（图 2-8、图 2-9）。当卷褶伪影发生时组织在相位编码方向上延伸出 FOV，当 FOV 外的组织信号融入图像后，将发生相位或频率的错误，把 FOV 外一侧的组织信号错当成另一侧的组织信号，因而把信号卷褶到对侧，卷褶的组织可以遮盖和模糊感兴趣组织。实际上卷褶伪影可以出现在频率编码方向，也可以出现在相位编码方向上。最简单消除卷褶伪影就是增加 FOV，使它能包含所有的组织。这个折中办法会降低平面分辨率。对胎儿成像来说，用感兴趣组织图像能够允许的最小 FOV，同时得到最大分辨率的图像。

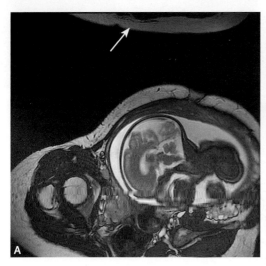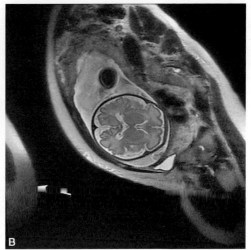

图 2-8　卷褶伪影（一）
胎儿头颅 T_2WI 矢状位图 A、横轴位图 B 显示母体对侧卷褶伪影（白箭）

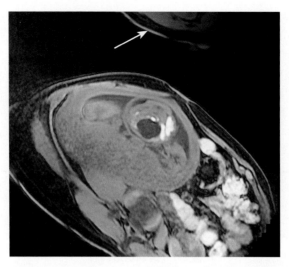

图 2-9　卷褶伪影(二)
胎儿 T₁WI 腹部横轴位显示母体对侧卷褶伪影(白箭)

三、磁敏感伪影(susceptibility artifact)

　　磁敏感伪影是由于不同磁化率物质的交界面,磁化率不同会导致局部磁场环境的变形,造成自旋失相位,产生信号损失或错误描述(图 2-10)。特点是在组织/空气和组织/脂肪界面出现异常信号。解决办法:①扫描时尽量避开这些部位;②增加层厚、层间隔;③减小人为的磁化界面;④FIESTA 序列的 binding 伪影,可加局部匀场。

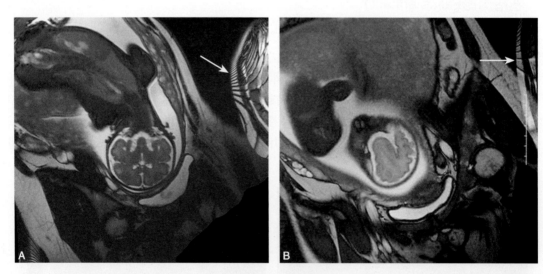

图 2-10　磁敏感伪影
母体 T₂WI 斜冠状位图像图 A、B 显示左侧组织与空气交界处存在条带状放射影

四、斑马伪影(zebra artifacts)

　　斑马伪影在胎儿磁共振图像中表现为交替的亮带和暗带(图 2-11)。其还包含莫尔伪影(Moiré fringes),它是采用体线圈采集梯度回波图像时最常见的干涉伪影。由于磁场从主体一侧到另一侧缺乏主磁场的完美均匀性,因此主体的一侧到另一侧的混叠导致叠加交替添加和消除的不同相位的信号。

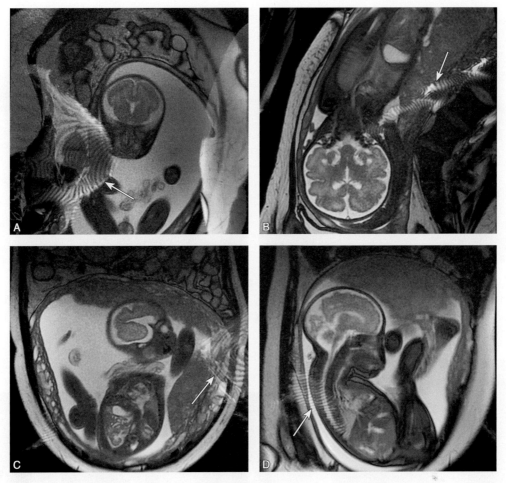

图 2-11　斑马伪影

A. 胎儿头颅 T₂WI 冠状位图显示图像右侧明暗相间的条带影（白箭）；B. 胎儿头颅 T₂WI 冠状位图
显示图像左侧螺旋状明暗相间条带影（白箭）；C. 母体 T₂WI 冠状位图显示图像左侧三角形年轮样
条带影（白箭）；D. 胎儿 T₂WI 矢状位图显示图像右侧交替的明带和暗带（白箭）

五、截断伪影（truncation artifacts）

　　截断伪影也称环状伪影，在空间分辨率较低的图像上比较明显，表现为多条同心的弧线状高低信号
影（图 2-12）。MRI 图像是很多像素组成的阵列，数字图像要想真实展示实际解剖结构，其像素应该无限
小，但实际上像素的大小是有限的，因此图像与实际解剖存在差别，这种差别实际上就是截断差别，当像素
较大时其失真将更为明显，就可能出现肉眼可见的明暗相间的条带，这就是截断伪影。截断伪影常出现在
空间分辨率较低的图像上，或出现在两种信号强度差别很大的组织间，如 T₂WI 上脑脊液与骨皮质之间。
截断伪影的对策主要是增加图像的空间分辨力，但同时往往会增加采集时间。

六、部分容积伪影（partial volume averaging artifacts）

　　当选择的扫描层面较厚或病变较小且又骑跨于扫描切层之间时，周围高信号组织掩盖小的病变或出
现假影，这种现象称为部分容积伪影（图 2-13、图 2-14）。由于像素过大，导致像素内信号平均，使单个体
素内混合多种组织对比，分辨率降低。同一像素中显示多种组织，易对临床诊断造成混淆。可以通过增加
图像分辨率来减少部分容积伪影，尽管这样会以增加图像采集时间为代价。在产科 MRI 成像中，这种伪
影会包含许多胎儿以外的结构，解决的办法主要是减薄层厚。例如胎盘，被液体包绕小而薄的结构不能显
示，如蛛网膜囊肿的囊壁被脑脊液包绕，或者脊髓脊膜膨出的膜壁被组织液包绕。

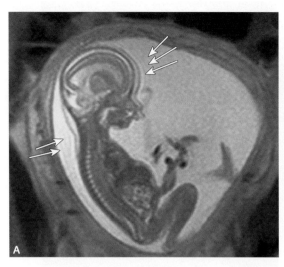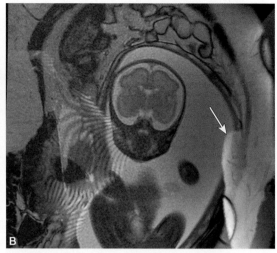

图 2-12　截断伪影

A. 母体冠状位 T_2WI 显示羊水与胎儿颅骨交界处出现同中心的多条环状高低信号影（白箭）；B. 胎儿头颅冠状位显示图像左侧大面积片状高信号影（白箭），图像右侧为斑马伪影

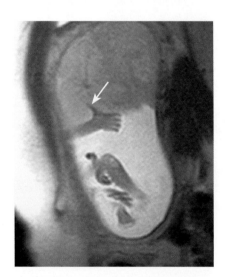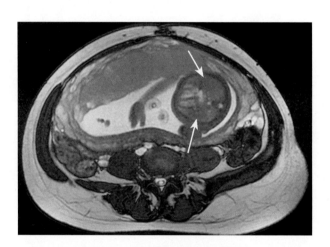

图 2-13　孕 19 周，部分容积伪影

母体 T_2WI 矢状位图像显示胎儿的手邻近胎盘，并与胎盘的血管耦合，看起来像过度伸展的拇指（白箭）（引自 Levine D，Barnes PD，Sher S，et al. Fetal fast MR imaging：reproducibility technical quality and conspicuity of anatomy. Radiology，1998，206：549-554.）

图 2-14　孕 25 周，部分容积伪影

母体 T_2WI 横轴位图像显示胎儿肺组织与肝脏同时出现在一个层面，造成肺组织内低信号影（白箭）

七、Annefact 伪影

　　Annefact 伪影是一个外围信号伪影，显示为产生阴渗的带状信号（图 2-15）。此伪影是由于在所需视野外部产生的信号被接收器检测到所导致的。快速自旋回波 FSE 中的伪影显示在相位方向上穿透了图像的阴渗、明亮、幻影信号，表现为条带影或点状影。它通常在使用表面线圈的矢状位脊柱扫描或者盆腔扫描中出现。其原始位置也远离等中心，那里的梯度磁场不是线性的。此区域中没有得到补偿的涡流会导致压缩信号中的相位错误并阴渗到图像中。

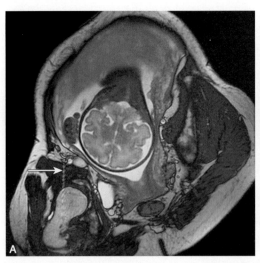
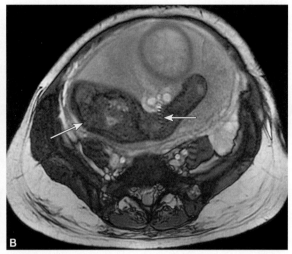

图 2-15　孕 35 周，Annefact 伪影

A. 母体 T_2WI 斜轴位图显示髂血管附近有一条点状竖条伪影（白箭）；B. 母体 T_2WI 横轴位图显示在胎儿躯体两侧均有点状竖条伪影（白箭）

第四节　新兴的胎儿 MRI 成像技术

一、并行采集技术（parallel acquisition techniques，PAT）

与传统的采集技术有明显的不同，并行采集技术所采集的图像在相位编码方向上的空间分辨力不再单纯依靠经梯度相位编码的回波（即 K 空间的相位编码线），还可利用相控阵线圈的空间敏感度获得额外的图像空间信息。也就是说，并行采集技术在相位方向的空间信息通过梯度相位编码和接受线圈的敏感度相结合的方式来获取。

MR 图像的采集实际上是 K 空间相位编码线的获取和填充，K 空间需要获取的相位编码线越多，图像的采集时间越长。K 空间的相位编码线的密集程度决定图像在相位编码方向的视野（FOV），采用矩形 FOV 技术可以减少所需要采集的相位编码线，而把所采集的相位编码线较为稀疏地填充于整个 K 空间，在保持图像分辨力不变的前提下可以成比例地缩短采集时间，但图像在相位编码方向的 FOV 变小。重建出的图像上 FOV 以外的组织将在相位编码方向上发生卷褶。相控阵线圈由多个子线圈按照一定阵列组合而成，各个子线圈的敏感性即构成了线圈敏感度阵列。阵列线圈越靠近身体检测部位，接收的信号越强。通过多线圈并行采集以增加 K 空间内采集位置的距离，达到减少 K 空间采样密度的目的。再通过多个线圈的敏感性函数，经过合理的算法可以得到成像组织内每一点上的敏感度信息，此信息可弥补原来采用矩形 FOV 技术后由于数据采样减少而造成的空间信息不足，从而去除卷褶伪影而获得全 FOV 的图像。

并行采集技术在各个公司所采用的名称均不同，如 GE 公司的 ASSET 技术、飞利浦的 SENSE 技术，西门子公司的 iPAT 包含 mSENSE 技术和 GRAPA 技术。这些并行采集技术的一般流程包括如下：首先，进行参考扫描获得成像组织内各点相控阵线圈敏感度信息；其次，利用相控阵线圈采集较少的磁共振信号，进行 K 空间相位编码线的低密度填充（矩形 FOV 技术）；最后，利用参考扫描得到的相控阵线圈敏感度信息，采用某种数学算法除去卷褶伪影获得全 FOV 图像。

并行采集技术的注意事项：采用并行采集技术的成像序列扫描时线圈与扫描部位的相对关系应该保持与参考扫描或校准扫描时一致。相位编码方向必须选择在相控阵线圈排列的方向上，否则容易产生卷褶伪影。选择合适的并行采集加速因子，但加速因子越大，图像信噪比越低，且容易产生卷褶伪影。一般进行 EPI 扫描和扫描部位体积较大而 FOV 相对较小时建议采用 GRAPA 技术，腹部横断面扫描时可采用 SENSE 或 GRAPA。

针对于胎儿磁共振成像,并行采集技术的优点包括:由于所需要采集的相位编码数减少,图像的采集时间缩短,根据所选用的加速因子的不同,可把图像的采集速度提高 1~8 倍。在采集时间不变的前提下,可增加空间分辨力或增加三维采集成像的范围,同时如果增加重复采集次数,也可提高图像质量并减少伪影。由于采集速度的加快,动态增强扫描或灌注扫描的时间分辨力提高。并行采集技术可以减少单次激发 EPI 序列的磁敏感伪影,可缩短单次激发自旋回波序列的回波链及缩小回波链的回波间隙,从而提高图像质量。并行采集技术的缺点在于采集的相位编码线减少,图像的信噪比降低,同时可能出现未能完全去除的图像卷褶伪影。

二、质子磁共振波谱(proton magnetic resonancespectroscopy,MRS)

质子磁共振波谱是目前惟一可以用来观察体细胞代谢变化的无创检测技术,是一种利用磁共振现象和化学位移作用,进行一系列特定原子核及其化合物分析的方法。在一个特殊的解剖兴趣区内存在不同的化学环境,其内的原子核都会以略有差异的频率发生共振,从而产生不同的共振波峰,用短的射频脉冲激励原子核,再通过重聚将这种信号通过傅里叶转换成波谱。

不同的化合物可以根据其在 MRS 上共振峰的位置不同来区别。由于某一标本中共振峰的面积与共振核的数目成正比,反映化合物的浓度,因此可以用于定量分析。在胎儿 MRS 选择兴趣区的大小非常关键,兴趣区太小信噪比减低,兴趣区太大则可能被胎儿皮下脂肪所污染。在胎儿期行氢质子(hydrogen,1H)MRS 较出生后更困难,因为所用的线圈不是专门的颅脑成像线圈,线圈距离胎儿颅脑很远,而且采集时间较长,失败率较高。多数研究都选择在妊娠 30 周以后的胎儿进行 IH-MRS。

在正常胎儿可以检测到不同的代谢产物,N-乙酰门冬氨酸(Nacetyl aspartate,NAA)神经元和轴突的标志,肌酸(creatine,Cr)为细胞能量代谢的标志,胆碱(choline,Cho)髓鞘形成的标志,肌醇(myolnositol,mI)是神经胶质的标志。因此 1H-MRS 可以反映颅脑成熟。研究发现,胎儿在 22 周孕的时候,Cr 清晰可见,波谱的主要特征是存在两个主峰,分别是 mI 和 Cho,而 NAA 峰很小。随着孕周增长,树突和轴突发育,NAA 峰进行性增高。髓鞘形成过程中 Cho 峰逐渐下降。在 34 周孕的时候,代谢方式与新生儿非常类似。在正常情况下,检测不到乳酸盐。

乳酸是缺氧状态下糖酵解的终末产物形式,一旦颅脑检测到乳酸就意味着异常,NAA 减低和乳酸盐增高应该是神经发育结果不利的预测器。这对于可能存在颅脑损伤的胎儿的妊娠临床处理可能很有价值。1H-MRS 还是一个很新的技术,关于它在评价病理性的胎儿颅脑中的潜在作用所知甚少。虽然已经有了几个报道,但还需要有更多其他的实验来论证胎儿 IH-MRS 的有效性。也许在不远的将来,使用 IH-MRS 可以诊断胎儿先天性代谢性疾病。

三、血氧水平依赖成像(blood oxygen level—dependent,BOLD)

BOLD 是基于血红蛋白氧饱和水平的改变而成像的一种脑功能影像学检查手段,去氧血红蛋白对磁的敏感性是 BOLD 的成像基础。其主要原理是当脑皮质局部区域内神经元受到刺激引发兴奋时,局部小动脉扩张,血流量增加,但局部的耗氧量仅轻度增加,即去氧血红蛋白相对减少,而去氧血红蛋白是一种顺磁性物质,含量减少即引起相应区域的信号降低,而氧合血红蛋白中含抗磁性铁,当氧合血红蛋白明显增加时,其中的铁可导致相应区域的信号增高,BOLD 就是利用相应区域信号的强度变化来反映局部灌注情况,以达到对脑皮质功能定位成像的目的。

迄今为止,fMRI 主要用于研究颅脑对于不同刺激产生的活性。用于儿童和成人的很多。将功能研究加入胎儿形态学方法中的主要目的是利用 fMRI 所提供的胎儿颅脑功能性脑发育信息,评估胎儿感觉中枢的活性。比如寻找视间隔发育不良胎儿的视觉损伤,或者寻找巨细胞病毒感染胎儿的听觉损伤。这是目前的最渴望的热点。

目前,仅有一个中心(Nottingham,UK)在低场磁共振扫描仪(0.5T)上行胎儿 fMRI。视觉刺激和听觉刺激结果发现在胎儿和对这些刺激的血流动力学反应与成人有很大的差异,可能反映了胎儿和成人血红蛋白氧亲和力差异,血管控制机制不成熟,未成熟脑的活性差异以及胎儿 fMRI 技术的敏感性较低。

最近,有文献报道了低氧母羊的脑、心脏、肺和肝脏的 BOLD 图像;BOLD 信号强化与低氧期间氧合血红蛋白饱和度的变化有相互关系。肝脏中的信号强度减低较颅脑更明显,反映了低氧期间胎儿血流的再分布。因此,fMRI 可能对于高危胎儿血氧饱和度的监测有重要价值。

小 结

使用现阶段临床可利用的序列和硬件的胎儿磁共振成像已经允许进行可靠性三维胎儿成像。成像速度和硬件的改进可得到比现阶段更高质量的图像。还有更多的新兴扫描技术正相继应用于胎儿磁共振,如部分 K 空间技术、矩形视野技术、多层采集技术和部分回波技术。这些新技术可以大大缩短现阶段序列扫描时间,能够使胎儿成像最终打破现阶段诊断范畴的限制。

（暴忠坤 黄海英）

参 考 文 献

［1］ 朱铭.胎儿磁共振成像—产前诊断新技术.中国产前诊断杂志(电子版),2013,5(4):1-2.

［2］ 杨正汉,冯逢,王霄英.磁共振成像技术指南.第 2 版.北京:人民军医出版社,2011:429-450.

［3］ 朱铭,董素贞.胎儿磁共振在产前诊断中的应用及适应证.中国实用妇科与产科杂志,2015(9):822-825.

［4］ Scheffler K,Lehnhardt S. Principles and applications of balanced SSFP techniques. Eur Radiol,2003,13(11):2409-2418.

［5］ Dinesh R. Singh,MBBS,MMed,et al. Artifacts in Musculoskeletal MR Imaging[J]. Semin Musculoskelet Radiol,2014,18(1):12-22.

［6］ Morelli JN,Runge VM,Ai F,et al. An image-based approach to understanding the physics of MR artifacts. Radio Graphics,2011,31(3):849-866.

［7］ Hargreaves BA,Worters PW,Pauly KB,et al. Metal-induced artifacts in MRI. AJR Am J Roentgenol,2011,197(3):547-555.

［8］ Dietrich O,Reiser MF,Schoenberg SO. Artifacts in 3-T MRI:physical background and reduction strategies. Eur J Radiol,2008,65(1):29-35.

［9］ Smith TB,Nayak KS. MRI artifacts and correction strategies. Imaging. Med,2010,2:445-457.

［10］ Czervionke LF,Czervionke JM,Daniels DL,et al. Characteristic features of MR truncation artifacts. AJR Am J Roentgenol,1988,151(6):1219-1228.

［11］ Chappell KE,Robson MD,Stonebridge-Foster A,et al. Magic angle effects in MR neurography. AJNR Am J Neuroradiol,2004,25(3):431-440.

［12］ Du J,Pak BC,Znamirowski R,et al. Magic angle effect in magneticresonance imaging of the Achilles tendon and enthesis. MagnReson Imaging,2009,27(4):557-564.

［13］ Glockner JF,Hu HH,Stanley DW,et al. Parallel MR imaging:a user's guide. RadioGraphics,2005,25(5):1279-1297.

［14］ Zhuo J,Gullapalli RP. AAPM/RSNA physics tutorial for residents:MR artifacts,safety,and quality control. RadioGraphics,2006,26(1):275-297.

［15］ Olsen RV,Munk PL,Lee MJ,et al. Metal artifact reduction sequence:early clinical applications. RadioGraphics,2000,20(3):699-712.

［16］ Morelli JN,Runge VM,Ai F,et al. An image-based approach to understanding the physics of MR artifacts. RadioGraphics,2011,31(3):849-866.

［17］ Graves MJ,Mitchell DG. Body MRI artifacts in clinical practice:a physicist's and radiologist's perspective. J Magn Reson Imaging,2013,38(2):269-287.

［18］ Zhu Y. Parallel excitation with an array of transmit coils. Magn Reson Med,2004,51(4):775-784.

［19］ Griswold MA,Jakob PM,Heidemann RM,et al. Generalized autocalibrating partially parallel acquisitions(GRAPPA). Magn Reson Med,2002,47(6):1305-1310.

［20］ Glockner JF,Hu HH,Stanley DW,et al. Parallel MR imaging:a user's guide. RadioGraphics,2005,25(5):1279-1297.

［21］ Deshmane A,Gulani V,Griswold MA,et al. Parallel MR imaging. Journal of magnetic resonance imaging,2012,36(1):55-72.

［22］ Lin FH,Kwong KK,Belliveau JW,et al. Parallel imaging reconstruction using automatic regularization. Magn Reson Med,2004,51(3):559-567.

［23］Magdalena Sanz-Cortes, Rui V. Simoes, Nuria Bargallo, et al. Proton magnetic resonance spectroscopy assessment of fetal brain metabolism in late-onset 'small for gestational age' versus 'intrauterine growth restriction' fetuses. Fetal Diagnosis and Therapy, 2014, Epubahead of print.

［24］Sanz-Cortes M, Figueras F, Bonet-Carne E, et al. Fetal brain MRI texture analysis identifies different microstructural patterns in adequate and small for gestational age fetuses at term. Fetal Diagn Ther, 2013, 33(2):122-129.

［25］Cai K, Haris M, Singh A, et al. Blood oxygen level dependent magnetization transfer (BOLDMT) effect. Adv Exp Med Biol, 2013.

第 3 章

中晚期妊娠胎儿正常脑发育MRI

　　目前普遍认为MRI是评估胎儿中枢神经系统的最佳检查方法,MRI可清楚显示颅脑的解剖细节,直接观察脑实质,有助于诊断中枢神经系统发育异常。胎儿脑发育贯穿整个妊娠周期、不断变化,造成客观诊断困难;但胎儿脑发育是以一种有序、预定的方式进行,因此,各孕周胎儿正常脑发育MRI解剖就非常有参考价值。尤其是掌握胎儿脑沟和脑回的发育成熟规律和正常形态,十分有助于胎儿脑皮质发育异常的正确诊断及评估。由于早期妊娠阶段原则上不进行胎儿MRI,因此本章仅详述孕14周后的胎儿正常脑发育MRI。

第一节　出生前的正常脑发育

　　脑的发育是一个极其复杂的过程,在其演变过程中MRI图像有明显的阶段性变化,因此,掌握神经系统的胚胎发育对产前MRI诊断胎儿脑部畸形有极大帮助。

一、脑的原始诱导

　　胚胎第3周:脊索形成后,诱导其背侧中线的外胚层增厚呈板状,称神经板。神经板中央沿长轴向脊索方向凹陷,形成神经沟,沟两侧边缘隆起称神经褶。两侧神经褶逐渐靠拢并融合形成神经管,这种融合始于未来的颈部区域,并逐渐向头、尾两端进行。

　　胚胎第4周:神经沟逐渐融合形成神经管,在头、尾两端各有一开口,分别称为前神经孔和后神经孔,它们在第4周闭合。脑由神经管的头段演变而来。第4周末,神经管闭合后头段膨大形成前后排列的三个脑泡:前脑泡、中脑泡和菱脑泡。

　　胚胎第5~7周:前脑泡的头端向两侧膨大,形成左右两个端脑,以后演变为两个大脑半球、纹状体和嗅球等,而前脑泡的尾端则演变为间脑,以后演变为丘脑上部、丘脑、丘脑下部、松果体、乳头体等。中脑泡演变为中脑,以后演变为四叠体、红核和黑质等。菱脑泡的头段演变为后脑,尾段演变为末脑,后脑再演变为脑桥和小脑,末脑演变为延髓。在脑泡演变的同时,其中央的管腔则演变为各部位的脑室:前脑泡的腔演变为左右两个侧脑室和间脑中的第三脑室;中脑泡的腔演变为中脑导水管;菱脑泡的腔演变为第四脑室。

　　胚胎第8周至分娩:第8周开始,大脑各结构的原基开始形成,随着妊娠的进展,各原基继续生长、发育,完成脑部的复杂发育过程。

二、神经细胞增殖

　　神经管周围由内向外分3层:①生殖基质层,也称生发层或室管膜区;②套层,也称中间层;③边缘层。室质层细胞不断分裂增殖,产生成神经细胞、成神经胶质细胞和室管膜细胞。前两者向外迁移构成套层,成神经细胞以后分化为各种神经元,成神经胶质细胞分化为星形胶质细胞和少突胶质细胞。套层在增厚的同时,分成翼板和基板。端脑和间脑的套层大部分形成翼板,基板甚小。端脑套层中的大部分细胞都迁至外表面,形成大脑皮质,少部分聚集成团,形成神经核。中脑、后脑和末脑中的套层细胞多聚集成细胞团或柱,形成各自神经核。翼板中的神经核多为感觉中继核,基板中的神经核多为运动核。边缘层主要由套层内成神经细胞向外周伸展的突起构成,细胞稀少。

三、神经元移行

胚胎第 7~8 周,神经元移行开始,主要的细胞移行持续约 2 个月,而整个细胞移行可以一直持续到胎龄 24~26 周。生发层产生的成神经细胞沿胶质细胞放射状向外移行,最终形成皮质,并在此分化为神经元。神经元移行是分期分批进行的,所以在此过程中双侧大脑半球实质呈层状分布。组织学上将脑实质由内向外分为 7 层:侧脑室层、室周层、室下层、中间层、皮质下层、皮质层、边缘层。胎儿第 20 周时脑基本结构形成,脑实质由内向外分 3 层:生发层、脑白质、脑皮质。第 28 周后,生发层变薄、细胞稀少,最终大部分消失。

四、大脑皮质的组织发生

大脑皮质的发生依次分 3 个阶段:古皮质、旧皮质和新皮质。古皮质包括海马和齿状回,最早出现。旧皮质是胚胎第 7 周时在纹状体外侧形成的梨状皮质。新皮质是大脑皮质中出现最晚、面积最大的部分。在大脑皮质内,随着神经元的不断形成,突触也随着形成。早在第 8 周,皮质内即已出现突触。突触的形成过程包括:轴突生长的终止、树突和树突棘的发育、突触部位的选择和最后的突触形成。

新皮层移行过程中形成两个高潮,第一高潮见于胚胎第 7~11 周,此期初步形成新皮层板雏形。第二高潮见于第 11~16 周,神经元在该期基本到达皮层中所应居的位置。越早产生和移行的细胞,其位置越深,越晚产生和移行的细胞,其位置越表浅,即越靠近皮层表层。最后新皮层形成 6 层细胞结构,从内向外依次为:多形细胞层、内锥体细胞层、内颗粒层、外锥体细胞层、外颗粒层、分子层。

五、小脑皮质的组织发生

小脑起源于后脑翼板背侧部的菱唇。左、右两菱唇在中线融合形成小脑板,为小脑的原基。第 12 周时,小脑板的两外侧部膨大,形成小脑半球;板的中部变细,形成小脑蚓。起初,小脑板由内向外依次分为 3 层:神经上皮层、套层和边缘层。而后,神经上皮细胞增殖并通过套层移行至小脑板的外表面,形成外颗粒层,此层细胞仍然保持分裂能力,在小脑表面形成一层细胞增殖区,使小脑表面迅速扩大并产生皱褶,形成小脑叶片。至第 6 个月,套层的外层成神经细胞分化为浦肯野细胞和高尔基细胞,构成浦肯野细胞层;套层的内层成神经细胞则聚集成团,分化为小脑白质中的核团,如齿状核。外颗粒层大部分细胞向内迁移,分化为颗粒细胞,位居浦肯野细胞层深面,构成内颗粒层。外颗粒层细胞大量迁出后,存留的细胞较少,分化为篮状细胞和星形细胞,浦肯野细胞的树突和内颗粒层细胞的轴突也伸入其间,共同形成分子层,原内颗粒层则改称颗粒层。最后,小脑皮质由内向外分 3 层:颗粒层、浦肯野细胞层和分子层。

六、髓鞘形成

从孕 5 周开始,中枢神经的髓鞘开始形成,白质髓鞘化自孕 20 周后逐渐开始。脑白质的髓鞘化顺序是从脑的尾侧向头侧,从背侧向腹侧,先中央后外周,感觉纤维早于运动纤维。90%的脑髓鞘化发生于胚胎 8 个月至 2 岁,2 岁时髓鞘化程度与成年人接近。

七、脑室、脑沟、脑裂及脑回的发育

胚胎第 7 周,脉络丛出现并开始分泌脑脊液。在胚胎 15 周后,各脑室的形态及体积改变不大。孕龄 20 周前,脑室相对于脑实质较大,为生理性扩大,随着胎龄增大,脑实质迅速发育,脑室相对于脑实质减小。

脑沟、脑裂及脑回的形成与胎龄相关,其出现较髓鞘发生更早,是评价皮层成熟度和胎脑发育的最可靠的标志。妊娠早期,大脑表面是光滑、平坦的。脑沟最初为平滑大脑表面出现的较浅或宽齿痕状压迹,随着胎龄增加皮层迂曲内凹、脑沟加深变窄,最后主要的脑沟、脑回形成了人大脑皮层的特征性形态,其发育直到妊娠终末期甚至出生后。双侧脑沟形成可不对称,可有数周的差异。胎儿脑沟有规律的按顺序出现,表 3-1 罗列了神经解剖学及 MRI 两种方法研究得出的正常胎儿脑沟形成时间。

表 3-1　神经解剖学及 MRI 正常胎儿脑沟形成时间（胎龄）

	神经解剖学 (25%~50%)[a]	MRI			
		Levine 报道		Garel 等报道	
		(25%~75%)	(>75%)	(25%~75%)	(>75%)
大脑内侧面					
大脑纵裂	10	—	10[b]	—	—
顶枕沟	16	—	18~19	—	—
扣带沟	18	24~25	26~27	22~23[c]	24~25
第二扣带沟	32	—	—	31	33
距状沟	16	—	18~19	22~23[c]	24~25
第二枕沟	34	—	—	32	34
大脑腹侧面					
侧副沟	23	—	—	24~25	27
枕颞沟	30	—	—	29	33
大脑外侧面					
外侧裂	14	—	16~17	—	—
顶枕沟	16	—	18~19	—	—
岛环状沟	18	—	18~19	—	—
额上沟	25	—	—	24~25	29
额下沟	28	30~31	34~35	26	29
颞上沟	23	26~27	28~29	26	27
颞下沟	30	28~29	32~33	30	33
顶内沟	26	—	—	27	28
岛沟	34	30~31	32~33	33	34
额叶二级脑沟	32	32~33	34~35	—	—
颞叶二级脑沟	36	32~33	34~35	—	—
顶叶二级脑沟	33	—	34~35	—	—
枕上沟	34	34~35	36~37	—	—
枕下沟	34	34~35	—	—	—
大脑顶面					
中央沟	20	—	26~27	24~25	27
中央前沟	24	—	26~27	26	27
中央后沟	25	26~27	28~29	27	28

[a]. 统计数据显示 25%~50% 样本脑沟形成和 75%~100% 样本脑沟形成的孕龄时间间距为 2 周左右；

[b]. 尚未报道的数据；

[c]. 样本的最早孕龄为 22 周

（引自：Deborah Levine. Altlas of Fetal MRI［M］. New York：Taylor & Francis Group，2005. 8. ）

八、胼胝体的发育

约在胚胎第 8 周，在海马联合背侧的联合板内出现新皮质的联合纤维，形成一小圆柱状束，即胼胝体原基。随着新皮质的扩展和分化，胼胝体迅速从前向后发展变长，依次形成膝部、体部、压部及嘴部。嘴部是在压部形成后不久最后形成。约在胎儿第 17 周，胼胝体的嘴部、膝部、体部及压部四部分已基本形成，一般到胎儿第 18~20 周，胼胝体发育过程可全部完成。

第二节　胎儿脑发育正常解剖MRI

MRI能显示胎儿正常脑发育、髓鞘形成过程,不仅可以显示各阶段脑发育的形态学改变,而且可以通过信号强度的变化来描述其成熟过程。了解各孕龄胎儿脑发育MRI正常解剖形态,有助于诊断胎儿中枢神经系统发育异常。中晚期妊娠的正常脑发育MRI表现如下。

一、脑裂、脑沟及脑回

胎儿MRI能够清楚观察脑皮质的生长发育过程,表现为脑沟的形成、加深及逐渐复杂化。由于获得高质量的胎儿颅脑T_1WI图像有一定困难,而且组织对比差,所以胎儿颅脑MRI以T_2WI为主。MRI所显示的胎儿脑发育解剖特征较神经解剖学晚2~5周,原因如下:①神经解剖学是直接在胎儿脑切片观察研究;②MRI扫描层厚(3~5mm)远远厚于解剖学切片厚度(15~30μm);③图像质量受信噪比等因素影响;④相对于神经解剖学研究,MRI的空间分辨率有限。

(一)中期妊娠

孕14周,胎儿脑表面仍旧是光滑的。双侧大脑半球大部分空间由脑室占据。脉络丛在超声图像上表现为位于脑室内的回声结构,此时在MRI图像上却不易观察(图3-1)。脑实质边缘光滑清晰。此时分隔

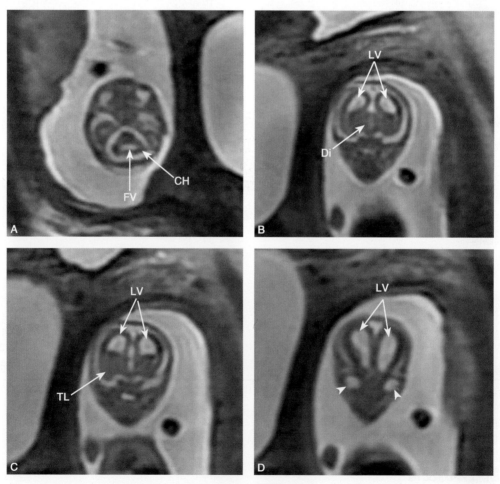

图3-1　孕14周胎儿MRI

胎儿头颅T_2WI序列轴位(A)及冠状位(B~D)成像示双侧小脑半球(CH)、第四脑室(FV)、间脑(Di)、侧脑室(LV)、颞叶(TL);此时双侧大脑半球表面光滑,脑实质较薄,侧脑室较明显,侧脑室占据顶叶大部分空间,间脑连接大脑半球和脑干,第四脑室与小脑延髓池相通,大脑纵裂池位于双侧大脑半球之间;此时,MRI尚无法分辨外侧裂;图D经额叶冠状位成像显示侧脑室前角,前角下方可见发育中的眼球(箭头)

双侧大脑半球的大脑纵裂已发育完成。

　　孕 16 周,大脑外侧裂可见,形态像脑表面的浅凹或浅槽。随着孕龄增长,大脑外侧裂逐渐加深,且随着额叶岛盖和颞叶岛盖的形成,其形态更加不规则。顶枕沟和距状沟在孕 16 周左右的解剖标本上可见,MRI 要到孕 20~22 周才能分辨顶枕沟和距状沟(图 3-4)。

　　孕 18 周,可见胼胝体沟(图 3-2),胼胝体沟分隔胼胝体和上方的扣带回。此时,T₂WI 上可见脑实质呈清晰的 3 个层次:最内的低信号带是生发层;中间的中等信号带是少细胞的发育中的脑白质;最外的低信号带是发育中的脑皮质。

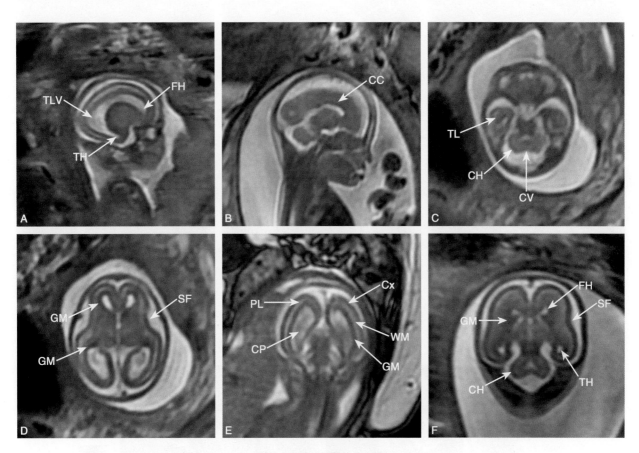

图 3-2　孕 18 周胎儿 MRI

胎儿头颅 T₂WI 和 FIESTA 序列矢状位(A、B)、轴位(C、D)及冠状位(E、F)成像示侧脑室前角(FH)、下角(TH)、三角区(TLV)及其内的脉络丛(CP)、胼胝体(CC)、小脑半球(CH)、小脑蚓部(CV)、外侧裂(SF),低信号的生发层(GM),低信号的脑皮质(Cx),相对高信号的脑白质(WM)。注:TL. 颞叶;PL. 顶叶

　　孕 20 周,解剖标本上旁矢状位偏上部大脑皮质可见中央沟(图 3-3)。

　　孕 22 周,大脑半球凸面仍旧是光滑的,岛叶暴露在脑表面(图 3-4),此时能依稀从 MRI 图像上分辨中央沟。

　　孕 23 周,颞叶表面仍旧是光滑的。

　　孕 24~25 周,可以明确分辨中央沟(图 3-5)。

　　孕 26 周,中央前回和中央后回开始形成(图 3-6),形似微突起。

　　孕 27 周,中央前沟和中央后沟可见、形似浅凹,随着孕龄增长逐渐加深(图 3-7、图 3-8)。

　　(二)晚期妊娠

　　孕 28~30 周,大多数脑沟和脑回均已形成(图 3-9、图 3-10)。岛叶皮层构成外侧裂的底部,且随着岛盖发育成熟,外侧裂最终被岛盖覆盖。在旁矢状位及冠状位图像上可见外侧裂逐渐变窄(图 3-7~图 3-13)。在旁矢状位图像上,外侧裂从前下缓缓地斜向后上(图 3-11~图 3-13)。

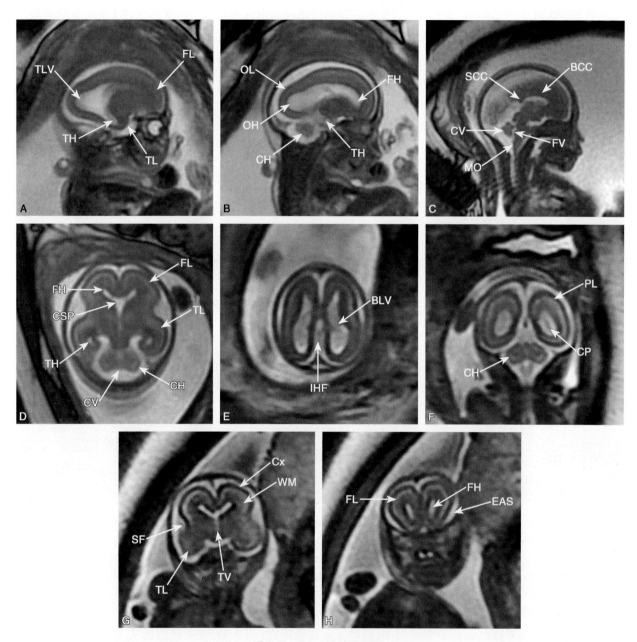

图 3-3　孕 20 周胎儿 MRI

胎儿头颅 T_2WI 和 FIESTA 序列矢状位（A~C）、轴位（D~E）及冠状位（F~H）成像示额叶（FL）、颞叶（TL）、侧脑室前角（FH）、后角（OH）、下角（TH）、三角区（TLV）和体部（BLV）、胼胝体体部（BCC）和压部（SCC）、透明隔腔（CSP）、第三脑室（TV）、小脑蚓部（CV）、第四脑室（FV）、延髓（MO）、外侧裂（SF）、大脑纵裂（IHF）、脑外间隙（EAS）、枕叶（OL）、小脑半球（CH）、顶叶（PL），脉络丛（CP）、脑白质（WM）、脑皮质（Cx）；此时，大脑皮质表面仍旧是光滑的，未见脑沟和脑回发育，外侧裂较前有所加深，侧脑室三角区和下角在图像上仍相对宽大，侧脑室后角较前角明显，大脑半球周围的脑外间隙及大脑纵裂相对宽大

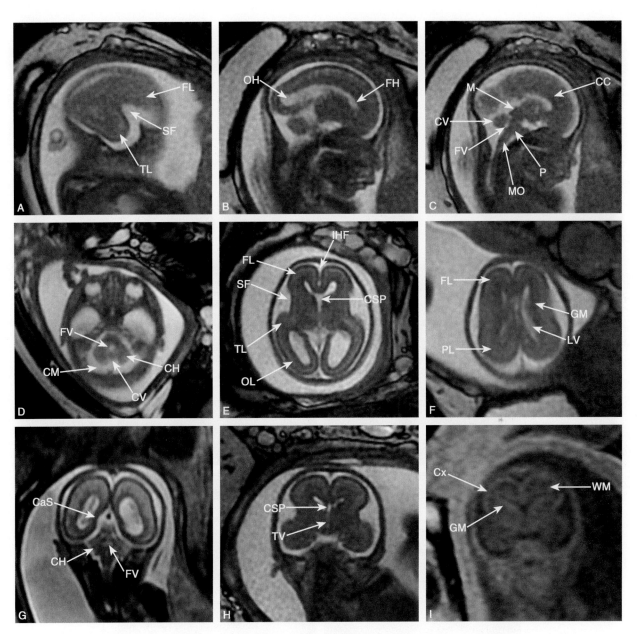

图 3-4　孕 22 周胎儿 MRI

胎儿头颅 T₂WI、FIESTA 矢状位(A~C)、轴位(D~F)、冠状位(G、H)及 T₁WI 序列冠状位(I)成像示额叶(FL)、颞叶(TL)、枕叶(OL)、顶叶(PL)、外侧裂(SF)、侧脑室前角(FH)和后角(OH)、胼胝体(CC)、中脑(M)、脑桥(P)、延髓(MO)、小脑半球(CH)和小脑蚓部(CV)、小脑延髓池(CM)、第四脑室(FV)、生发层均(GM)、透明隔腔(CSP)、侧脑室(LV)、第三脑室(TV)、距状沟(CaS)、大脑纵裂(IHF);T₁WI(图 I)清楚可见由外向内分布的三层结构:高信号的脑皮质(Cx),低信号的脑白质(WM)及高信号的生发层(GM);此时,外侧裂(SF)进一步加深,侧脑室后角仍较前角明显宽大,胼胝体清楚可见,脑干内的中脑、脑桥及延髓均清晰可辨,小脑半球和小脑蚓部较前进一步生长发育,但小脑蚓部仍稍明显可见,额叶、颞叶、枕叶、顶叶及生发层均较前进一步生长发育;距状沟呈位于大脑半球后中部表面的一凹痕结构

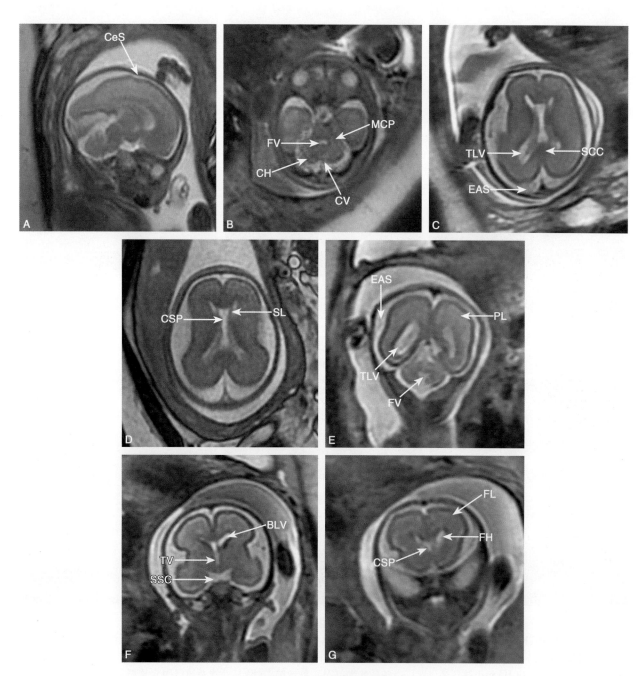

图 3-5　孕 25 周胎儿 MRI

胎儿头颅 T$_2$WI 和 FIESTA 序列矢状位(A)、轴位(B~D)及冠状位(E~G)成像示中央沟(CeS)、小脑半球(CH)、小脑蚓部(CV)、第四脑室(FV)、小脑中脚(MCP)、胼胝体压部(SCC)、侧脑室三角区(TLV)、侧脑室前角(FH)和体部(BLV)、透明隔腔(CSP)、透明隔(SL)、脑外间隙(EAS)、鞍上池(SSC)、顶叶(PL)、第三脑室(TV)，透明隔腔向后延续为第六脑室；此时，中央沟表现为额叶和顶叶脑皮质分界处的一凹痕结构；小脑半球和小脑蚓部进一步生长发育。
注:FL. 额叶

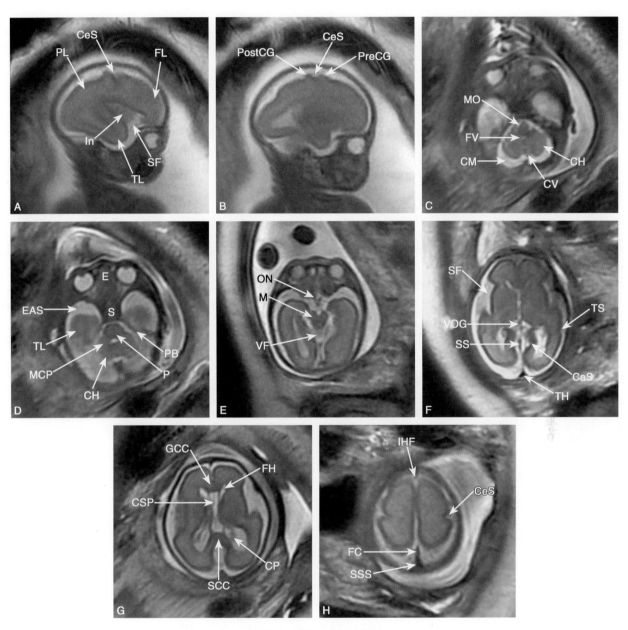

图 3-6　孕 26 周胎儿 MRI

胎儿头颅 T₂WI 和 FIESTA 序矢状位（A、B）和轴位（C~H）成像示岛叶（In）、额叶（FL）、颞叶（TL）、外侧裂（SF）、中央沟（CeS）、中央前回（PreCG）、中央后回（PostCG）、延髓（MO）、脑桥（P）、小脑中脚（MCP）、第四脑室（FV）、小脑半球（CH）、小脑蚓部（CV）信号、小脑延髓池（CM）、脑外间隙（EAS）、筛骨（E）、蝶骨（S）、岩骨（PB）、视神经（ON）、中脑（M）、小脑蚓部裂（VF）、大脑大静脉（VOG）、直窦（SS）、窦汇（TH）、距状沟（CaS）、颞沟（TS）、侧脑室前角（FH）、透明隔腔（CSP）、胼胝体膝部（GCC）、胼胝体压部（SCC）、侧脑室三角区的脉络丛（CP）、中央沟（CeS）、大脑纵裂（IHF）、大脑镰（FC）、上矢状窦（SSS）；此时，小脑延髓池和脑外间隙仍较宽大，可见一条颞沟，小脑半球和小脑蚓部信号呈集级状，小脑小叶之间可见高信号的脑脊液

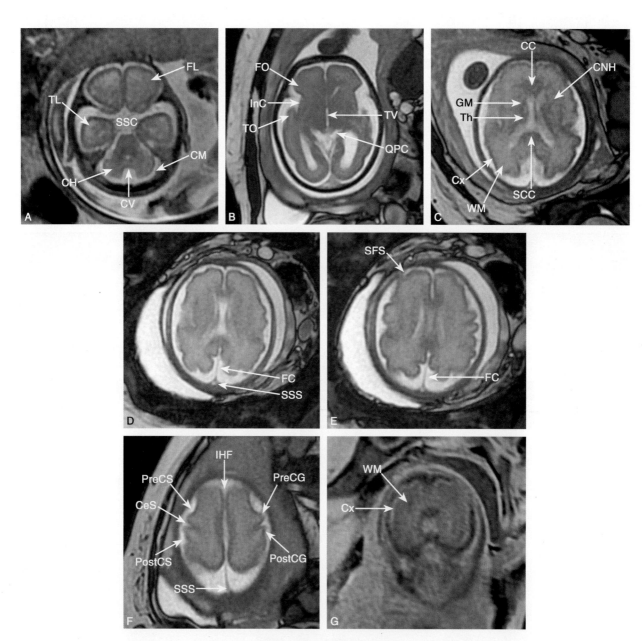

图 3-7　孕 27 周胎儿 MRI

胎儿头颅 T₂WI、FIESTA 序列轴位（A～F）和 T₁WI 序列冠状位（G）成像示额叶（FL）、颞叶（TL）、岛叶皮层（InC）、岛叶的额盖（FO）和颞盖（TO）、四叠体池（QPC），大脑灰质（Cx）、白质（WM）和生发层（GM），尾状核头（CNH）、丘脑（Th）、胼胝体（CC）、额上沟（SFS）、中央前沟（PreCS）、中央后沟（PostCS）、中央前回（PreCG）、中央后回（PostCG）、大脑镰（FC）、上矢状窦（SSS）；此时，岛叶的额盖和颞盖初步形成，尾状核头和丘脑呈灰色结构；血液在 FSE 序列上呈低信号，在 FIESTA 序列上呈高信号。注：CH. 小脑半球；CV. 小脑蚓部；CM. 小脑延髓池；TV. 第三脑室；SCC. 胼胝体压部；CeS. 中央沟；IHF. 大脑纵裂

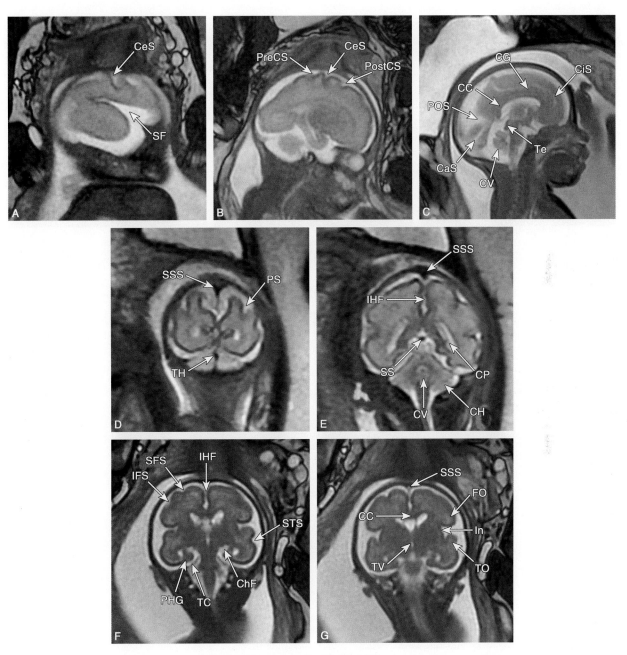

图 3-8　孕 27 周胎儿 MRI

胎儿头颅 T$_2$WI 和 FIESTA 序列矢状位（A～C）和冠状位（D～G）成像示中央沟（CeS）、外侧裂（SF）、中央前沟（PreCS）、中央后沟（PostCS）、胼胝体（CC）、扣带回（CG）、扣带沟（CiS）、顶枕沟（POS）、距状沟（CaS）、中脑顶盖（Te）内的上丘和下丘、顶叶脑沟（PS）、额上沟（SFS）、额下沟（IFS）、颞上沟（STS）、小脑幕（TC）、窦汇（TH）及直窦（SS）、脉络裂（ChF）、海马旁回（PHG）上方、岛叶（In）及其额盖（FO）和颞盖（TO）；此时，中央沟加深，外侧裂变窄，二级脑沟数目增多；血液在 FSE 序列上低信号，在 FIESTA 序列上呈高信号。注：CV. 小脑蚓部；CH. 小脑半球；SSS. 上矢状窦；IHF. 大脑纵裂；TV. 第三脑室

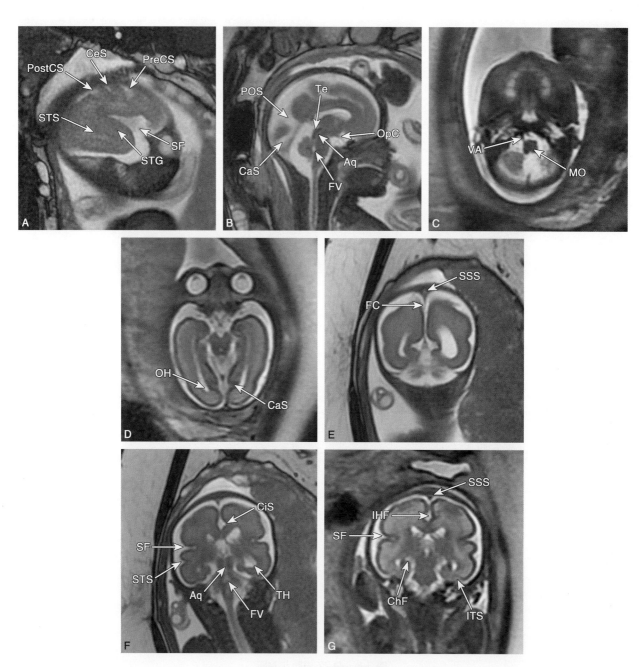

图 3-9　孕 28 周胎儿 MRI

胎儿头颅 T₂WI 和 FIESTA 序列矢状位（A、B）、轴位（C、D）及冠状位（E~G）成像示外侧裂（SF）、中央前沟（PreCS）、中央沟（CeS）、中央后沟（PostCS）、颞上回（STG）、颞上沟（STS）、中脑导水管（Aq）、第四脑室（FV）、顶枕沟（POS）、距状沟（CaS）、视交叉（OpC）、延髓（MO）、椎动脉（VA）、侧脑室后角（OH）和下角（TH）、上矢状窦（SSS）、大脑纵裂（IHF）、大脑镰（FC）、第四脑室（FV）、中脑导水管（Aq）、扣带沟（CiS）、颞上沟（STS）、颞下沟（ITS）、脉络裂（ChF）；此时，颞上沟（STS）及颞下沟（ITS）等脑沟加深，脉络裂（ChF）伴随着胎儿生长发育逐渐变窄，此时较难辨认。

注：Te. 中脑顶盖

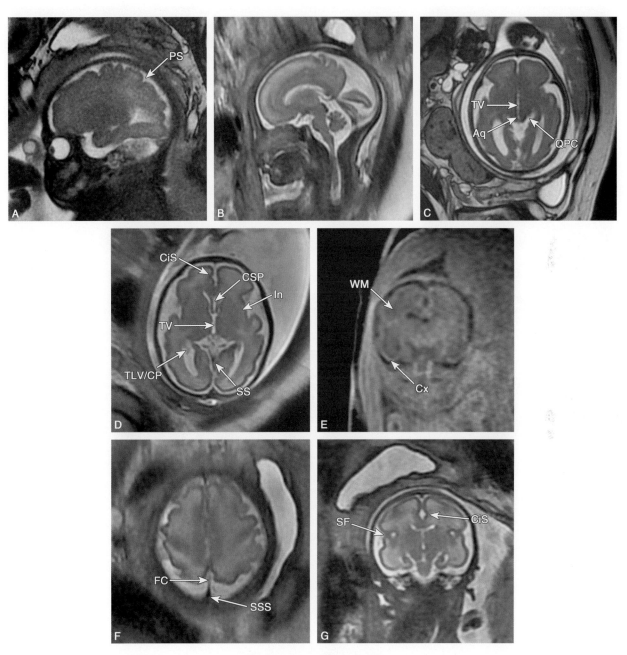

图 3-10　孕 30 周胎儿 MRI

胎儿头颅 T_2WI、FIESTA 序列矢状位（A～B）、轴位（C,D,F）及冠状位（G）成像示顶叶脑沟（PS）、中脑上丘和下丘、中脑导水管（Aq）、四叠体池（QPC）、扣带沟（CiS）、透明隔腔（CSP）、第三脑室（TV）、侧脑室三角区（TLV）、脉络丛（CP）、岛叶（In）、直窦（SS）、大脑镰（FC）、上矢状窦（SSS）、扣带沟（CiS）、外侧裂（SF）；T_1WI 序列（E）示 T_1WI 上脑白质（WM）和脑皮质（Cx），此时，胎儿脑进一步发育成熟

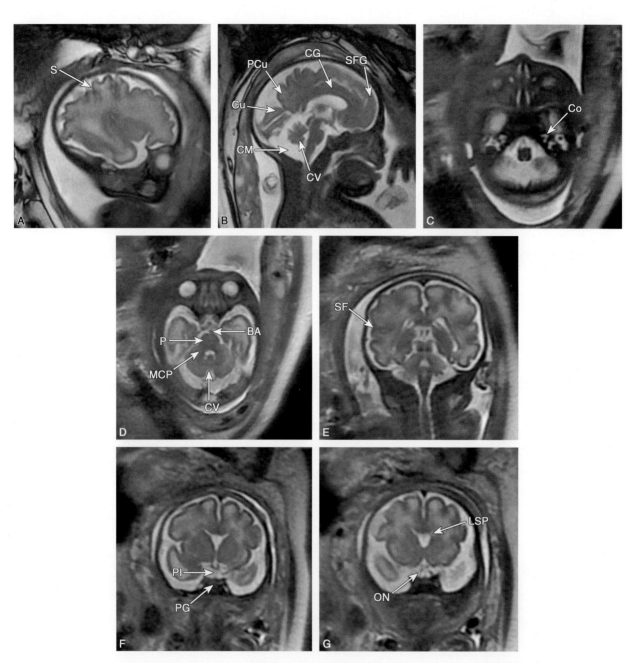

图 3-11　孕 32 周胎儿 MRI

胎儿头颅 T$_2$WI 和 FIESTA 序列矢状位（A、B）、轴位（C、D）及冠状位（E～G）成像示脑沟（S）、额上回（SFG）、扣带回（CG）、楔前叶（PCu）、楔叶（Cu）、小脑延髓池（CM），小脑蚓部（CV）发育增大、耳蜗（Co）、脑桥（P）、小脑中脚（MCP）、基底动脉（BA）、外侧裂（SF）明显变窄、垂体漏斗（PI）、垂体（PG）、视神经（ON）、透明隔（LSP）；此时，脑沟及脑回明显增多，额叶和颞叶岛盖覆盖岛叶，外侧裂（SF）明显变窄

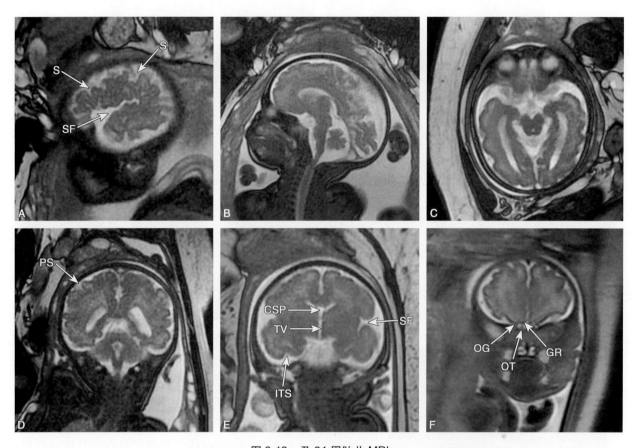

图 3-12 孕 34 周胎儿 MRI

胎儿头颅 T₂WI 和 FIESTA 序列矢状位(A、B)、轴位(C、D)及冠状位(E、F)成像示脑沟(S)、顶叶脑沟(PS)、颞下沟(ITS)及外侧裂(SF)、透明隔腔(CSP)、第三脑室(TV)、直回(GR)、嗅回(OG)、嗅球(OT);此时,脑沟、脑回进一步发育成熟

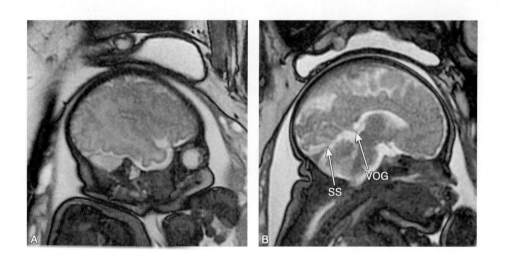

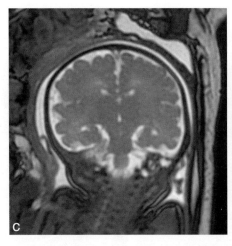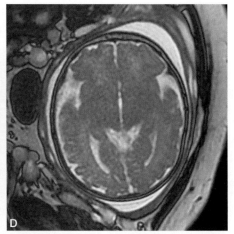

图 3-13　孕 36 周胎儿 MRI

胎儿头颅 T_2WI 和 FIESTA 序列矢状位(A、B)、冠状位(C)及轴位(D)成像示大脑大静脉(VOG)、直窦(SS);此时,髓外脑脊液腔变浅、脑沟发育更加成熟;由于脑白质髓鞘形成,白质 T_2 弛豫时间缩短,即白质信号减低,因此脑白质和脑灰质之间的信号对比度下降

　　孕 32~35 周,二级脑沟遍布脑皮质(图 3-11、图 3-12)。此时,三级脑沟已经形成,但由于脑白质和相邻脑皮质的组织对比度较低,且髓外脑脊液量相对较少,三级脑沟较难分辨(图 3-14)。

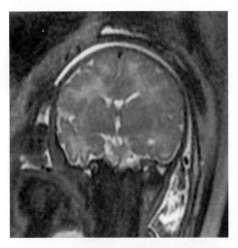

图 3-14　孕 38 周胎儿 MRI

胎儿头颅 T_2WI 冠状位成像:随着胎儿脑发育的逐渐成熟,脑灰质和脑白质之间的对比度不断下降,脑脊液腔隙缩小;由于上述原因,足月胎儿脑沟和脑回的形态分析变得较复杂

二、脑实质

　　中期妊娠阶段,脑实质在 T_2WI 上通常显示为 3 层结构:①最内层:低信号的生发层;②中间层:中等信号的白质层;③最外层:低信号的皮质层。孕 28 周后,神经元移行已经结束,生发层逐渐退化,至孕 33 周时生发层只在部分区域残留。脑白质髓鞘形成反映脑成熟的不同阶段,90% 的脑髓鞘化发生于胚胎 8 个月至 2 岁,2 岁时髓鞘化程度与成年人接近。MRI 在 16~20 周后开始显示髓鞘的出现,髓鞘的主要成分是疏水糖脂蛋白,MRI 可显示其沉积过程,髓鞘在 T_1WI 呈稍高信号,T_2WI 呈稍低信号。髓鞘化脑白质呈 T_1WI 相对高信号,T_2WI 相对低信号。未髓鞘化脑白质呈 T_1WI 相对低信号,T_2WI 相对高信号。T_1WI 显示髓鞘化信号改变早于 T_2WI,但 T_2WI 能更好地反映髓鞘化的完成。脑白质髓鞘化的顺序是从脑的尾侧向头侧,从背侧向腹侧,先中央后外周,感觉纤维早于运动纤维。表 3-2 罗列了各部位脑白质髓鞘化时间。

　　T_1WI 是胎儿 MRI 的常规序列,以识别出血灶或脂肪灶。由于此序列扫描时间相对较长,胎儿运动往往会影响解剖结构的显示。中期妊娠阶段,在 T_1WI 图像上脑实质通常显示为 3 层结构:①最内层:高信号的生发层;②中间层:低信号的白质层;③最外层:高信号的皮质层(图 3-4,图 3-7 及图 3-10)。

三、脑室

　　在胚胎 15 周后,各脑室的形态及体积改变不大。MRI 的问题在于胎儿颅脑轴位成像的标准化。MRI 脑室宽度测量标准:横断位丘脑层面,于三角区脉络丛后缘测量侧脑室宽度 ≤10mm 为正常,>10mm 则诊断侧脑室增宽;第三脑室 ≤3mm 为正常,>3mm 则诊断侧第三脑室增宽。脑室增宽常提示胎儿中枢神经系统发育异常。

表3-2　各部位脑白质髓鞘化时间

解剖区域	T_1WI	T_2WI	解剖区域	T_1WI	T_2WI
小脑上脚	孕28周	孕27周	胼胝体体部	4~6个月	6~8个月
内侧纵束	孕25周	孕29周	胼胝体膝部	6个月	8个月
内侧丘系	孕27周	孕30周	中央前后回	1个月	9~12个月
外侧丘系	孕26周	孕27周	半卵圆中心	出生	2~4个月
小脑中脚	出生	出生至2个月	视束、视交叉	出生	出生
小脑白质	1~3个月	8~18个月	视放射	出生	3个月
皮质脊髓束	出生	出生	枕部白质		
丘脑腹外侧部	出生	出生	中央	3~5个月	9~14个月
内囊后肢			周围	4~7个月	11~12个月
后部	孕36周	孕40周	额部白质		
前部	1个月	4~7个月	中央	3~6个月	11~16个月
内囊前肢	2~3个月	7~11个月	周围	7~11个月	14~18个月
胼胝体压部	3~4个月	6个月	颞叶	7~11个月	12~24个月

(引自:孙国强.实用儿科放射诊断学.北京:人民军医出版社,2011:35-43.)

四、透明隔腔和第六脑室

孕20周后均能看到透明隔腔(图3-4~图3-6)。T_2WI上,透明隔表现为两侧侧脑室前角之间的线状低信号影(图3-10、图3-11)。第六脑室属于正常变异(图3-7)。透明隔腔的存在与否提示脑中线结构是否发育正常。

五、后颅窝和中脑

孕14~15周,小脑和脑干在 T_2WI 上均呈中等信号(图3-1)。此时图像上无法辨别小脑小叶。由于小脑下蚓部在中期妊娠早期阶段尚未完全形成,此时不应定义为小脑蚓部发育不良。孕16~18周,小脑蚓部在矢状位和横轴位图像上可以开始显示(图3-2),正常小脑蚓部在20周时可以覆盖第四脑室,在 MRI 上小脑蚓部在24周以后才能完全分辨,所以24周以前不能轻易诊断蚓部发育不全。孕20周后,小脑出现多层结构,位于外层的小脑皮质在 T_2WI 上呈低信号(图3-3)。孕23~26周时小脑半球周围可见轻微起伏,小脑裂内脑积液呈高信号,小脑小叶呈低信号,两者相互穿插,小脑半球呈条纹状(图3-6)。孕26~27周后,T_2WI 上小脑可见三层结构:最外层为较薄低信号皮质层,中间为较厚的高信号白质层,最内为第四脑室旁低信号的齿状核。孕32周时小脑半球可见明显小叶,MRI 图像上容易辨认,随着孕龄增加,小叶数目增加(图3-11)。

中脑背面于孕16周时出现分叶状 T_2WI 低信号区,孕20周时全部出现,为中脑顶盖。孕20~23周脑干后部的脑桥和延髓背侧在 T_2WI 上呈低信号(图3-4)、在 T_1WI 上呈高信号。中脑顶盖在 T_2WI 上呈低信号(图3-8)。孕32周,中脑整体在 T_2WI 上呈低信号,与内侧纵束的信号一致。孕32周后脑干无明显变化。

六、胼胝体

胼胝体是双侧大脑半球之间最大的联合纤维。脑轴位像上,胼胝体呈窄条状结构,形似大写字母"I"型,位于双侧侧脑室之间(图 3-5、图 3-6)。在冠状位和矢状位图像上,胼胝体呈弧形结构,分隔上方的扣带回和下方的侧脑室(图 3-3、图 3-4 和图 3-7)。孕 12 周,胼胝体嘴端首先发育,后逐渐发育成胼胝体的前部。胼胝体的发育同时往两个方向进行,往后形成体部和压部,往前形成膝部和嘴部。至孕 20 周,胼胝体整体结构大致形成,此后还会进一步发育成熟。

七、脑外间隙

中期妊娠及晚期妊娠的前半阶段,脑外间隙较宽大(图 3-3)。到晚期妊娠的后半阶段,脑外间隙逐渐变窄(图 3-13、图 3-14)。但目前尚无明确的脑外间隙测量标准。

小 结

掌握各孕龄胎儿脑发育规律以及胎儿脑发育 MRI 正常表现十分有助于诊断中枢神经系统发育异常。

(邓美香 潘芝梅)

参 考 文 献

［1］ Dinh DH,Wright RM,Hanigan WC. The use of magnetic resonance imaging for the diagnosis of fetal intracranial anomalies. Childs Nerv Syst,1990,6(4):212-215.

［2］ Levine D. MR imaging of fetal central nervous system abnormalities. Brain Cogn,2002,50(3):432-448.

［3］ Levine D,Barnes PD,Robertson RR,et al. Fast MR imaging of fetal central nervous system abnormalities. Radiology,2003,229(1):51-61.

［4］ Levine D,Barnes PD,Madsen JR,et al. Fetal central nervous system anomalies:MR imaging augments sonographic diagnosis. Radiology,1997,204(3):635-642.

［5］ Simon EM,Goldstein RB,Coakley FV,et al. Fast MR imaging of fetal CNS anomalies in utero. Am J Neuroradiol,2000,21(9):1688-1698.

［6］ Levine D,Barnes PD. Cortical maturation in normal and abnormal fetuses as assessed with prenatal MR imaging. Radiology,1999,210(3):751-758.

［7］ Garel C,Chantrel E,Brisse H,et al. Fetal cerebral cortex:normal gestational landmarks identified using prenatal MR imaging. AJNR Am J Neuroradiol,2001,22(1):184-189.

［8］ Chi JG,Dooling EC,Gilles FH. Gyral development of the human brain. Ann Neurol,1977,1(1):86-93.

［9］ Lan LM,Yamashita Y,Tang Y,et al. Normal fetal brain development:MR imaging with a half-Fourier rapid acquisition with relaxation enhancement sequence. Radiology,2000,215(1):205-210.

［10］ Chong BW,Babcook CJ,Salamat MS,et al. A magnetic resonance template for normal neuronal migration in the fetus. Neurosurgery,1996,39(1):110-116.

［11］ Cardoza JD,Goldstein RB,Filly RA. Exclusion of fetal ventriculomegaly with a single measurement:the width of the lateral ventricular atrium. Radiology,1988,169(3):711-714.

［12］ Trop I,Levine D. Normal fetal anatomy as visualized with fast magnetic resonance imaging. Top Magn Reson Imaging,2001,12(1):3-17.

［13］ Levine D,Trop I,Mehta TS,et al. MR imaging appearance of fetal cerebral ventricular morphology. Radiology,2002,223(3):652-660.

［14］ Stazzone MM,Hubbard AM,Bilaniuk LT,et al. Ultrafast MR imaging of the normal posterior fossa in fetuses. AJR Am J Roentgenol,2000,175(3):835-839.

［15］ Rakic P，Yakovlev PI. Development of the corpus callosum and cavum septi in man. J Comp Neurol，1968，132（1）：45-72.

［16］ Kier EL，Truwit CL. The normal and abnormal genu of the corpus callosum：an evolutionary，embryologic，anatomic，and MR analysis. Am J Neuroradiol，1996，17（9）：1631-1641.

［17］ Deborah Levine. Altlas of Fetal MRI. New York：Taylor & Francis Group，2005.

［18］ 陈丽英，蔡爱露. 胎儿影像诊断学. 北京：人民卫生出版社，2014.

［19］ A. James Barkovich. 儿科神经影像学. 肖江喜，袁新宇. 北京：中国科学技术出版社，2009.

［20］ 孙国强. 实用儿科放射诊断学. 北京：人民军医出版社，2011.

［21］ 邹仲之，李继承. 组织学与胚胎学. 第 8 版. 北京：人民卫生出版社，2013.

第 4 章

胎儿中枢神经系统异常的 MRI 表现

胚胎的神经系统发育是一个非常复杂的过程,随着生长发育的进行,其内部结构也在不断发生变化。不同时期脑内结构可以有不同表现。MRI 不仅能直接显示发育过程中一过性结构的出现和消失过程,还可通过信号强化的不同来描述脑内结构成分,以评价其成熟过程。胎儿中枢神经系统发育异常可分为先天性和获得性,其中 60% 查不出原因,20% 为遗传因素,10% 为染色体突变,另外 10% 由环境因素如感染、缺血或中毒等原因所致。本章主要依据胚胎发育异常的发育时间,采用 Van der knapp 和 Valk 分类法,介绍胎儿各种先天性和获得性神经系统异常的一些最常见和最重要的 MRI 表现:①胚胎主要形成期(孕 5~7 周):某些诱因在该时期可能会造成先天性神经系统发育异常,主要有神经管背侧或腹侧形成障碍,神经元、神经胶质及间充质细胞增殖、分化和组织形成障碍,以及神经元移行障碍等方面的疾病;②胚胎发育形成后期或成熟期(即孕 5~7 周以后):在该时期,某些诱因可能会引起继发性脑损伤,主要包括:积水性无脑畸形,脑穿通畸形,多囊脑病,脑软化症,脑白质软化,脑萎缩,脑积水,脑出血,脑梗死以及一些代谢性疾病。在某些情况下,脑发育畸形常合并继发性脑损伤。

第一节 脑室扩张与脑积水

脑室扩张(ventriculomegaly)是指不明原因的脑室大于正常。其影像诊断标准是:测量侧脑室三角区横径(三角区脉络膜球平面),妊娠任何时期三角区横径 ≤10mm 为正常。当三角区横径 >10mm 而无其他畸形时,为单纯侧脑室扩张,并按照扩张程度分为轻、中、重三度:10~15mm 为轻度,>15mm 及邻近脑皮质厚度 >3mm 为中等,>15mm 且邻近脑皮质厚度 <2mm 为重度。MRI 与超声对胎儿侧脑室宽度的测量结果相近。脑积水是指由于脑脊液动力学异常(即脑脊液分泌过多,脑脊液吸收障碍或脑脊液循环障碍),导致脑室及蛛网膜下腔扩张。

胎儿脑室扩张的原因常难以判断。轻度脑室扩张可表现为暂时性脑室扩张,也可为脑室正常(图 4-1、图 4-2)。脑室扩张可能与胼胝体发育不全(图 4-3)、脑发育不良(图 4-4)或脑发育畸形有关(图 4-5)。脑室扩张也可以是一种前真空现象,例如脑内感染或脑梗死后继发的脑萎缩(图 4-6)。最终,脑室扩张可表现为因脑发育异常或获得性诱因引起的脑积水(图 4-7)。因此,脑室扩张的预后取决于脑室扩张的程度及原因、任何相关发育畸形(图 4-8、图 4-9)以及胎儿的发育发展程度(图 4-10)。

胎儿 MRI 检查对显示脑室扩张相关的脑发育异常特别有帮助,尤其是超声检查易遗漏的。尽管如此,产前影像检查也存在无法确定胎儿脑室扩张原因的情况。大多数情况下,单纯性侧脑室轻度扩张(10~12mm)与产后预后不良无明显相关性,但是某些情况下可能与发育延迟有关。大脑皮质厚度、体积及脑室容量的测量以及许多用于评估脑成熟度的定量方法均被应用于胎儿预后的评估。

脑室扩张原因的判断,常需要对脑室的对称性、所占比例以及轮廓进行综合分析(图 4-11)。侧脑室角形改变是神经管缺陷的一个重要特征。侧脑室前角呈"方形"改变通常与透明隔缺损有关。两侧侧脑室三角区及枕角不对称性扩张而前角缩小,是胼胝体发育不全的特征性表现。另外,在脑组织的不同发展阶段,脑室形态改变也是一种正常表现,尤其是脑室轻微的大小比例失调。因此,颅脑多平面成像对脑室结构的判断起非常重要作用。

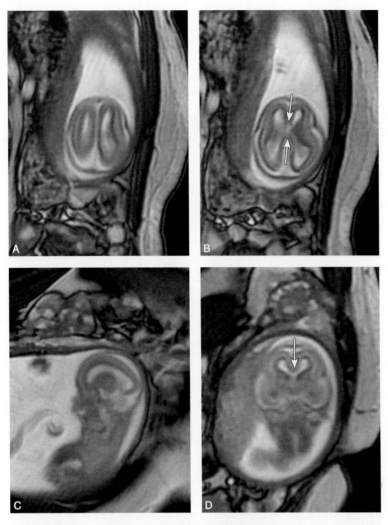

图 4-1　孕 18 周,轻度脑室扩张

胎儿头颅 T₂WI 横轴位(A、B)、矢状位(C)及冠状位(D)显示除了脑室轻
度扩张,未见其他异常。胼胝体(白箭)可见。皮质带光滑且呈低信号,是
该胎龄胎儿的正常表现

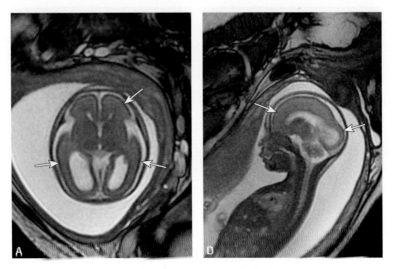

图 4-2　孕 24 周,轻度脑室扩张

胎儿头颅 T₂WI 横轴位(A)和矢状位(B)显示两侧侧脑室轻度扩张。皮质
带光滑且呈低信号(白箭),是该胎龄胎儿的正常表现

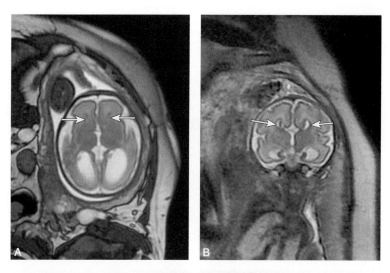

图 4-3　孕 29 周,胼胝体发育不全

胎儿头颅 T_2WI 横轴位(A)和冠状位(B)显示两侧脑室前角的平行及垂直方向(白箭),胼胝体结构缺失,透明隔间腔缺如,第三脑室上移,两侧脑室枕角及三角区不规则轻度扩大

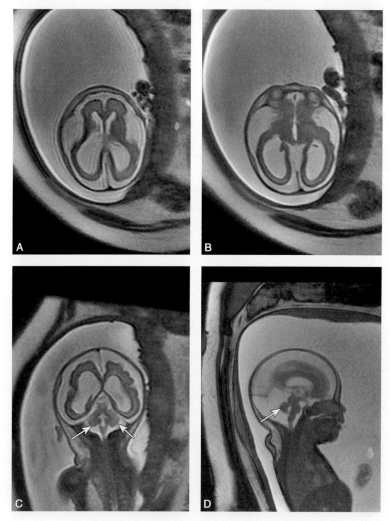

图 4-4　孕 37 周,大脑发育不良相关的脑室扩张

胎儿头颅 T_2WI 横轴位(A、B)、冠状位(C)及矢状位(D)显示脑室扩张,两侧侧脑室宽度测量分别为 17mm、14mm,脑实质薄,脑外间隙明显增宽。

注:小脑及小脑蚓部发育正常(白箭)

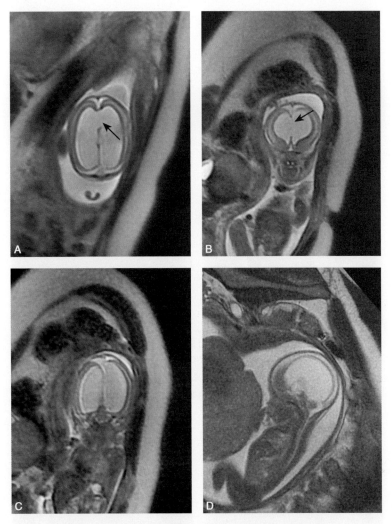

图 4-5 孕 20 周,前脑无裂畸形相关的重度脑室扩张

胎儿头颅 T₂WI 横轴位(A)、冠状位(B、C)及矢状位(D)显示两侧脑室重度脑室扩张,部分融合(黑箭),透明隔间腔未见显示,胼胝体膝部及脑实质较薄,脑外间隙明显变窄,提示脑室扩张为脑积水表现而不是单纯的脑发育不良。分娩后尸检提示两侧侧脑室部分融合伴重度扩张,透明隔缺如

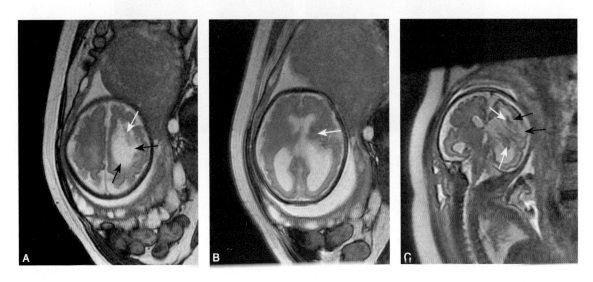

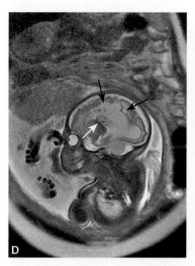
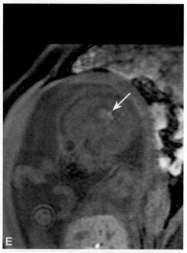

图 4-6　孕 40 周,脑出血、脑软化及脑室扩张

胎儿头颅 T₂WI 横轴位(A、B)、冠状位(C)、矢状位(D)及 T₁WI 矢状位 (E)显示两侧脑室扩张,一侧脑室内见异常信号影,T₁WI 高信号,T₂WI 低信号,符合出血表现(白箭),同侧脑实质内见软化灶(黑箭),与侧脑室相通

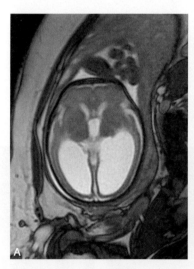
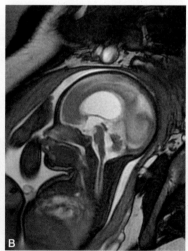

图 4-7　孕 31 周,重度脑室扩张

胎儿头颅 T₂WI 横轴位(A)、矢状位(B)显示两侧脑室及第三脑室明显扩张,第四脑室扩张,脑外间隙明显变窄,脑实质变薄,提示脑室扩张为脑积水表现而不是单纯的脑发育不全

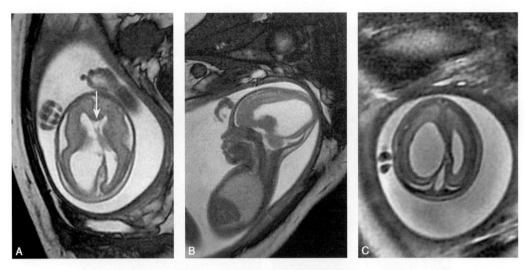

图 4-8　孕 23 周,单侧重度脑室扩张

胎儿头颅 T₂WI 横轴位(A)、矢状位(B)及冠状位(C)上测得两侧侧脑室宽度分别约为 24mm 与 9mm,提示一侧脑室明显扩张。胼胝体可见(白箭)。该胎儿还伴有肺囊腺瘤样畸形及消化道畸形。引产后尸检证实了此诊断

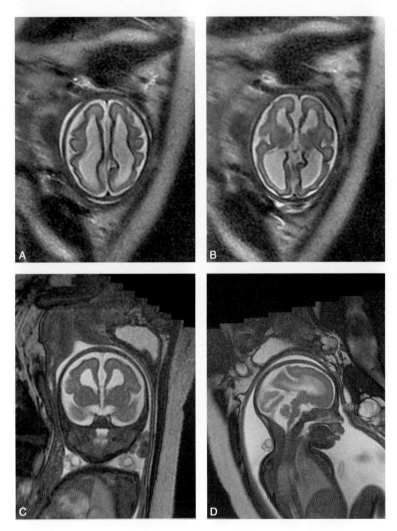

图 4-9　孕 29 周,胼胝体发育不全、脑发育不良及脑室扩张

胎儿头颅 T₂WI 横轴位(A、B)、冠状位(C)及矢状位(D)上显示透明隔间腔、胼胝体缺如,两侧侧脑室扩张,脑实质较薄,脑外间隙未见明显变窄

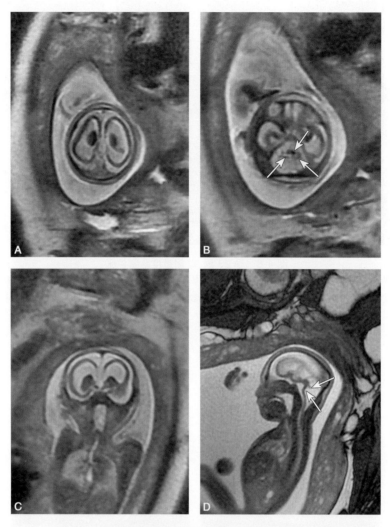

图 4-10　孕 23 周,脑室扩张和非特异性大小脑发育不良

胎儿头颅 T_2WI 横轴位(A、B)、冠状位(C)及矢状位(D)显示脑室扩张、脑实质明显变薄及脑外间隙增宽,提示病变为脑发育不良而不是脑积水。另见小脑、脑干明显发育不良(白箭)

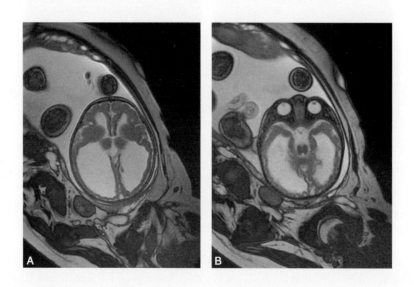

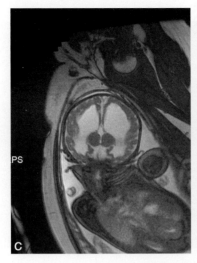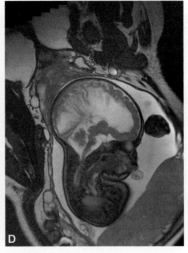

图 4-11　孕 37 周,脑室扩张、胼胝体发育不全及脑发育不良

胎儿头颅 T$_2$WI 横轴位(A、B)、冠状位(C)及矢状位(D)上显示透明隔间腔、胼胝体缺如,两侧侧脑室重度扩张,脑实质明显变薄及脑外间隙变窄,提示脑积水导致脑发育不良。注:小脑及脑干发育正常

当脑室扩张伴有脑外间隙变窄及颅脑体积增大时,可能是阻塞性原因导致脑室扩张。当脑室扩张伴有脑外间隙明显增宽及颅脑体积缩小时,提示存在脑发育不良可能。在某些情况下,脑发育不良与脑积水常合并发生,或者脑发育不良继发脑积水。

第二节　背神经管发育异常

神经胚形成即神经管形成过程,是早期胚胎发育中继原肠胚后的重要发育阶段。初级神经胚由脊索中胚层诱导上面覆盖的外胚层细胞增殖、内陷并最终离开外胚层表面而形成中空的神经管。次级神经胚是外胚层下陷进入胚胎形成实心细胞索,接着细胞索中心产生空洞形成神经管。背神经管是来源于外胚层位于脊索背面中空管状的中枢神经系统原基,神经管前端膨大成脑,脑后部分形成脊髓。

初级神经胚发生于孕 3~4 周,发育异常相关的疾病包括无脑畸形、脑膨出、脊髓脊膜膨出以及 Chiari Ⅱ型畸形。

次级神经胚形成于孕 4~7 周,发育异常相关的疾病包括脊髓纵裂、脊膜膨出、脂性脑膜膨出、脊髓栓系综合征及尾部发育不全综合征。此类病变在第 7 章有详细介绍。

一、无脑畸形与露脑畸形

(一) 无脑畸形(anencephaly)

无脑畸形系前神经孔闭合失败所致,是神经管缺陷的最严重类型。其特征性表现为颅骨穹隆缺如,如眶上嵴以上额骨、顶骨和枕骨的扁平部缺如,伴大脑、小脑及覆盖颅骨的皮肤缺如,但面骨、脑干、部分枕骨和中脑常存在(图 4-12)。

(二) 露脑畸形(exencephaly)

露脑畸形是全颅盖骨或大部分颅盖骨缺失,脑组织外露,具有完整的脑组织,但存在发育异常。一般在孕 4~7 周胚胎发育使神经管关闭,此时期由于某些因素使神经管闭合受阻,可形成神经管畸形,大部分病例为多因素致病,包括遗传、坏境、致畸因子。露脑畸形系前神经管闭合失败所致,是神经管畸形中最严重的类型。

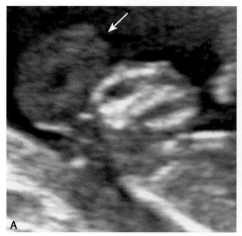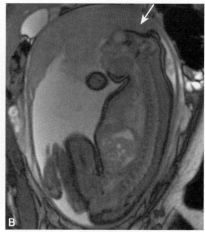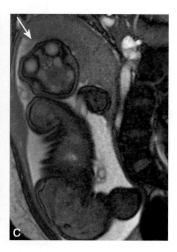

图 4-12　无脑畸形

二维超声显示一胎儿无颅骨,大量脑组织呈露脑状态(A),为无脑畸形的初期阶段。MRI(B、C)显示另一个胎儿眼球上方脑组织缺如(白箭),为无脑畸形(引自:Pelizzari E,Valdez CM,Picetti Jdos S,et al. characteristics of fetuses evaluated due to suspected anencephaly:a population-based cohort study in southern brazil. Sao Paulo Med J,2015,133:101-108.)

　　露脑畸形的特征是颅盖骨缺失即颅骨穹隆缺失,但面颅骨及部分枕骨常存在(图 4-13、图 4-14),从而导致脑组织暴露并长期浸泡在羊水中,由于受到化学及胎动时的碰撞的刺激,最终破碎脱落于羊水中。随着胎龄的增加,脑组织越来越少,颅骨的皮肤、肌肉、骨、硬脑膜全部消失,最后只剩下面部及颅底,成为无脑畸形。此病常伴有脊柱裂,部分病例合并多处畸形,双胎之一胎儿露脑畸形较少见。

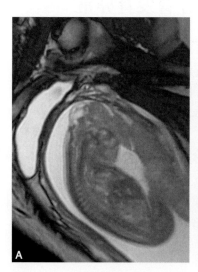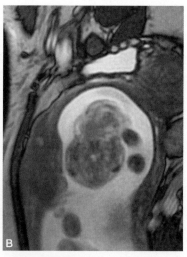

图 4-13　孕 21 周,露脑畸形

胎儿头颅 T_2WI 矢状位(A)显示胎儿无颅骨,大量脑组织呈露脑状态;
T_2WI 横轴位(B)显示颅盖骨缺如,脑组织结构不规则,颅底结构完整

　　无脑畸形与露脑畸形在超声上的表现均具有特征性,当超声不能完整显示胎儿颅骨和(或)大脑回声时即可做出此类病变的诊断。因此产前 MRI 检查对该病变的意义不大,但可应用于双胞胎的无脑畸形与露脑畸形的诊断。

二、脑膨出(cephaloceles)

　　脑膨出是指颅骨和硬膜缺损并有颅内结构向外突出。脑膨出的内容物可大可小,其可为脑膜、脑脊液

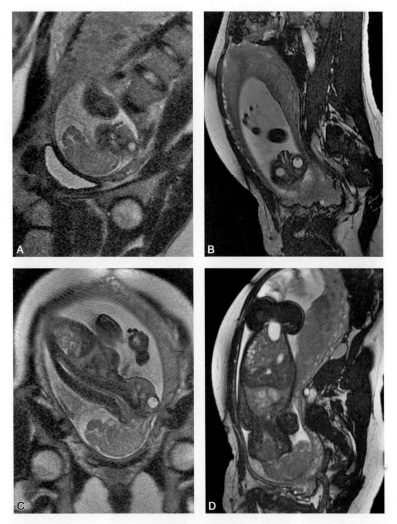

图 4-14 露脑畸形

胎儿头颅 T_2WI 矢状位(A)显示不完整的血管上皮层覆盖变形的脑表面,脑组织外面的颅骨缺如;T_2WI 冠状位(B)显示该胎儿颅底结构完整,眼球及鼻腔形态正常;T_2WI 矢状位(C)显示眼球及颅底骨正常,颅盖骨缺如;T_2WI 冠状位(D)显示胎儿露脑畸形,其他人体器官发育完整

和(或)脑组织,无分隔带。依据膨出物的内容,分为脑膜膨出、脑膜脑膨出、积水型脑膜脑膨出。

（一）脑膜膨出

脑膜膨出指只有脑膜和脑脊液疝出(图 4-15)。

（二）脑膜脑膨出

脑膜脑膨出指脑脊液、脑组织和脑膜通过颅骨缺损疝出(图 4-16、图 4-17)。

（三）积水型脑膨出

积水型脑膨出的内容物中除了脑膜(硬脑膜与蛛网膜)、脑组织外,还可有脑室(图 4-18)。膨出的脑组织一般发育不良。脑膨出的发生部位包括有枕颈部、枕部、顶部、额部、颞部、额筛部、蝶骨上骨部、蝶眶部、鼻咽部、侧部。胎儿 MRI 检查能显示脑膨出的发生部位、内容物,与颈部囊性病变(如囊状水瘤,畸胎瘤或血管瘤)相鉴别,在显示脑发育异常方面发挥重要的作用。脑膨出常伴有小头畸形、脑积水、脊柱裂,胼胝体发育不全和梅克尔-格鲁贝尔综合征(Meckel Gruber syndrome)。另外,位于额部脑膜脑膨出或脑膜膨出常伴有面部中线结构畸形,常有眼距过宽,鼻畸形等。

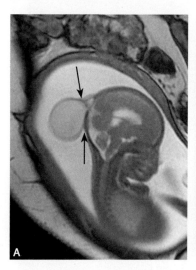
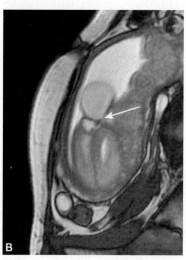

图 4-15 孕 24 周,脑膜膨出

胎儿头颅 T₂WI 矢状位(A)、横轴位(B)显示顶部局部颅骨缺损,见内容物
为脑膜及脑脊液的包块突出(箭)。引产后尸检结果证实为脑膜膨出

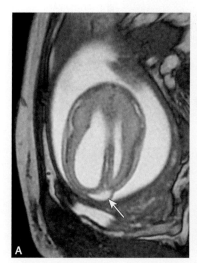
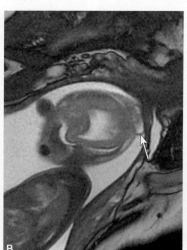
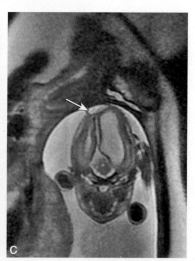

图 4-16 孕 22 周,脑膨出伴一侧脑室扩张

胎儿头颅 T₂WI 横轴位(A)、斜矢状位(B)、斜冠状位(C)显示顶部局部颅骨缺损,见内容物为部分脑组织的包块
突出(白箭),一侧脑室明显扩张伴脑实质变薄及脑外间隙变窄。引产后尸检结果证实为脑膜脑膨出

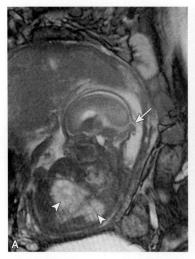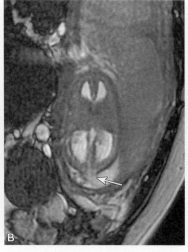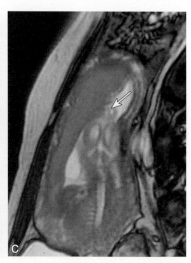

图 4-17　孕 17 周,枕部脑膨出伴脑室扩张

胎儿头颅 T_2WI 矢状位(A)、横轴位(B)以及冠状位(C)可见枕骨骨质缺损,并见内容物为部分脑组织的包块由此向外突出(白箭),还可见脑室扩张、脑外间隙变窄。另见双肾呈多囊样改变(图 A,白箭头)

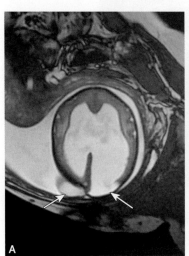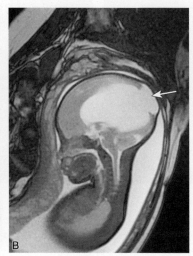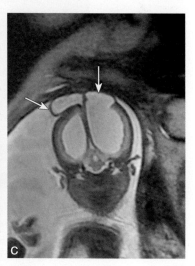

图 4-18　孕 29 周,顶部脑膨出伴脑室扩张、透明隔缺如

胎儿头颅 T_2WI 横轴位(A)、矢状位(B)以及冠状位(C)可见顶骨骨质缺损,并见内容物为部分侧脑室及脑组织的囊性包块由此向外突出(白箭)。还可见脑室明显扩张、脑外间隙变窄及透明隔缺如

三、脊柱裂(spina bifida)

胎儿脊柱裂为常见的先天畸形,属于神经管缺陷畸形,与胚胎期神经管闭合时中胚叶发育障碍导致椎管闭合不全有关,多发生于腰骶尾部。

临床上对于脊柱裂的分类较多,根据病变部位有无明显特征,脊柱裂可分为隐性与显性脊柱裂。隐性脊柱裂是指一个或数个椎骨的椎板未全闭合,而椎管内容物并无膨出。显性脊柱裂是指椎管内容物向外膨出。根据是否有神经组织暴露在外或病变部位是否有完整的皮肤覆盖,可分为开放性脊柱裂和闭合性脊柱裂。

开放性脊柱裂(如脊膜膨出和脊髓脊膜膨出)除了具有脊柱异常的 MRI 表现外,还常伴有颅脑异常的征象。颅脑异常的征象包括有:①小脑异常征象:小脑紧贴颅后窝,第四脑室不显示,后颅窝池消失,以及 Chiari Ⅱ 型畸形(图 4-19)。其发生机制为:脊柱裂时椎管压力低于颅脑压力,导致小脑结构不同程度疝入枕骨大孔,第四脑室、小脑幕和延髓移位、后颅窝消失。MRI 上可清楚地显示这种异常解剖改变。②柠檬头征(图 4-20):横轴位上胎儿头颅出现前额隆起,双侧颞骨塌陷,形似柠檬,称柠檬头征。

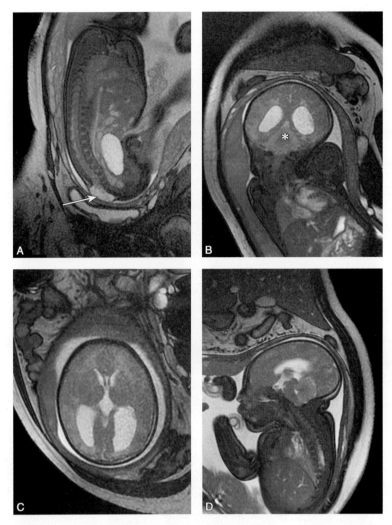

图 4-19　孕 34 周，脊柱裂

胎儿躯干 T₂WI 斜矢状位(A)显示脊椎下部椎管缺损伴脊髓低位、脊髓脊膜膨出(白箭)；胎儿头部斜冠状位(B)、横轴位(C)及矢状位(D)显示脑室扩张、脑外间隙变窄及 Chiari Ⅱ 型畸形(*)

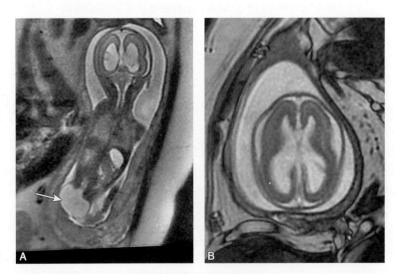

图 4-20　孕 22 周，脊柱裂

胎儿躯干 T₂WI 冠状位(A)显示脊椎下部椎管缺损伴脊膜膨出(白箭)；头颅横轴位(B)显示两侧脑室扩张，头颅呈柠檬头征，即前额隆起，两侧颞骨塌陷

其形成原因可能是脊柱裂胎儿的脑内结构移位,使脑内压力降低,双侧颞骨向内塌陷所致,随着孕周的增大,颅骨及脑组织的发育或因脑室扩张颅内压升高,颅骨被支撑,柠檬头征随即消失;在第 24 周之前,98%的脊柱裂病例有此特征,而第 24 周之后,仅 13%的病例可检出此种征象,这是因为随着孕周的增大,颅骨发育,支撑能力增强,同时由于脑室扩张导致颅内压增高。③脑室扩张(图 4-21、图 4-22):其发生机制可能是脑干尾部的下移拉伸,导致导水管狭窄,第四脑室和蛛网膜下腔闭塞,脑脊液异常回流。

　　胎儿 MRI 检查可对脊髓脊膜膨出进行分类,确定胎儿有无其他并发症,如胼胝体发育不全、小脑发育不全以及神经元迁移障碍等,协助判断宫内手术实施的可能性以及评估宫内术后胎儿后脑疝入枕骨大孔的程度。神经管发育异常导致的脊柱病变详细讨论将放在第 8 章。

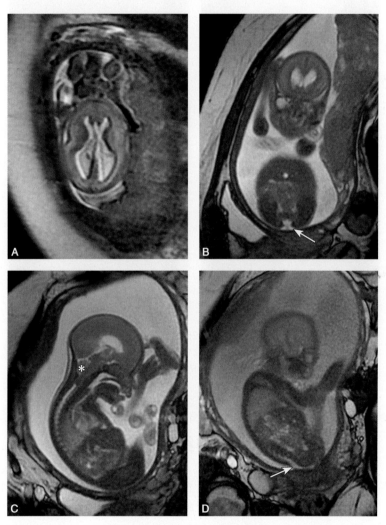

图 4-21　孕 23 周,脊柱裂

胎儿头颅 T_2WI 横轴位(A)、躯体冠状位(B)、矢状位(C)及斜矢状位(D)显示两侧侧脑室扩张及脑外间隙变窄,Chiari Ⅱ型畸形(*),脊椎下部背侧软组织缺失(白箭)。由于神经管畸形引起的脊柱异常表现较微小,因此当两侧侧脑室扩张且出现 Chiari Ⅱ型畸形时要特别关注椎管

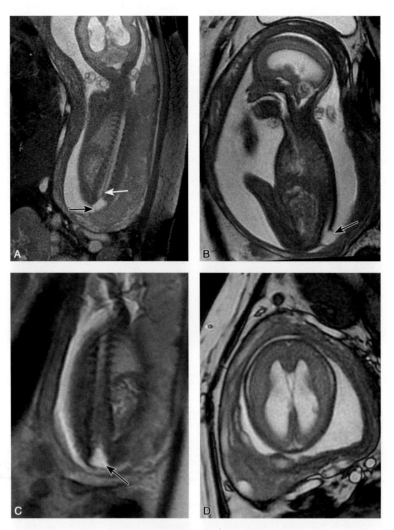

图 4-22　孕 25 周, 脊柱裂

胎儿躯体 T_2WI 斜冠状位(A)、矢状位(B)、冠状位(C)显示脊椎下部椎管缺损伴脊髓低位(白箭)、脊膜膨出(黑箭);头颅 T_2WI 横轴位(D)显示两侧脑室扩张及脑外间隙变窄

第三节　腹神经管发育异常

腹神经胚在孕 5~10 周由胚胎的喙端发育成胎儿的面部和原始脑。其中,前脑分化成端脑和间脑,菱脑分化成后脑和末脑。后脑发育成小脑和脑桥,而末脑发育成延髓。腹神经管发育异常的疾病包括有前脑无裂畸形、视-隔发育不良、脑桥和小脑发育不全或发育不良,以及 Dandy-Walker 畸形。

一、前脑无裂畸形(holoprosencephaly)

前脑无裂畸形也称全前脑畸形,是前脑分裂和分化异常的一组疾病,横向上不能分化为间脑和端脑,纵向上端脑不能分裂为两侧大脑半球。前脑无裂畸形常合并面部畸形,包括有独眼、眼距过窄、无眼畸形、无鼻畸形、长鼻以及正中唇腭裂畸形。

DeMyer 将前脑无裂畸形分为 3 个亚型:无脑叶型、半脑叶型和脑叶型,严重程度依次减轻。

(一) 无脑叶型

是最严重的一种,表现为大脑半球完全融合未分开,大脑镰和半球间裂缺失,仅有单一扩大的原始脑室,丘脑融合,无第三脑室(图 4-23、图 4-24)。颅脑体积一般较小,面部常有畸形如眼距过窄和严重面部中线畸形。在极严重的病例中,双侧眼球和眼眶融合,形成独眼畸形。

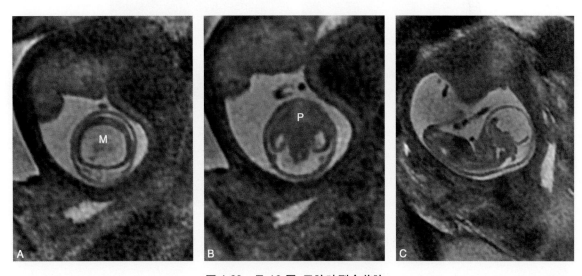

图 4-23　孕 16 周,无脑叶型全前脑

胎儿头颅 T_2WI 横轴位(A、B)、斜矢状位(C)上可见大脑半球融合(P),大脑镰及大脑间裂不存在,仅见单一脑室(M)

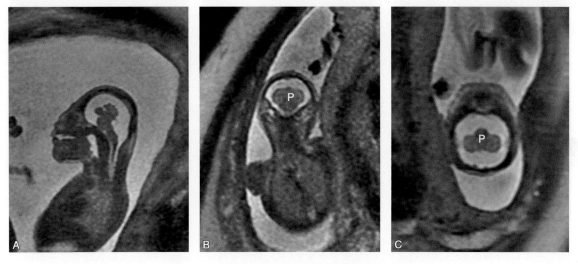

图 4-24　孕 19 周,无脑叶型全前脑伴小头畸形

胎儿头颅 T_2WI 矢状位(A)、冠状位(B)及横轴位(C)上可见前额斜形,常见于小头畸形。丘脑融合(P),畸形脑组织前方可能是单一脑室,大脑镰不存在,脑组织尤其是后方组织明显缺如。相较于积水性无脑畸形,该表现更符合无脑叶型全前脑畸形

(二) 半脑叶型

为一种中间类型,介于无叶全前脑与叶状全前脑之间,在大脑半球的后方有不完全的半球间裂形成,大脑镰往往已形成,仍为单一侧脑室,丘脑常融合或不完全融合(图 4-25、图 4-26)。

(三) 脑叶型

此型仅有轻度异常。大脑半球及侧脑室均完全分开,大脑镰形成,丘脑亦左、右各一,额叶往往发育不良,但仍有一定程度的结构融合,如透明隔消失。该型常与视-隔发育不良难以区分。

前脑无裂畸形可合并有其他脑畸形,如大脑纵裂异常和顶部脑膨出。不同类型的前脑无裂畸形均可在超声下检查出,仅当超声检查存在困难,如受胎儿的大小、位置或者产妇体型的影响,胎儿大脑镰及大脑半球的部分组织在超声下显示不清楚时,胎儿 MRI 才发挥其优势。另外,胎儿 MRI 还有助于前脑无裂畸形与伴有巨大半球间裂囊肿的胼胝体发育不全的鉴别。

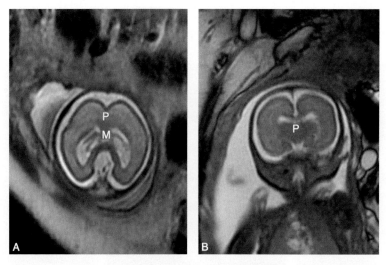

图 4-25　孕 24 周,半脑叶型全前脑

胎儿头颅 T₂WI 横轴位(A)、冠状位(B)显示单个脑室(M),额叶及丘脑
(P)融合,大脑镰及部分半脑间裂形成

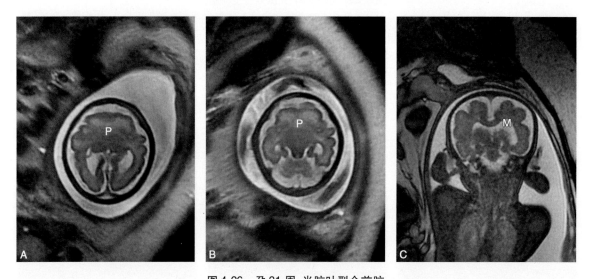

图 4-26　孕 31 周,半脑叶型全前脑

胎儿头颅 T₂WI 横轴位(A、B)、冠状位(C)显示单个脑室(M),额叶及部分丘脑融合(P),大脑镰及部分半脑间裂
形成。注:小脑发育正常

二、透明隔腔缺如与视-隔发育不良

（一）透明隔腔缺如(absence of the cavum of the septum pellucidum)

透明隔腔是胎儿中枢神经系统发育正常的一个重要指标,美国超声医学会已将透明隔腔检查纳入胎儿中枢神经系统检查的必要检测项目之一。透明隔腔异常包括透明隔部分缺如到完全缺如。透明隔腔缺如指透明隔的缺失,两侧脑室融合成一个脑室(图 4-27)。单纯的透明隔腔缺如较少见,常常合并有其他畸形,包括前脑无裂畸形、胼胝体不发育,视-隔发育不良、脑裂畸形、双侧多小脑回畸形、慢性严重脑积水(图 4-28、图 4-29)等。

（二）视-隔发育不良(septo-optic dysplasia)

视-隔发育不良,也称为 De Morsier 综合征,较罕见,普遍认为该病发生于孕 4~6 周,是脊索前中胚层诱导异常所致。视-隔发育不良由多种发育异常组成,其病理主要包括:①不同程度视觉通路发育不良,视交叉变形;②透明隔腔缺如;③下丘脑、垂体功能异常。根据胚胎学和神经病理学表现,该病变可分为 2 种

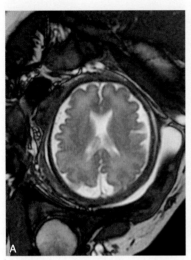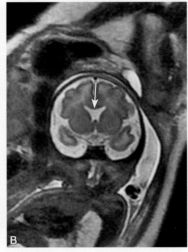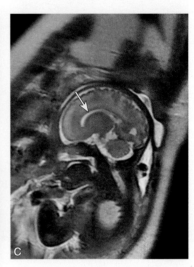

图 4-27　孕 32 周,透明隔腔缺如

胎儿头颅 T$_2$WI 横轴位(A)、冠状位(B)及矢状位(C)显示透明隔腔缺如,两侧脑室融合。胼胝体表现正常(白箭)

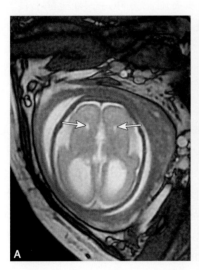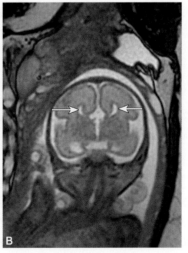

图 4-28　孕 27 周,胼胝体发育不全引起透明隔腔缺如

胎儿头颅 T$_2$WI 横轴位(A)、冠状位(B)显示胼胝体结构缺如,两侧脑室前角平行及垂直分离(白箭),第三脑室上移,透明隔腔缺如

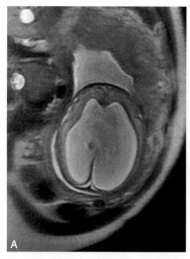 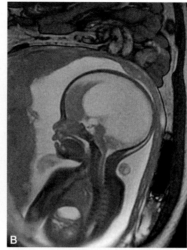 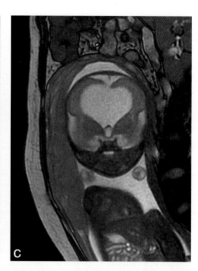

图 4-29　孕 28 周,幕上脑积水伴透明隔腔缺如

胎儿头颅 T₂WI 横轴位(A)、矢状位(B)及冠状位(C)显示两侧侧脑室、第三脑室明显扩张,透明隔腔缺如,脑外间隙变窄,小脑及第四脑室受压变形

亚型:Ⅰ型为视-隔发育不良伴发脑裂畸形,约占 1/2。该类型胎儿透明隔腔部分缺如,而侧脑室和视辐射正常。该胎儿出生后易出现癫痫和(或)视觉损害症状。Ⅱ型视-隔发育不良不伴脑裂畸形,而表现为弥漫性脑白质发育不良(包括视辐射),侧脑室增大,透明隔完全缺如。另外,有研究发现伴发皮质发育不良的视-隔发育不良胎儿可同时具备Ⅰ型和Ⅱ型的部分表现,但又有别于前两种亚型,将其定义为 Sod-PLUS 型视-隔发育不良。该类型胎儿出生后表现为整体发育延迟和(或)痉挛性运动缺陷。

视-隔发育不良的影像表现为:①透明隔缺如致侧脑室前角融合变平,呈"方盒"状;②鞍上池和第三脑室前部扩大;③大脑半球内脑白质发育不良;④双侧视神经、视束及视交叉发育不良(图 4-30)。视-隔发育不良可合并胼胝体部分或完全缺如,脑皮质萎缩。另外,视-隔发育不良易误诊为前脑无裂畸形,但两者的 MRI 表现和预后不同。视-隔发育不良无丘脑融合,无脑室扩张(尽管有少数视-隔发育不良存在脑室扩张),胼胝体、大脑前动脉及大脑镰均存在,而前脑无裂畸形则存在丘脑部分融合或穹隆融合等。

三、Dandy-Walker 综合征

Dandy-Walker 综合征是一种特殊类型的后颅窝畸形。以往 Dandy-Walker 综合征可分为 Dandy-Walker 畸形、Dandy-Walker 变异型、大枕大池、Blake 囊肿及小脑后蛛网膜囊肿,最近的文献已不再使用 Dandy-Walker 变异型,而改变为小脑蚓部发育不良。

超声检查时,当发现枕大池太小(如 Chiari Ⅱ 畸形)或过大(如 Dandy-Walker 综合征,Dandy-Walker 变异型)时,应考虑后颅窝及后脑存在发育畸形可能。当超声检查在枕下前囟切面上测得枕大池深度≥1cm 时,可诊断为大枕大池。MRI T₂WI 正中矢状位是观察小脑蚓部、枕大池大小及囊性结构的最佳序列。

(一) Dandy-Walker 畸形(Dandy-Walker malformation)

表现为小脑蚓部缺失或发育不良,残留蚓部常常向前上方旋转,两侧小脑半球分开,第四脑室扩张,后颅窝池明显增大,两者相互连通,还可见小脑幕、横窦及窦汇向上移位(图 4-31、图 4-32)。脑积水一般发生或随后出现。小脑半球也可存在发育不全,在某些极端情况下,小脑半球还可能被压扁在后颅窝壁上。

Dandy-Walker 畸形常合并有其他中枢神经或全身发育畸形,包括染色体异常、胼胝体发育不全、前脑无裂畸形以及神经元移行障碍(如 Walker-Warburg 综合征)等。

Dandy-Walker 畸形的产后病死率高,脑积水是出生后的主要症状,其次是其他神经系统症状。40%~70% 患者出现精神发育迟滞和神经系统发育迟缓,也有双相情感障碍的病例报道。

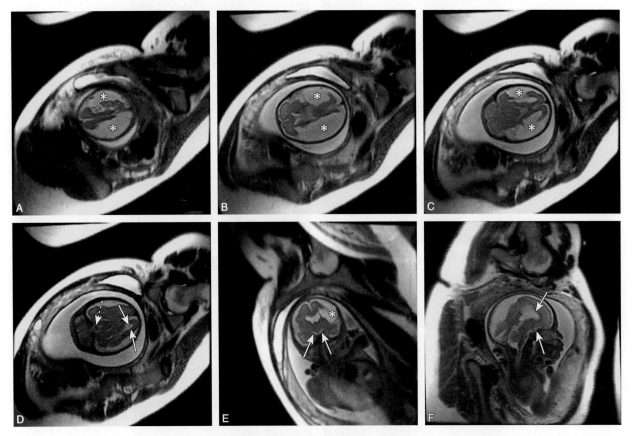

图 4-30　脑裂畸形合并视-隔发育不良

胎儿头颅 T₂WI 横轴位(A~C)显示两侧大脑半球见开放型脑裂畸形(＊);T₂WI 横轴位(D)显示视交叉发育不良(虚箭);T₂WI 冠状位(E)、矢状位(F)显示透明隔缺如,两侧视神经发育不良(白箭)(引自:Hung JH,Shen SH,Guo WY,et al. Prenatal diagnosis of schizencephaly with septo-optic dysplasia by ultrasound and magnetic resonance imaging. J Obstet Gynaecol Res,2008,34:674-679.)

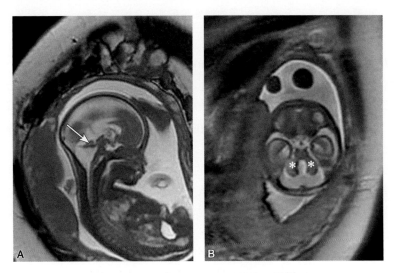

图 4-31　孕 29 周,Dandy Walker 畸形

胎儿头颅 T₂WI 矢状位(A)和横轴位(B)显示小脑蚓部发育不良,仅少量蚓部残留(白箭),第四脑室扩张且与后颅窝相通(抬高的窦汇)。两侧小脑半球(＊)被扩张的第四脑室分开

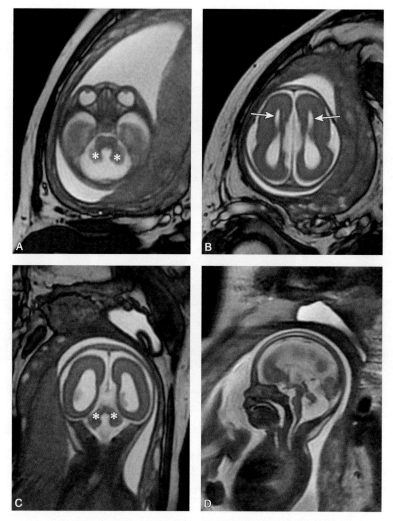

图 4-32　孕 24 周,Dandy-Walker 畸形和胼胝体发育不全
胎儿头颅 T$_2$WI 横轴位(A、B)、冠状位(C)及矢状位(D)显示小脑蚓部缺
如,两侧小脑半球分离(＊),第四脑室扩张且与后颅窝相通。另见胼胝体
缺如,两侧脑室平行分离(白箭)

(二) Dandy-Walker 变异型(Dandy-Walker variant)

即小脑蚓部发育不良,表现为以小脑下蚓部发育不良为特征,第四脑室轻度扩张,可伴或不伴有后颅
窝池增大(图 4-33~图 4-35)。胎儿后颅窝 MRI 正中矢状位能显示后颅窝池大小、与第四脑室的连续性以
及下蚓部残量,有助于该病的诊断。尽管如此,仍存在 Dandy-Walker 变异型与 Blake 囊肿或小脑后蛛网膜
囊肿难以鉴别的情况。

研究认为,Dandy-Walker 变异型可以是无症状的。由于其常合并有其他发育异常与染色体异常,临
床上出现的症状可能不一定是 Dandy-Walker 变异型引起的。因此,其预后仍有待进一步的研究与
观察。

(三) 大枕大池(megacisterna magna)

表现为后颅窝枕大池增大,小脑蚓部结构完整,第四脑室正常(图 4-36)。Blake 囊肿表现为小脑上蚓
部轻度发育不全,大枕大池以及第四脑室进行性扩张。小脑后蛛网膜囊肿表现为后颅窝囊肿,占位效应明
显,邻近发育正常的小脑半球、小脑蚓部及第四脑室受压变形。

与 Dandy-Walker 畸形相比,Dandy-Walker 变异型、大枕大池、Blake 囊肿以及小脑后蛛网膜囊肿较少伴
有其他神经系统或全身发育畸形。超声下较容易诊断出 Dandy-Walker 畸形,但对于小脑蚓部轻度发育不
全,尤其还合并有大枕大池或蛛网膜囊肿时,超声下诊断常存在一定的困难。由于孕晚期还存在颅骨骨化

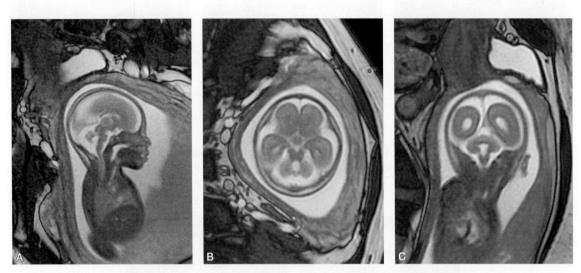

图 4-33　孕 24 周，Dandy-Walker 变异型

胎儿头颅 T$_2$WI 矢状位(A)、横轴位(B)与冠状位(C)显示小脑下蚓部体积稍小，第四脑室稍扩张

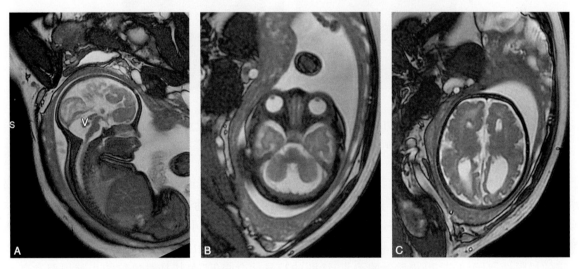

图 4-34　孕 35 周，Dandy-Walker 变异型与胼胝体发育不全

胎儿头颅 T$_2$WI 矢状位(A)、横轴位(B、C)显示小脑下蚓部体积较小(V)，第四脑室稍扩张。另见胼胝体缺如，两侧脑室前角平行分离

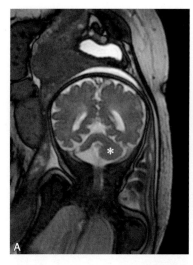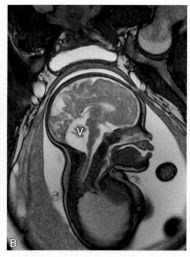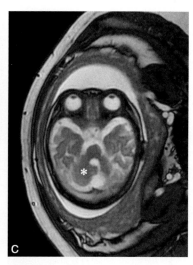

图 4-35　孕 36 周, 小脑蚓部发育不良与一侧小脑发育不良

胎儿头颅 T_2WI 冠状位(A)、矢状位(B)及横轴位(C)显示小脑下蚓部体积小(V), 一侧小脑半球体积小且形态不规则, 第四脑室扩张且与后颅窝相通。另一侧小脑半球形态体积正常(*)

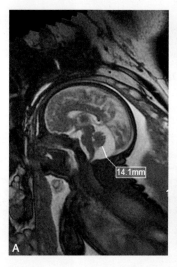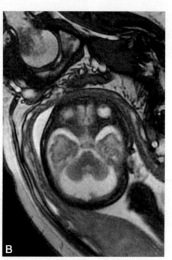

图 4-36　孕 32 周, 大枕大池

胎儿头颅 T_2WI 矢状位(A)与横轴位(B)上枕大池宽度约 14.1mm, 小脑蚓部、小脑半球发育正常, 第四脑室体积正常, 无其他异常

的影响, 进一步限制了超声对后颅窝结构评估等方面的应用。MRI 借助于多层面成像, 能较直观地显示小脑蚓部的形态及后颅窝蛛网膜囊肿与第四脑室之间的解剖关系, 有助于 Dandy-Walker 综合征的诊断与鉴别诊断。此外, Dandy-Walker 综合征还常合并有胼胝体发育不全、多小脑回畸形、灰质异位以及枕部脑膨出等。运用胎儿 MRI 检查还能观察幕上脑结构的发育情况, 有助于胎儿预后的评估。胎儿 MRI 检查也存在一定的局限性, 对于小于 20 周胎龄的胎儿, 诊断的特异性会降低, 尤其是对单纯的小脑蚓部发育不全, 主要原因与小脑蚓部体积太小、胎儿易活动以及难以获得真正的正中矢状面图像有关。

四、小脑发育不全与小脑发育不良

(一) 小脑发育不全 (Cerebellar hypoplasia)

其发生原因包括细胞增殖或移行减少或过早停止, 发育中的小脑细胞凋亡加速。因此, 小脑发育不全表现为小脑形成不完整或体积小, 而小脑外观正常(图 4-37、图 4-38)。由于细胞增殖的减弱不一定总是弥漫性的, 因此小脑发育不全可分为局限和弥漫性, 局限发育不全包括孤立蚓部、一侧小脑半球发育不全;

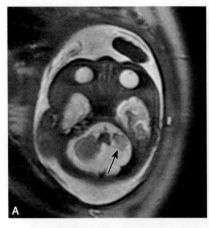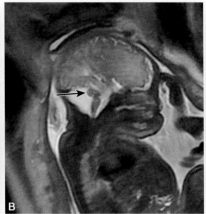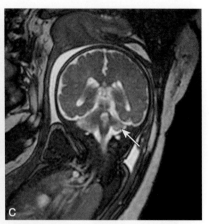

图 4-37　孕 26 周,一侧小脑重度发育不全伴 Dandy-Walker 畸形
胎儿头颅 T₂WI 横轴位(A)、矢状位(B)与冠状位(C)显示一侧小脑半球及小脑蚓部仅见少量残留(箭)

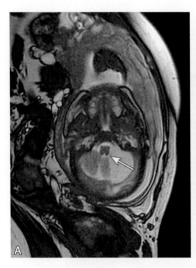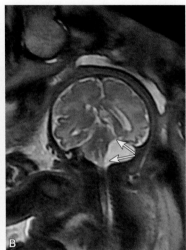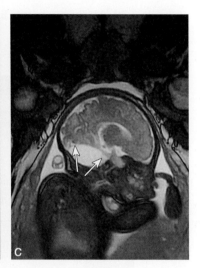

图 4-38　孕 35 周,后颅窝蛛网膜囊肿伴一侧小脑发育不全
胎儿头颅 T₂WI 横轴位(A)、冠状位(B)与矢状位(C)显示一侧后颅窝池内见囊肿,部分囊壁显示(白箭),邻近小脑半球、第四脑室及脑干受压变形、移位

弥漫性发育不全包括脑桥小脑发育不全、桥新小脑发育不全等。

(二) 小脑发育不良(Cerebellar aplasia)

是细胞移行和皮层构成异常导致的小脑叶和脑裂发生变形。小脑发育不良表现为小脑出现异常的叶或脑裂结构(图 4-39)。局限小脑发育不良包括 Joubert 综合征、菱脑融合、局限小脑皮质发育不良或异位、Lhermitte-Duclos 病(小脑发育不良性节细胞瘤)。弥漫性小脑发育不良包括先天性肌营养不良伴小脑皮层"鹅卵石"畸形、先天性巨细胞感染及弥漫性脑叶结构异常等。

(三) Joubert 综合征

Joubert 综合征是以小脑蚓部发育不良或不发育为特征的疾病,伴有齿状核、脑桥基底核、延髓的神经核团发育不良、锥体交叉几乎完全缺如(小脑上脚纤维不交叉因而增粗、移位)。研究显示,该病系常染色体隐性遗传,但有遗传异源性,目前已定位多个基因位点。该病变的影像学表现具有特征性(图 4-40),较易做出诊断。在影像上,小脑蚓部缺失,双侧小脑半球在中线直接相连,构成第四脑室后壁呈双弧形隆起,使扩大的第四脑室上部呈"蝙蝠翼状",中部呈倒三角形。小脑上脚增粗使中脑变形呈"磨牙状"。研究认为,"磨牙状"是确定诊断该病的特种表现。

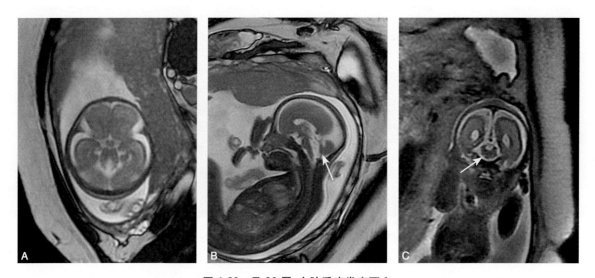

图 4-39　孕 26 周,小脑重度发育不良

胎儿头颅 T$_2$WI 横轴位(A)、矢状位(B)与冠状位(C)显示小脑蚓部、小脑半球以及中脑明显发育不良,仅残存少量小脑组织(白箭)

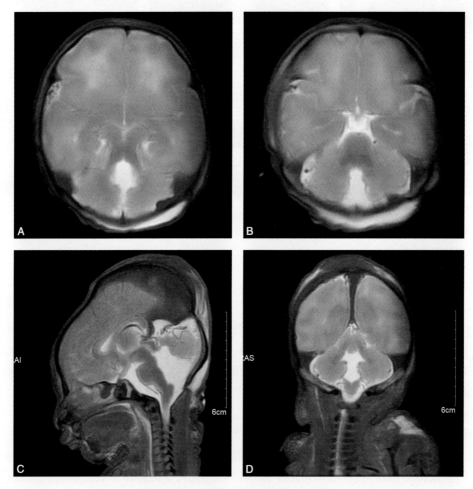

图 4-40　引产后尸检,Joubert 综合征

胎儿头颅 T$_2$WI 横轴位(A、B)、矢状位(C)及冠状位(D)显示小脑蚓部缺如,中脑变形呈"磨牙状",扩张的第四脑室与后颅窝相通

第四节　神经元、胶质细胞和间充质干细胞增殖、分化紊乱及组织形成异常

该类疾病一般发生于孕 2~5 周或以后,主要包括有小头畸形、巨脑回畸形、神经功能障碍、先天性肿瘤、血管畸形、中脑导水管狭窄以及不同形式的脑穿通畸形与积水型无脑畸形。

一、小头畸形(microcephaly)

小头畸形是一种神经系统发育障碍疾病,主要临床特征是脑发育不良导致头围减小,可伴或不伴有其他颅内结构异常,如脑回形态异常、脑穿通畸形、前脑无裂畸形等。小头畸形的病因主要有环境、遗传和感染等。因此,小头畸形分为原发性与继发性小头畸形。原发性小头畸形被普遍认为是一种多基因常染色体隐性遗传的疾病。继发性小头畸形的病因有先天性弓形虫感染及母体妊娠阶段酒精摄入过量等。

小头畸形的诊断不是根据头颅的形态结构异常做出的,而是由生物统计学数据得出(图 4-41)。其影

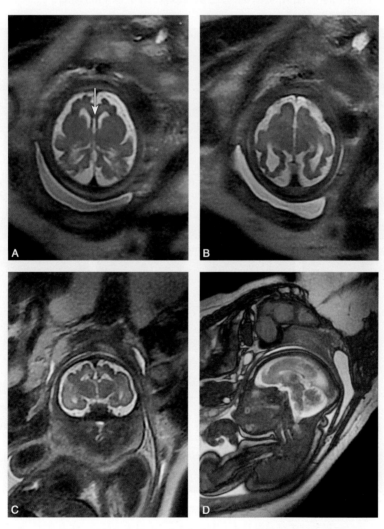

图 4-41　孕 37 周,小头畸形,胼胝体发育不全(不完全型)及脑发育不良
胎儿头颅 T_2WI 横轴位(A、D)、厄轴位(C)示头轴位(B)上前额叶顺利和小头符合小头畸形表现。胼胝体膝部可见(白箭),压部未见明显显示,两侧脑室后角扩张伴边缘不规则,但两侧侧脑室前角边缘光整且分布正常。大脑前方及后方脑实质变薄,脑外间隙变窄,脑内脑髓鞘化不明显,可能是一种脑发育不良表现,也可能与感染相关,此例病因未知

像学诊断标准是：①胎儿头围测量值低于同龄胎儿 3 个标准差以上，是诊断小头畸形最可靠的指标之一；②双顶径低于同龄胎儿 3 个标准差以上，但其假阳性率较高；③头围/腹围比值，双顶径/腹围比值，双顶径/股骨长比值明显小于正常，这些参数在诊断小头畸形时有重要意义；④面部正中矢状切面上，前额明显后缩；⑤额叶明显缩小：额叶的测量方法是：侧脑室前角后壁与前额颅骨内侧面之间的距离。

　　单纯小头畸形不伴有其他脑畸形时，常伴有中、重度智力障碍。一般来说，头围越小，智力障碍越严重。

二、半侧巨脑畸形（hemimegalencephaly）

　　半侧巨脑畸形又称为一侧巨脑畸形，是一种罕见的脑发育畸形，是一侧全部或部分大脑半球由于神经元增殖、移行及分布缺陷导致的错构瘤性过度生长。该病变表现为大脑皮质增厚，皮质层结构紊乱，一个脑叶或整个大脑半球过度生长（图 4-42），可能与半侧巨人症相关。其影像表现：①一侧大脑半球增大，出现多脑回、巨脑回、脑回融合和脑沟变浅等皮质不典型增生增厚征象；②通常同侧侧脑室扩张，侧脑室前角直而尖；③髓鞘形成障碍或神经髓鞘形成不良引起白质 T_2WI 上信号多变性；④皮质发育不良引起灰白质联合处模糊；⑤可出现白质肥厚。胎儿 MRI 检查已被证实有助于该病的诊断。

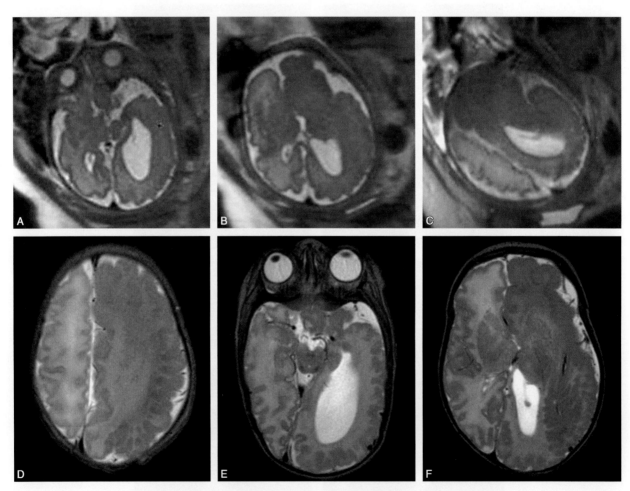

图 4-42　孕 32 周，半侧巨脑畸形

胎儿头颅 T_2WI（A~C）显示一侧大脑半球明显增大，同侧脑室扩张，脑皮质层厚，脑沟变浅、变少。出生后复查头颅 MRI（D~F）证实为半侧巨脑畸形

　　半侧巨脑畸形的预后较差，临床表现以精神运动发育迟滞、偏瘫、偏盲及顽固性癫痫等为特征，常出生后不久起病。

三、积水型无脑畸形(hydranencephaly)

积水型无脑畸形又称水脑畸形,是一种先天性前脑发育畸形。本病病因不明,多数学者认为与脑血管供血障碍有关,推测系胚胎期颈内动脉发育不全或闭塞,致使额、颞叶和顶叶区大脑半球不发育,为巨大囊性结构所取代。囊性结构的外层为软脑膜及结缔组织,内层为残余的脑结构,而由椎-基底动脉供血的枕叶、小脑、部分基底节和丘脑则发育正常。因此,该病变发生越早,发育不全或闭塞动脉范围越大,脑组织损伤程度也会越广泛。

积水型无脑畸形的影像表现为(图 4-43):大脑半球区呈大片囊性区,为脑脊液填充,见不到额、颞、顶叶。有时边缘区有残余的脑组织,主要为额叶下部和颞叶内下面,但可见丘脑、基底节和部分枕叶,后颅窝的小脑和脑干结构正常。

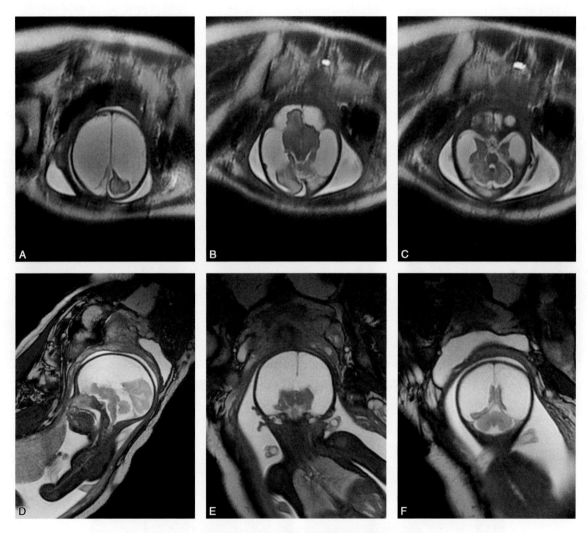

图 4-43　孕 35 周,积水型无脑畸形

胎儿头颅 T₂WI 横轴位(A~C)、矢状位(D)及冠状位(E、F)显示幕上大脑半球内见大面积脑脊液影,可见丘脑、基底节、部分枕叶及少量额叶及颞叶,大脑镰可见。这些异常表现符合积水型无脑畸形的诊断

本病应与前脑无裂畸形、严重脑积水和双侧开放型脑裂畸形鉴别。前脑无裂畸形(无脑叶型)在 MRI 上表现为半球间裂、大脑镰完全缺如;严重脑积水可见脑室周围白质由于脑脊液渗透形成的高信号;开放型脑裂畸形囊性灶的前、后壁有皮质灰质衬垫,形成"双凹透镜"状,而本病无灰质衬垫,呈球形或扇形。

积水型无脑畸形预后不良,常为死胎,活产者存活期多不超过 3 个月。因此,发现后应及时终止妊娠,减少患儿出生是预防关键。

第五节　神经皮肤综合征

　　人类胚胎发育早期,神经系统与皮肤系统都源于一种叫做外胚层的组织。神经皮肤综合征(tuberous sclerosis complex)是一组兼有皮肤和神经系统损坏的先天性畸形,发生于妊娠 5 周至 6 个月,主要是在胚胎发育过程中,神经系统、皮肤和眼组织器官同时发育异常,也可引起中胚层和内胚层衍生的组织器官如心、肺、肾、骨和胃肠的损害,临床表现包括有结节性硬化症、血管平滑肌脂肪瘤、心脏横纹肌瘤、癫痫和智力减退等。该病发病率约为 1/10 000~1/6000,大部分具有遗传倾向,且以常染色体显性遗传居多,又由于该病变具有多基因突变的特点,且部分基因不适合于常规基因系统的检测。因此,目前临床尚未广泛开展针对该病的产前基因检测。

　　结节性硬化症(tuberous sclerosis)又称 Bourneville 病,为常染色体显性遗传性疾病,以神经组织受累最为常见,特征性病理变化为神经胶质增生性硬化结节,主要包括 4 种病理类型:皮质结节、脑白质异常、室管膜下结节及室管膜下巨细胞星形细胞瘤。研究认为,结节性硬化症颅内最常见的是室管膜下结节与皮质结节,这些结节主要发生在大脑,亦可见小脑、延髓和脊柱等部位。室管膜下结节和大脑皮质结节在 MRI 上均可显示。室管膜下结节最早可见于孕 21 周,表现为室管膜下多发性、局灶性结节灶,T_2WI 上呈低信号(相较于脑脊液),在 T_1WI 上呈高信号(相较于邻近白质)(图 4-44、图 4-45)。皮质下结节的信号类似。

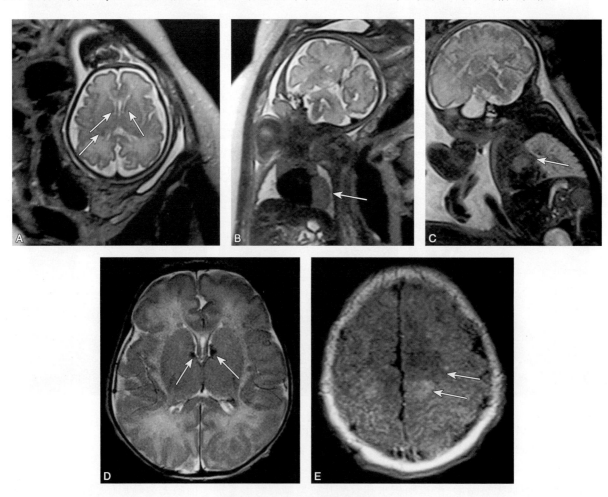

图 4-44　孕 31 周,结节性硬化症

胎儿头颅 T_2WI 横轴位(A)显示两侧脑室室管膜下见多发低信号结节影(白箭),躯体 T_2WI 横轴位(B)及斜矢状位(C)显示左心房(白箭、图 B)及左心室(白箭、图 C)内见一低信号的心脏横纹肌瘤,故诊断为结节性硬化症。出生后头颅 MRI 复查,T_2WI(D)显示同样位置的室管膜下结节见多发低信号结节影(白箭),T_1WI(E)上大脑半球皮质下多发高信号结节影(白箭),符合结节性硬化症的诊断(引自:Goel R,Aggarwal N,Lemmon ME,et al. Fetal and maternal manifestations of tuberous sclerosis complex:Value of fetal MRI. Neuroradiol J,2016,29:57-60.)

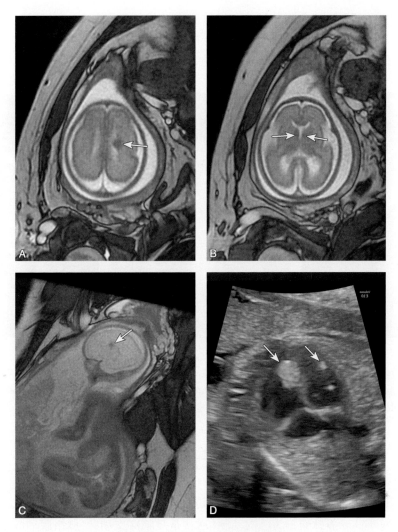

图 4-45　孕 26 周,结节性硬化症

胎儿头颅 T_2WI 横轴位(A、B)、斜矢状位(C)显示两侧脑室室管膜下见多发
低信号结节影(长白箭);胎儿多普勒心脏超声(D)显示左右心室见多发结
节状偏强回声影(短白箭),考虑为心脏横纹肌瘤,故诊断为结节性硬化症

胎儿心脏横纹肌瘤是一种少见的伴有骨骼肌分化的心脏原发性良性肿瘤,与结节性硬化症的关系密切,是结节性硬化症在心脏的基本病变。心脏横纹肌瘤一般在孕中期就能检测出,已纳入产前超声筛查项目之一。一般来说,心脏横纹肌瘤多在孕中晚期的超声检查中发现。研究显示,临床上仅有 50% 结节性硬化综合征的胎儿检查发现有心脏横纹肌瘤,其中大部分在孕 20 周以后才筛查出,而之前的检测均未发现。另外,皮质结节比心脏横纹肌瘤常见,这可能与产前胎儿超声检查与 MRI 检查联合应用提高了结节性硬化症检出率有关。

结节性硬化症易合并癫痫、智力低下等神经系统永久性异常;伴有心脏横纹肌瘤时可能并发心衰、水肿等。因此,胎儿影像学检查,或结合基因学检测,进行胚胎或胎儿的筛选,具有极重要的意义,应重视其产前诊断和筛查工作。

第六节　颅 内 肿 瘤

胎儿颅内肿瘤(congenital brain tumor)非常罕见,约占胎儿肿瘤的 10%,它可起源于生殖细胞、神经上皮组织、脑神经、脑膜及淋巴和血管组织等,畸胎瘤最为常见,其次为原始神经外胚层肿瘤和星形细胞瘤。

胎儿颅内肿瘤多发生在小脑幕上,常因肿瘤的占位效应而导致颅内正常结构受压移位如脑中线明显移向健侧(图 4-46)。MRI 检查是诊断胎儿颅内肿瘤的最有效方法,不仅可以了解肿瘤的有无,还可根据肿瘤的部位、大小、形态、信号特点以及与周围组织的关系等特征,提示肿瘤的类型。

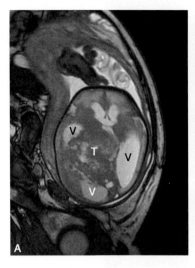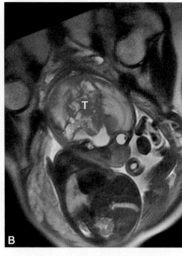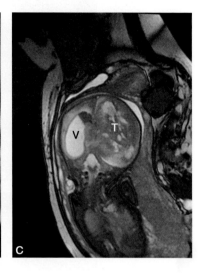

图 4-46　孕 34 周,脑肿瘤

胎儿头颅 T₂WI 横轴位(A)、矢状位(B)、斜冠状位(C)显示脑实质、大脑镰及侧脑室(V)内可见不均质的高低混杂信号肿瘤(T),脑中线及另一侧脑室受压变形。该肿瘤内不均质高低信号影更符合富血供的侵袭性肿瘤如胶质母细胞瘤。由于胎儿在娩出前已经死亡,待尸检时肿瘤结构难以分辨,仍考虑为中枢神经系统恶性肿瘤

第七节　先天性脑血管畸形

Galen 静脉畸形(the vein of Galen malformation)是胎儿最常见的一种脑血管畸形,一般多在孕晚期(孕 32 周后)才能被检出。Galen 静脉畸形为颅内动脉(通常是丘脑穿支动脉、脉络膜动脉以及大脑前动脉)与 Galen 静脉或其他位于中线的原始静脉间的先天性交通(图 4-47、图 4-48)。这种交通可以是巨大的直接瘘管,也可为许多小交通支或二者的结合。

一般来说,Galen 静脉畸形主要可分为:脉络膜型与壁型。

(一) 脉络膜型

最常见,超过 90% 的 Galen 静脉畸形属于该型。为发生于前脑静脉前壁的动静脉交通,前脑静脉则由

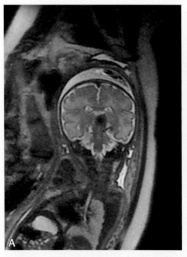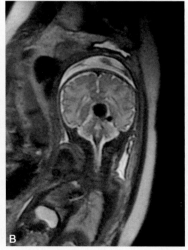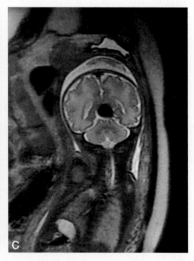

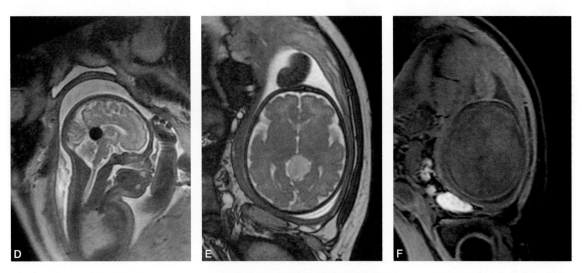

图 4-47　孕 34 周, Galen 静脉血管畸形

胎儿头颅 T_2WI 冠状位(A~C)、矢状位(D)、横轴位(E)及 T_1WI 横轴位(F)显示 Galen 静脉扩张呈瘤样改变,周围可见引流血管影。注:超声提示胎儿心脏增大

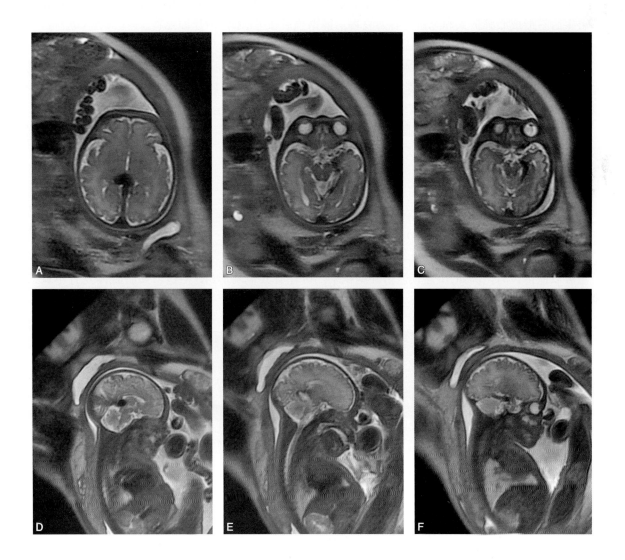

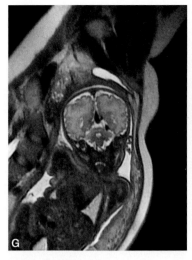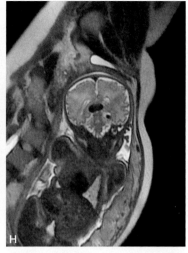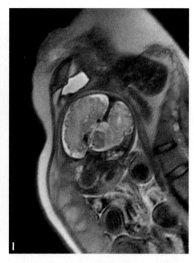

图 4-48　孕 34 周,Galen 静脉血管畸形

胎儿头颅 T$_2$WI 横轴位(A~C)、矢状位(D~F)及冠状位(G~I)显示 Galen 静脉及直窦扩张,周围可见丰富引流血管影

多血管供应,通常是大量脉络膜血管、胼周血管以及丘脑穿支血管。由于畸形中含有大量的动静脉交通,胎儿出生后易形成心脏扩大和充血性心力衰竭。该型预后极差,未经治疗即死亡。

（二）壁型

较少见。其特点是参与前壁静脉交通的血管数量少,但管径大,脉络膜后动脉或丘脑动脉最常受累。扩大的 Galen 静脉可压迫中脑导水管,引起阻塞性脑积水。胎儿出生后在婴幼儿期常出现发育迟缓、脑积水以及癫痫,但无心力衰竭症状。该型可经过血管腔内治疗,达到高治愈率且低病死率。

另外,还可见非 Galen 硬脑膜动静脉畸形,是胎儿脑血管畸形中较罕见一种类型。该型发生位置多偏离脑中线,以脑外较常见。

第八节　导水管狭窄

导水管狭窄(aqueductal stenosis)分为先天性与后天性。

（一）先天性导水管狭窄

是可以遗传性的。例如,X-连锁遗传性脑积水。可伴有其他畸形(图 4-49),如胼胝体发育不良,Dandy-Walker 畸形。

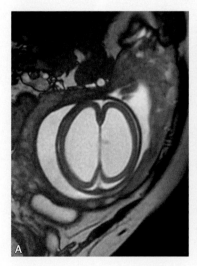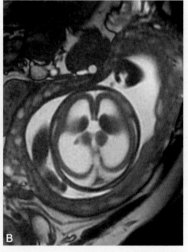

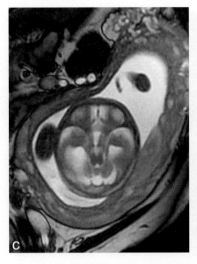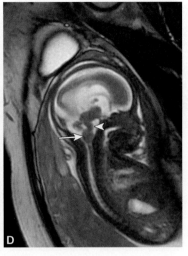

图 4-49　孕 24 周，导水管狭窄伴脑桥、延髓发育不良

胎儿头颅 T₂WI 横轴位（A~C）、矢状位（D）显示两侧脑室、第三脑室明显扩张，脑实质明显变薄，脑外间隙明显变窄，第四脑室未见明显扩张，提示中脑导水管狭窄。另见脑桥呈反弓样改变（短白箭），延髓增粗且呈偏曲样改变（长白箭），考虑发育不良。小脑及小脑蚓部正常。尸检证实该诊断

（二）后天获得性导水管狭窄

多因颅内感染或出血引起（图 4-50 ~ 图 4-52）。导水管狭窄在一般孕中期的开始阶段可能仅表现为轻度脑室扩张，到孕晚期才可见到特征性的影像学表现，即两侧侧脑室及第三脑室扩张，第四脑室正常。

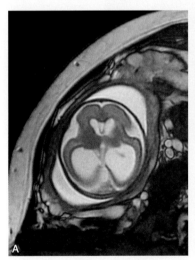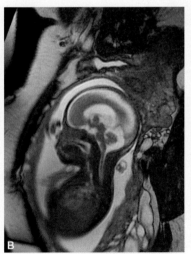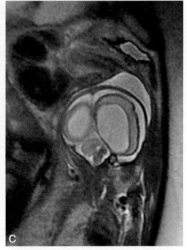

图 4-50　孕 28 周，导水管狭窄

胎儿头颅 T₂WI 横轴位（A）、矢状位（B）及斜冠状位（C）显示两侧脑室与第三脑室扩张，第四脑室未见明显扩张，提示中脑导水管狭窄

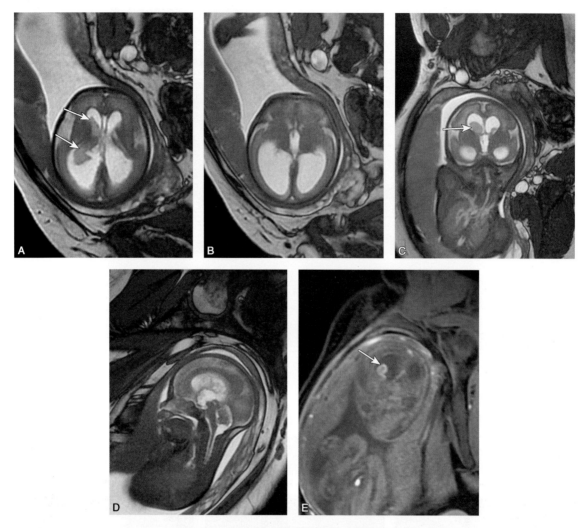

图 4-51　孕 28 周,导水管狭窄伴一侧脑室出血

胎儿头颅 T_2WI 横轴位(A、B)、冠状位(C)、矢状位(D)及 T_1WI 斜冠状位(E)显示两侧脑室与第三脑室扩张,第四脑室未见明显扩张,提示中脑导水管狭窄。另见一侧脑室及脉络丛内见片状异常信号影,T_1WI 呈高信号,T_2WI 呈低信号,符合出血表现(白箭)

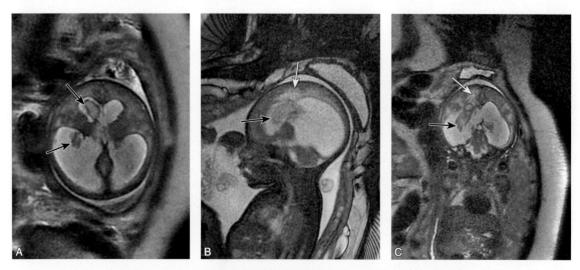

图 4-52　孕 34 周,导水管狭窄伴脑室重度扩张、脑室出血及脑软化症

胎儿头颅 T_2WI 横轴位(A)、矢状位(B)及冠状位(C)显示头颅体积大伴两侧侧脑室明显扩张、第三脑室扩张及脑实质变薄,脑外间隙变窄,第四脑室大小正常,提示中脑导水管狭窄。另一侧脑室内见出血(黑箭),周围脑实质水肿及软化灶形成(白箭)

第九节　蛛网膜囊肿

　　蛛网膜囊肿(arachnoid cysts)为先天性原因所引起的蛛网膜内或蛛网膜下方的含脑脊液囊肿,是由于发育期蛛网膜分裂异常所致,囊壁多为蛛网膜、神经胶质即软脑膜,囊内有脑脊液样囊液。囊肿位于脑表面、脑裂及脑池部,不累及脑实质,不与蛛网膜下腔或脑室相通。研究发现,胎儿与出生后人群的蛛网膜囊肿的发生位置不同。63%的胎儿蛛网膜囊肿发生于幕上,其中 16% 发生于大脑半球间裂,另外 22% 发生于幕下,15% 发生于天幕切迹。

　　蛛网膜囊肿多为单发,少数多发,边界清楚,内壁光滑且无分隔,MRI 信号与脑脊液相似(图 4-53)。本病多无症状,体积大者可同时压迫脑组织及颅骨,可产生颅骨发育畸形及神经症状(图 4-54、图 4-55)。随着胎儿颅脑不断发育,囊肿的体积可不变或者缩小,相应邻近脑组织受压程度也可相应减轻。

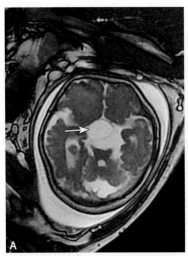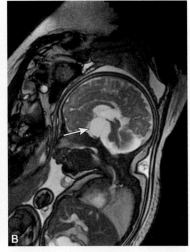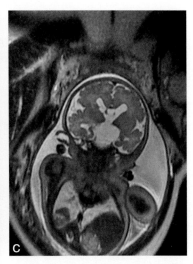

图 4-53　孕 37 周,鞍上蛛网膜囊肿

胎儿头颅 T₂WI 横轴位(A)、矢状位(B)、冠状位(C)显示鞍上区内见一脑脊液样囊性肿块影,部分囊壁可见(白箭),邻近第三脑室、视交叉、中脑及脑桥受压变形

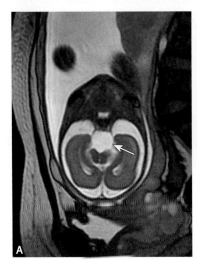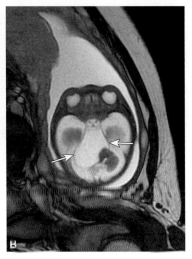

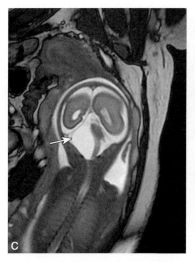
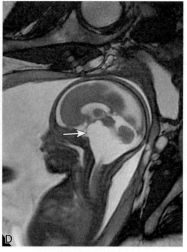

图 4-54　孕 26 周,脑桥前池巨大蛛网膜囊肿

胎儿头颅 T₂WI 横轴位(A、B)、冠状位(C)及矢状位(D)显示脑桥前方见一巨大蛛网膜囊肿,囊壁部分可见(白箭),向一侧的桥小脑脚池延伸,邻近脑桥、中脑及延髓受压变形

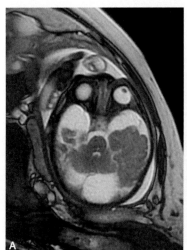
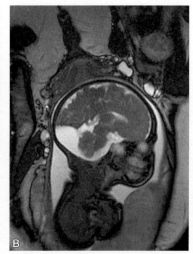
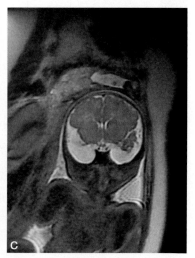

图 4-55　孕 37 周,两侧颞极及后颅窝蛛网膜囊肿

胎儿头颅 T₂WI 横轴位(A)、矢状位(B)及冠状位(C)显示两侧颞极、后颅窝池内可见三个信号同脑脊液相仿的囊性肿块,占位效应明显,邻近两侧颞叶、小脑受压变形

　　胎儿 MRI 能清楚显示蛛网膜囊肿的形态结构、信号特点及与周围脑结构的关系,有助于该病的诊断。研究显示,大脑半球间裂囊肿的发生常伴有胼胝体发育不全(图 4-56)。后颅窝蛛网膜囊肿与 Dandy-Walker 综合征的其他囊变畸形易混淆。当后颅窝囊性病变的占位效应对周围组织结构构成影响(如已形成的小脑蚓部),并合并有脑积水,该囊性病变很可能是蛛网膜囊肿(图 4-57)。但也存在 Dandy-Walker 变异型或大枕大池不合并有脑积水,与蛛网膜囊肿难鉴别的情况。

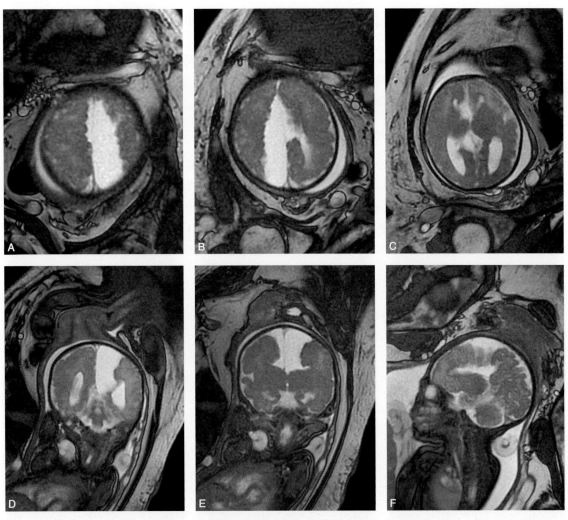

图 4-56　孕 35 周,大脑半球间裂囊肿伴胼胝体发育不全(完全型)
胎儿头颅 T_2WI 横轴位(A~C)、冠状位(D、E)及矢状位(F)显示半球间裂内见一囊性肿块,占位效应明显,邻近脑实质、脑室受压变形。另双侧侧脑室前角平行分离,胼胝体缺如

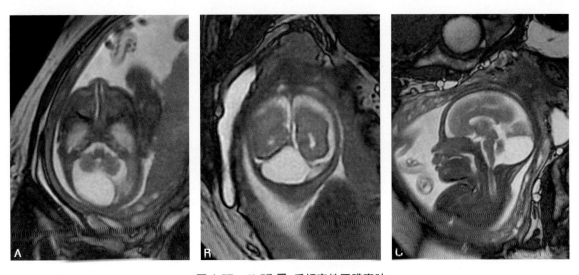

图 4-57　孕 27 周,后颅窝蛛网膜囊肿
胎儿头颅 T_2WI 横轴位(A)、冠状位(B)、矢状位(C)显示后颅窝池内见一囊性肿块,占位效应明显,囊壁显示不清,邻近小脑、枕叶受压变形

第十节　神经上皮囊肿

神经上皮囊肿(neuroepithelial cyst)是用来描述一组来源于原始神经上皮的中枢神经系统囊肿,包括脉络丛囊肿、室管膜囊肿及脉络膜裂囊肿。神经上皮囊肿一般单发、囊壁较薄,但也有多发的。根据其来源不同,分别诊断为脉络丛囊肿、室管膜囊肿及脉络膜裂囊肿。

一、脉络丛囊肿(choroid plexus cyst)

脉络丛囊肿来源于神经上皮的折返,折返膜形成小囊肿,其内有脑脊液和细胞碎片。该囊肿是新生儿最常见的一种神经上皮囊肿,在孕中晚期超声检查中常发现,发病率为正常胎儿的1%。已形成的囊肿在出生后或婴儿期就消失,只有较少的囊肿能持续到成年。脉络丛囊肿的MRI信号与脑脊液的相似,当囊肿体积较大时,可引起脑室扩张,且相较于周围脉络丛呈高信号,MRI上较易显示,但当脉络丛囊肿较小时,大多数在MRI上难以分辨出(图4-58、图4-59)。一般来说,胎儿颅内神经上皮囊肿不需要任何处理,

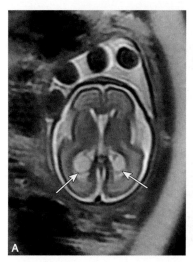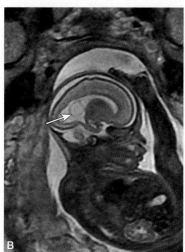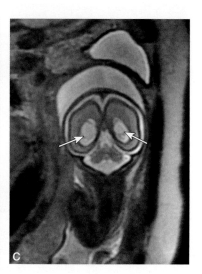

图4-58　孕25周,脉络丛囊肿

胎儿头颅 T_2WI 横轴位(A)、矢状位(B)及冠状位(C)显示双侧侧脑室后角内均可见一囊性肿块(白箭),囊壁薄,边界清

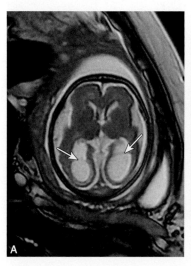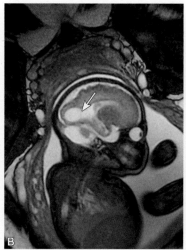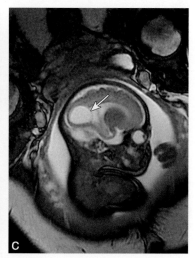

图4-59　孕33周,脉络丛囊肿伴侧脑室扩张

胎儿头颅 T_2WI 横轴位(A)、矢状位(B、C)显示两侧侧脑室后角扩张,内见一囊性肿块(白箭),部分囊壁可见

但脉络丛囊肿的发生多与 18-三倍染色体有关,而 18-三倍染色体可同时引起其他类型的发育异常。因此,在诊断时需注意有无其他畸形。

单纯脉络丛囊肿常没有明确的病理意义,预后良好,但脉络丛囊肿的发生与染色体异常(主要为 18-三体和 21-三体)的危险性增加有关。

二、室管膜囊肿(subependymal cyst)

脑室腔的一层内膜为室管膜,在此膜下发生的囊肿称为室管膜囊肿。室管膜囊肿属于脑囊肿,是一种少见的良性囊肿,表面覆盖室管膜,是由胚胎期间神经外胚层发育中止形成。胎儿室管膜囊肿的发生原因目前认为由宫内感染或颅内出血导致,前者引起的囊肿常为多发薄壁,而胎儿室管膜出血后继发的囊性变多出现在胎龄 32 周以后,且存在由出血灶到囊性灶的变化过程。

胎儿期常见的室管膜囊肿位于侧脑室前角区域,可单侧发生,亦可双侧发生(图 4-60);可单独存在,亦可合并其他异常。有研究认为如果室管膜囊肿单独存在,多会自行消失,预后良好;如果伴有脑内或其他形态学畸形,则预后较差。

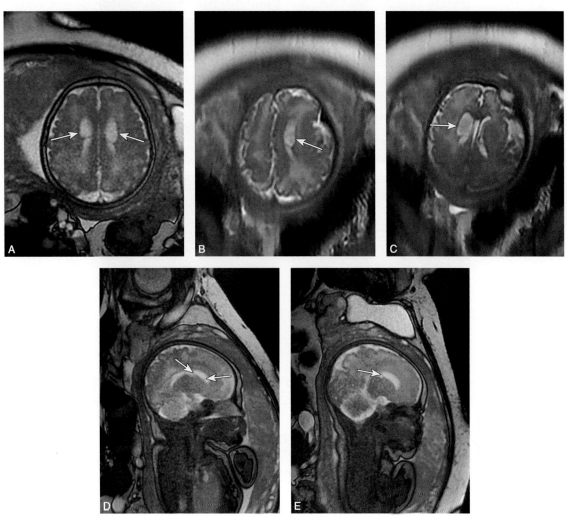

图 4-60 孕 36 周,两侧室管膜囊肿

胎儿头颅 T₂WI 横轴位(A)、斜横轴位(B、C)、矢状位(D、E)显示两侧侧脑室前角室管膜下分别见一囊性灶,壁薄(白箭)

三、脉络膜裂囊肿(choroid fissure cysts)

脉络膜裂是位于海马与间脑之间潜在的脑脊液间隙,也是胚胎发育过程中脉络襞突入侧脑室构成脉络丛时所形成的自然裂隙。若在胎儿发育时期沿脉络膜裂形成原始脉络膜丛时发生障碍,就可能在脉络膜裂的任何一处形成脉络膜裂囊肿,目前认为该囊肿属于神经上皮囊肿。病理分析发现脉络膜裂具有原始室管膜和(或)脉络膜丛的特征,其内衬有上皮组织,可以同时具有或缺乏基底膜。目前对于脉络膜裂囊肿的成因尚不十分清楚,神经外胚层及血管软膜的残留可能为该囊肿形成的原因。

脉络膜裂囊肿在 MRI 上表现为类圆形或椭圆形、边界清楚的含脑脊液灶(图 4-61)。目前关于胎儿脉络膜裂囊肿的诊断和预后报道较少见。

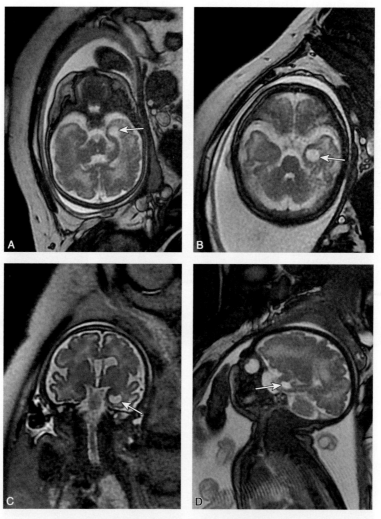

图 4-61　孕 35 周,脉络膜裂囊肿
胎儿头颅 T_2WI 横轴位(A、B)、冠状位(C)及矢状位(D)显示一侧侧脑室颞角内见一囊肿,边界清楚,囊壁可见(白箭)

第十一节　神经元移行异常

神经元及神经胶质干细胞一般于胚胎 3~5 个月开始由脑生发基质层向脑皮质及皮质下区域移行。移行过程受阻引起的疾病包括脑裂畸形、无脑回畸形、巨脑回畸形、多小脑回畸形、灰质异位和胼胝体发育不良。致病原因包括遗传、代谢、感染和缺血性改变等。出生后患儿常表现为生长发育延迟、肌张力低下和癫痫发作等。一般来说,对移行障碍性疾病的显示,MRI 比超声更有优势。

一、无脑回畸形（无脑回-巨脑回畸形）（lissencephaly）

无脑回畸形与无脑回-巨脑回畸形，又称光滑脑，是大脑半球脑沟、脑回形成障碍的一类疾病，其中无脑回畸形为大脑皮质完全无脑回，而巨脑回畸形为伴浅小脑沟的宽大脑回，即不完全性脑回缺如，病变程度比无脑回畸形轻。

无脑回-巨脑回畸形在传统上分为 2 类：

Ⅰ类为典型的光滑脑，表现为脑皮质增厚，脑白质变薄，脑回增宽，仅存少量较浅的脑沟，大脑外侧裂垂直（图 4-62）。严重情况下可伴有胼胝体发育不良。该病变可单独发生，也可表现为综合征，例如 Miller-Dieker 综合征。产前头颅大小可以正常或小，随着不断发育，逐渐表现为小头畸形。患儿在出生时常表现为进行性痉挛。癫痫较常见。

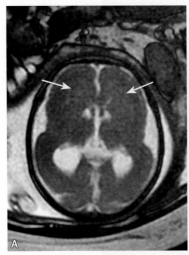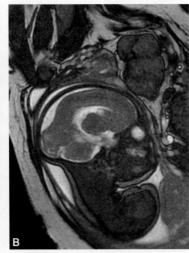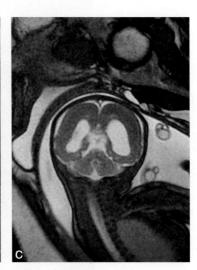

图 4-62　孕 37 周，无脑回畸形

胎儿头颅 T_2WI 横轴位（A）、矢状位（B）和冠状位（C）显示大脑皮质异常光滑，脑沟脑回未见明显显示。两侧额叶皮质下白质区可见对称性异常高信号影（白箭）

Ⅱ类为鹅卵石样无脑回畸形，表现为脑皮质增厚且结构紊乱，脑膜致密增厚，蛛网膜下腔消失并出现脑积水（如 Walker-Warburg 综合征）。也可出现皮质下异位。可伴有小眼球、胼胝体发育不良、小脑皮质发育不良以及小脑蚓部发育不良（图 4-63）。这些病变的典型表现在胎儿 MRI 上能清楚地显示。患儿出生后可表现为肌肉营养不良，先天性眼畸形或后脑膨出。

二、多小脑回畸形（polymicrogyria）

多小脑回畸形是神经元移行异常的一种常见类型，是指神经元到达灰质但分布异常，形成多发细小脑回，又称为皮层发育不良或多微脑回畸形。在胚胎期 12～24 周，神经元移行到达皮层表面时出现异常，不能进行正常的分布，则引起新皮层内细胞分布紊乱，生长不均，其病理上分为 2 种主要类型。①分层型：大脑皮质有分层状排列，但不是正常的 6 层排列，而是 4 层排列；②未分层型：大脑皮质神经元不呈层状排列。推测前者因胚胎 20～24 周损害所致，后者是胚胎 12～16 周损害所致。致病原因包括有巨细胞病毒、弓形虫以及梅毒感染，产妇休克所致缺血等。

多小脑回畸形的影像学表现：大脑灰质层厚，脑回增多且小，脑皮层的内缘或表面出现多发锯齿状小而浅的脑回皱褶（图 4-64）。对于多小脑回畸形的显示，MRI 比超声更有优势。多小脑回畸形常合并有其他脑畸形如脑裂畸形、Chiari 畸形、巨脑回等。

弥漫性多小脑回畸形与无脑回畸形的临床表现相似，包括有小头畸形，肌张力减低、痉挛直至抽搐，重度发育迟缓。双侧局限性多小脑回畸形的患者可表现为发育迟缓、痉挛性运动功能障碍和癫痫发作。

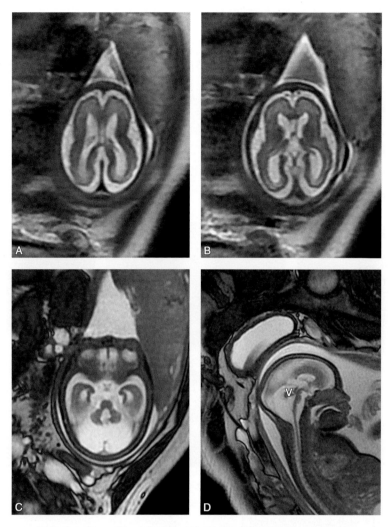

图 4-63　孕 31 周,无脑回畸形伴 Dandy-Walker 畸形、脑室扩张
胎儿头颅 T₂WI 横轴位(A、B)显示大脑皮质异常光滑,大部分脑沟脑回未见明显显示,两侧脑室扩张;T₂WI 横轴位(C)和矢状位(D)显示小脑蚓部体积小且上移(v),扩张的第四脑室与后颅窝枕大池相通

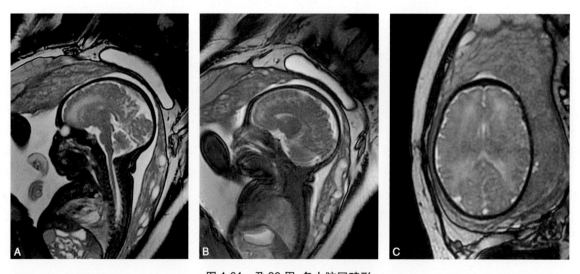

图 4-64　孕 36 周,多小脑回畸形
胎儿头颅 T₂WI 矢状位(A、B)和横轴位(C)显示一侧大脑半球脑皮质层厚,脑沟变浅,脑回皱褶增多

三、脑裂畸形（schizencephaly）

脑裂畸形少见,为神经元移行障碍性疾病的一种。有假设研究认为,妊娠孕 14~16 周在受到感染、中毒、接触放射线等外环境的损害,胎儿脑组织严重缺血损伤使放射状神经胶质纤维受损,从而引起全层裂隙形成。也有研究认为,在神经元移行的整个过程中,如受到干扰,如感染、中毒、接触放射线等损害以及基因突变,生发基质层不能正常发育,致使神经元移行不能发生或过早停下来、神经元聚集在异常区域,受累的皮质常常增厚伴神经元排列紊乱,从而导致脑裂畸形。但详细机制目前仍不十分清楚。

脑裂畸形的特点是以灰质为侧壁的裂隙从侧脑室表面(室管膜)横贯大脑半球,外侧端与软脑膜相连,邻近皮层同时卷入衬于裂隙两侧,脑裂邻近有灰质异位,内侧端与侧脑室相连,形成软脑膜-室管膜缝(P-E 缝),可为单侧或双侧发生(图 4-65、图 4-66)。根据裂隙的分离程度和受累区域大小分为 2 型:Ⅰ 型(融合型或闭合型)特点为 1 条融合的裂隙组成,裂隙两侧的灰质层相贴或融合,裂隙中间不含脑脊液。裂隙仅达脑白质内,不与一侧侧脑室相通。Ⅱ 型(分离型或开放型)特点是内折皮层分离,形成大裂隙与脑室相通,内含脑脊液,脑裂衬有薄膜。薄膜由内层为室管膜,外层为软脑膜构成软脑膜-室管膜缝,受累的大脑半球脑实质可缺如,严重者呈空洞样与脑室相通伴脑积水。

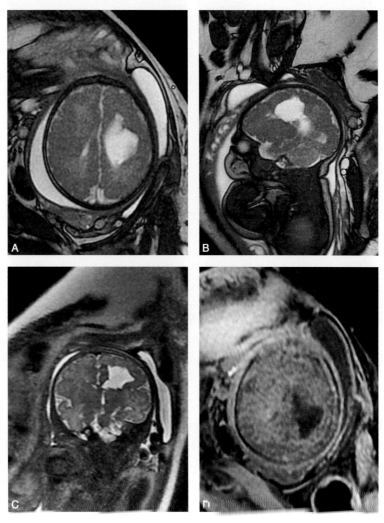

图 4-65　孕 38 周,脑裂畸形
胎儿头颅 T_2WI 横轴位(A)、矢状位(B)、冠状位(C)及 T_1WI 横轴位(D)
显示两侧脑实质内见一裂隙影,裂隙以脑脊液填充

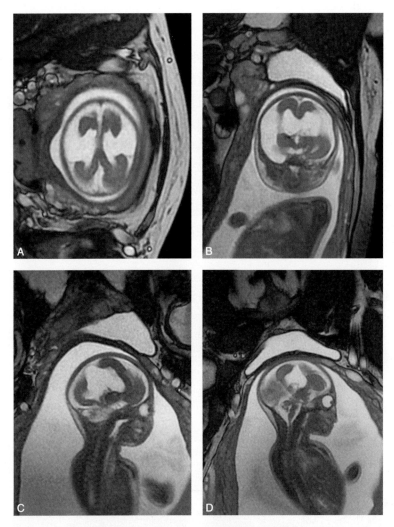

图 4-66　孕 24 周,双侧开放型脑裂畸形

胎儿头颅 T$_2$WI 横轴位(A)、冠状位(B)和矢状位(C、D)显示脑两侧大脑半球内见一裂隙影,裂开处从侧脑室表面(室管膜)横贯大脑半球直达大脑表面,与侧脑室及蛛网膜下腔相通,裂隙以脑脊液填充,裂开处脑表面由大脑灰质组成

脑裂畸形常合并大脑多发畸形,包括脑室扩张、多脑回畸形、灰质异位、胼胝体发育不良以及透明隔间腔缺如等(图 4-67)。脑裂畸形的预后以运动发育缺陷最常见,同时单侧与双侧脑裂畸形在认知精神发育、语言能力方面的影响也有所不同,几乎所有双侧脑裂畸形患儿出现认知发育及语言发育障碍。

四、灰质异位(heterotopias)

脑灰质异位是指在胚胎发育过程中,增殖的神经母细胞不能及时地从脑室周围移到脑皮质,聚集在非灰质部位。其致病原因包括遗传、血管以及环境(如 13-三体综合,胎儿酒精综合征)等。灰质异位可发生于室管膜下、皮质下或皮质内,一般呈局灶性或板状分布。

(一) 室管膜下灰质异位

最常见,较多发生于侧脑室前角及三角区。可分为单侧局限、双侧局限或双侧弥漫性。其特点是脑室周围圆形或卵圆形结节,周围无水肿,结节凸向脑室内。异位灰质在各个 MRI 序列均与灰质信号相同,这样有助于与结节性硬化综合征的室管膜下结节(该结节状在 T$_2$WI 呈低信号)相鉴别。

(二) 带状灰质异位

其发生可能与 X 染色体显性遗传相关。表现为异位的灰质呈边缘光滑的带状位于侧脑室和大脑皮质

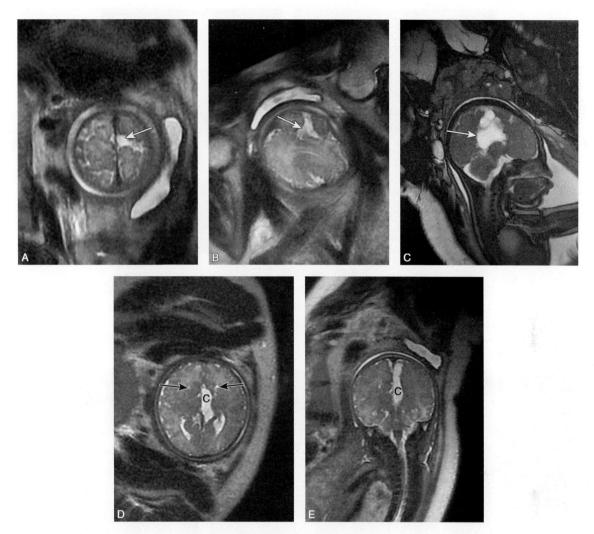

图 4-67　孕 38 周,脑裂畸形伴胼胝体发育不良及大脑半球间裂囊肿

胎儿头颅 T_2WI 横轴位(A)、斜矢状位(B)显示一侧顶叶内见一裂隙影,横贯大脑半球直达大脑表面,与侧脑室及蛛网膜下腔相通(白箭);T_2WI 矢状位(C)、横轴位(D)及冠状位(E)显示胼胝体缺如,两侧侧脑室前角平行分离(黑箭)及半球间裂囊性增宽(c)

之间的白质内,与其相邻的脑皮质平行,与侧脑室和大脑皮质有白质分隔,异位的灰质带可以表现为围绕侧脑室形成完整的环状或不完整的环状。

（三）局灶性皮层下灰质异位

根据病灶的形态不同,又可分为两种亚型:结节型和弧线型。结节型是皮层下白质内的结节状灰质异位灶;弧线型是与正常大脑灰质部分相连但不规则弧线样或漩涡状的灰质异位区。

MRI 是灰质异位的首要检查方法,能区分灰质与白质,清晰地显示异位灰质结节。灰质异位的 MRI 特点是(图 4-68、图 4-69):①异位灰质结构与正常脑皮质信号相同;②脑白质中出现灰质信号,与皮质相连或不相连,即 T_1WI 呈略低信号,T_2WI 呈略高信号;③大的灰质异位具有占位效应,可压迫脑室变形,应注意与脑胶质瘤相鉴别;④增强后无强化。

灰质异位可单独存在,亦可合并其他畸形,尤其是其他神经元移行障碍性疾病,胼胝体异常、小脑、透明隔缺如、脑膨脑膨出、脊髓脊膜膨出及后颅窝枕大池增宽等。

不同类型的灰质异位临床表现不同;室管膜下及带状型以癫痫发作为特点,室管膜下型女性多智力正常或轻度受损,带状型则几乎均存在一定程度的智力缺陷。皮层下型多可发生局灶性运动障碍。目前多数人认为癫痫发作是灰质异位的最主要表现。

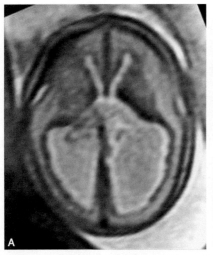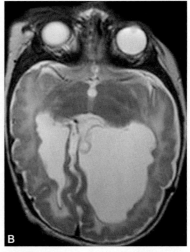

图 4-68 孕 25 周,灰质异位

胎儿头颅 T$_2$WI(A)显示两侧侧脑室室管膜下见多发结节影,凸向脑室内。胎儿娩出后复查头颅 MRI(B)证实为灰质异位(引自:Nagaraj UD,Peiro JL,bierbrauer KS,et al. Evaluation of subependymal gray matter heterotopias on fetal MRI. Am J Neuroradiol,2016,37:720-725.)

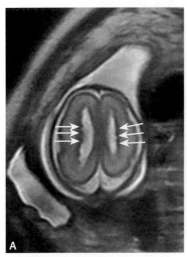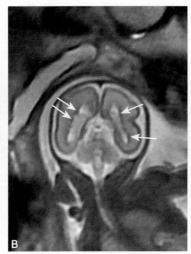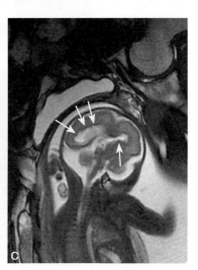

图 4-69 孕 27 周,灰质异位

胎儿头颅 T$_2$WI 横轴位(A)、冠状位(B)及斜矢状位(C)显示两侧侧脑室周围见多发结节灶(白箭),凸向脑室内,信号与皮质信号相同

五、胼胝体发育不全(hypogenesis of the corpus callosum)

胼胝体位于大脑半球纵裂的底部,连接左右两侧大脑半球的横行神经纤维束,是大脑半球最大的联合纤维。胼胝体从 12 周开始头侧发育,最后尾侧发育,整个胼胝体完全形成约在孕 15～20 周。因此,在孕 20 周前,应谨慎评估胼胝体。

胼胝体发育不全分为完全型(即不发育)和部分型。在胼胝体形成期间,宫内感染、胎儿发育缺失等原因均可造成胎儿脑发育异常,引起胼胝体缺失或部分发育不全。其发病机制主要是联合块不能诱导轴突从大脑半球一侧越过中线到达对侧大脑半球,仅保留向前后方向投射且不越过中线的 probst 束。由于没有胼胝体纤维的约束力,第三脑室顶向背侧抬高,室间孔明显扩大,使第三脑室和侧脑室形成一个囊腔。因此,胼胝体发育不全的影像学表现为(图 4-70、图 4-71):①嘴部缺如:表现为大脑半球纵裂池前部向后伸展明显靠近第三脑室前壁。嘴部发育最晚,无论胼胝体发育不全或不发育,均累及胼胝体嘴部。因此纵裂与第三脑室相通是最常见的表现。②体部缺如:两侧侧脑室扩大,体部分开、平行,或侧脑室体部脉络丛轴线间夹角变小,第三脑室扩大,上移至分离的两侧侧脑室之间。③膝部缺如:两侧侧脑室前角分离,变平直,呈倒"八"字形或呈新月形,两侧室间孔扩大,室间孔间距增宽。④压部缺如:两侧侧脑室三角区和后角不成比例的扩大。扣带沟缺如属于完全型胼胝体发育不全。

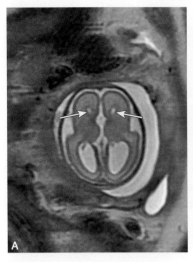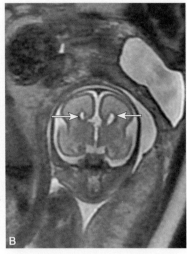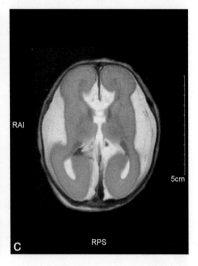

图 4-70　孕 24 周,胼胝体发育不全

胎儿头颅 T₂WI 横轴位(A)和冠状位(B)显示胼胝体缺如,两侧侧脑室前角的平行及垂直方向(白箭),两侧脑室枕角及三角区呈不对称性扩大。引产后的 MRI 复查(C)和尸检均证实胼胝体发育不全

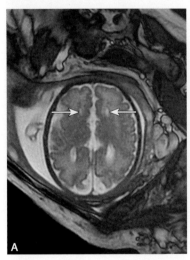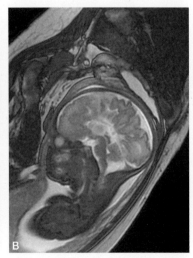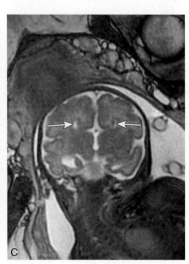

图 4-71　孕 37 周,胼胝体发育不全

胎儿头颅 T₂WI 横轴位(A)、矢状位(B)和冠状位(C)显示胼胝体缺失,两侧侧脑室前角平行(垂直)分离(白箭)

　　胼胝体发育不全可单发,也可合并其他中枢神经系统畸形,如 Dandy-Walker 畸形(图 4-72)、导水管狭窄、透明隔发育不良或缺失、蛛网膜囊肿、Aicardi 综合征、小脑回畸形、脑裂畸形(图 4-73)、脑穿通畸形、脑积水、脑膨出、独眼畸形、嗅脑缺如、前脑无裂畸形、小头畸形等,这些在 MRI 上均能显示清楚。目前公认为,大脑半球间裂囊肿与胼胝体发育不全相关(图 4-74)、胼胝体发育不全患儿发生的有脂肪瘤、胼胝体异常回畸形(例如半脑回畸形)以及灰质异位等。

　　产前超声诊断胼胝体发育不全常存在一些问题。一份回顾性研究显示,在胎儿 MRI 诊断出胼胝体发育不良的病例中,43%(6/14)在超声检查中没有发现。此外,大量超声诊断胼胝体发育不良的病例中,MRI 复查却没有。研究显示,相较于超声,MRI 在显示胼胝体发育不全方面具有较高的敏感性与特异性,

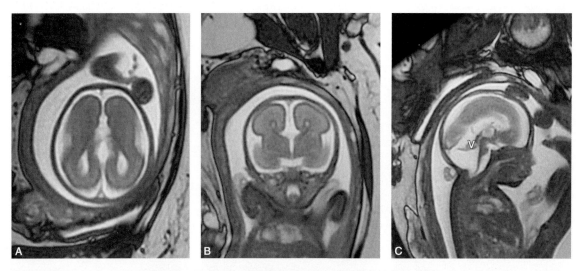

图 4-72　孕 26 周, 胼胝体发育不全与 Dandy-Walker 畸形

胎儿头颅 T_2WI 横轴位(A)、冠状位(B)及正中矢状位(C)显示胼胝体缺如, 两侧脑室前角平行分离, 两侧脑室枕角不对称性扩大。另见小脑下蚓部较小或缺如(v), 上蚓部残端上移, 窦汇抬高, 扩张的第四脑室与后颅窝池相通

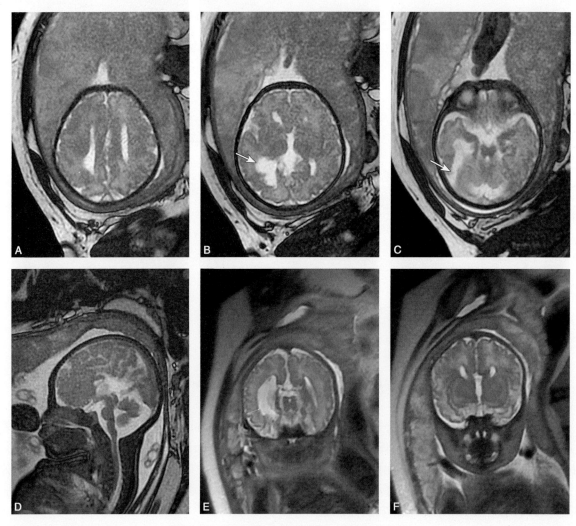

图 4-73　孕 34 周, 胼胝体发育不全和脑裂畸形

胎儿 T_2WI 横轴位(A~C)、矢状位(D)和冠状位(E~F)显示胼胝体缺如, 两侧脑室平行分离。另见一侧大脑半球裂成两部分, 裂开处为脑脊液填充且与侧脑室、蛛网膜下腔相通(白箭)

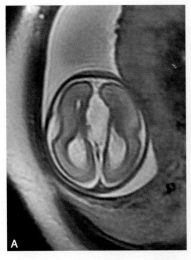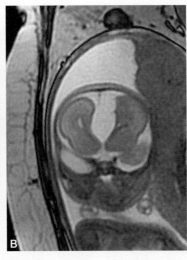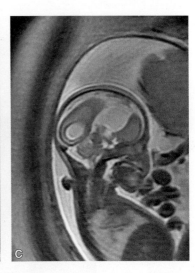

图 4-74　孕 24 周,胼胝体发育不全伴半球间裂囊肿

胎儿头颅 T_2WI 横轴位(A)、冠状位(B)及矢状位(C)显示胼胝体缺如,两侧侧脑室前角平行分离,半球间裂内见一囊性肿块

同时,MRI 还能清楚地显示其他异常。因此,MRI 在诊断胎儿胼胝体发育不全方面具有较强优势。运用 MRI 诊断胼胝体发育不全也存在一些问题,在一些重度脑室扩张病例中,胼胝体明显受压变薄,其完整性常难以显示。在这种情况下,如果两侧脑室形态正常,可提示胼胝体存在且较薄。如果表现出严重的空洞脑,且两侧侧脑室前角平行分离,则提示为部分性胼胝体发育不全。

单纯胼胝体发育不全的预后尚有争论。有研究认为,约 70% 的产前诊断为单纯性胼胝体发育异常的胎儿远期预后良好。有对 17 例产前诊断单纯型胼胝体发育不全的患儿进行前瞻性研究,发现患儿发热惊厥概率增加,智力随着年龄增长呈下降趋势,但结果显示总体预后良好。胼胝体发育不全合并染色体异常或脑部其他畸形(复杂型胼胝体缺损胎儿)者,预后较差。有研究显示,30 例复杂型胼胝体发育异常的患儿,82% 的合并不同程度的神经发育迟缓,43% 的患儿合并癫痫,29% 的患儿合并大脑性瘫痪,仅 3% 的患儿发育正常。也有研究证明,凡合并多小脑回、巨脑回、灰质异位等畸形的胼胝体发育不全患者,均合并有中-重度发育迟缓。

第十二节　继发性中枢神经发育异常

该类型病变包括有脑梗死、脑出血、积水型无脑畸形(先前已讨论)、脑穿通畸形、多囊性脑病、脑软化症、脑白质软化、偏侧萎缩以及脑积水(如继发于导水管狭窄)等。

一、脑梗死(infarction)

MRI 是评估胎儿脑梗死的首选检查方法,不但能清楚地显示胎儿脑梗死或者其他病变如蛛网膜囊肿,还可运用 DWI 序列对梗死进行分期,判断是急性还是亚急性脑梗死。

二、颅内出血(intracranial hemorrhage)

胎儿颅内出血较少见,多发生于室管膜下、脑实质内及硬脑膜下,与新生儿颅内出血相似。胎儿颅内出血可分为室管膜下出血、侧脑室出血、脑实质内出血、蛛网膜下腔及硬膜下出血(图 4-75、图 4-76)。

胎儿颅内出血的发生可能与潜在的血管畸形、凝血功能异常、外伤或缺血缺氧性脑损伤有关。MRI 检查能判断胎儿颅内出血的发生原因(例如潜在的血管畸形),确定出血的位置,运用 T_1WI、T_2WI 序列观察与评估出血的发生时间,以及依据出血原因判断病变的严重程度及预后(例如脑室扩张、脑穿通畸形、脑软化症或脑萎缩)(表 4-1)。

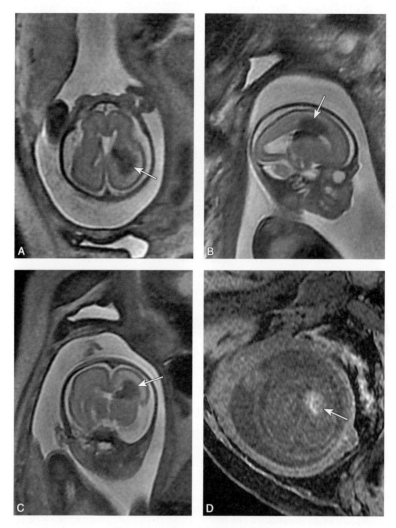

图 4-75　孕 26 周，室管膜下出血

胎儿头颅 T_2WI 横轴位（A）、矢状位（B）、冠状位（C）及 T_1WI 横轴位（D）显示一侧室管膜下异常信号影（白箭），T_1WI 呈高信号，T_2WI 呈低信号，符合出血表现。MRI 多个序列及多层面成像均证实该病灶存在

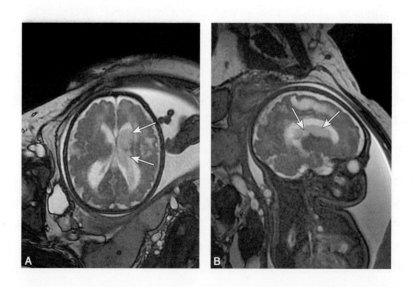

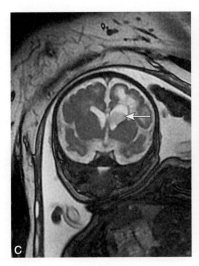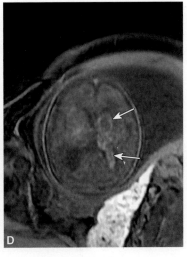

图 4-76　孕 37 周，脑软化症伴脑室出血

胎儿头颅 T_2WI 横轴位（A）、矢状位（B）、冠状位（C）和 T_1WI 横轴位（D）
显示一侧脑室及脉络丛内见异常信号影（白箭），T_1WI 呈稍高信号，T_2WI
呈稍低信号，符合出血表现，邻近额顶叶出现坏死囊变

表 4-1　胎儿产后颅内出血的表现

分　　期	时间	血红蛋白变化	血红蛋白位置	T_1WI	T_2WI
超急性期（伴水肿）	<12h	氧合血红蛋白	红细胞完整	等-低	高
急性期（伴水肿）	1～3d	脱氧血红蛋白	红细胞完整	等-低	低
亚急性早期（伴水肿）	3～7d	高铁血红蛋白	红细胞完整	高	低
亚急性晚期（不伴水肿）	1～2 周	高铁血红蛋白	红细胞溶解、细胞外	高	高
早期慢性期（不伴水肿）	>2 周	铁转运	细胞外	高	高
慢性期		含铁血黄素	被吞噬	等-低	低

该表没有考虑胎儿红细胞外观对血红蛋白变化的影响

资料来源：barnes

　　国际上广泛采用的分级方法是将颅内出血分为Ⅳ级：Ⅰ级，仅限于单侧或双侧室管膜下出血；Ⅱ级，明确的脑室出血，但范围小于一侧脑室的 50%，且不伴有脑室扩张或侧脑室后角扩张<15mm；Ⅲ级，脑室内出血范围大于一侧侧脑室的 50% 或者累及两侧侧脑室，并且伴有脑室扩张；Ⅳ级，在Ⅰ、Ⅱ或者Ⅲ级出血的基础上伴有脑室周围实质内大范围出血。

　　胎儿颅内出血的分级与临床预后相关，分级越高，脑损伤越严重，预后越差。研究显示，75% 的Ⅲ级与Ⅳ级颅内出血在胎儿分娩后出现神经损伤，主要为轻度至中度运动后遗症。Ⅰ、Ⅱ级颅内出血胎儿的预后相对较好，但如出现宫内或出生后出血进行性加重，由Ⅰ级进展为Ⅱ级或Ⅲ、Ⅳ级，预后不佳。

三、先天性脑穿通畸形（congenital porencephaly）

　　脑穿通畸形又称脑穿通性囊肿，指大脑半球内有空洞或囊肿，与脑室相通，其内充满脑脊液，可扩延至软脑膜，但不进入蛛网膜下腔的一种疾病。脑穿通畸形可分为真性脑穿通畸形与假性脑穿通畸形，前者指大脑皮质原发性异常的囊肿，与脑室相通（图 4-77）；后者即所谓的"良性脑囊肿"，不与脑室相通，单发或多发脑空洞，主要继发于脑血管闭塞，并常沿着大脑中动脉分布区发生。目前脑穿通畸形多指真性脑穿通畸形。

　　胎儿脑穿通畸形主要是胚胎期神经系统发育障碍所致，主要病因可能包括有感染、出血、梗死或坏死，但亦有家族性脑穿通畸形的报道。脑穿通畸形可单独出血，也可合并其他中枢神经系统畸形和病变。MRI 检查能清楚地显示这些病变（图 4-78）。

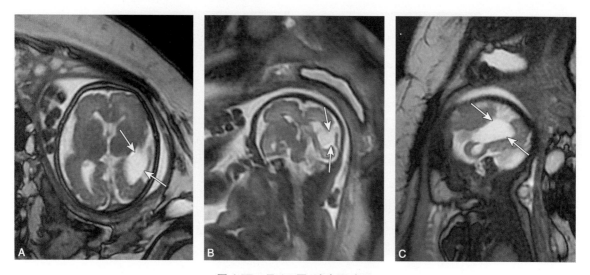

图 4-77　孕 35 周,脑穿通畸形

胎儿头颅 T_2WI 横轴位(A)、冠状位(B)与斜矢状位(C)显示一侧脑实质内见一囊性灶(白箭),与侧脑室相通

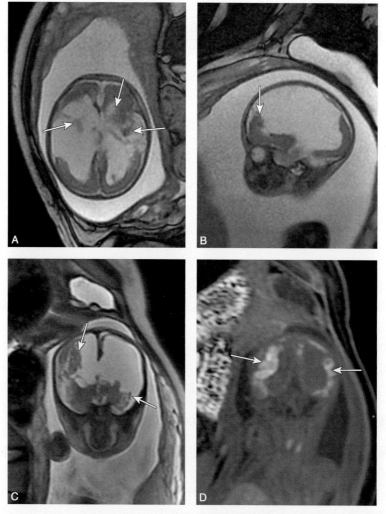

图 4-78　孕 25 周,脑出血与脑穿通畸形

胎儿头颅 T_2WI 横轴位(A)、斜矢状位(B)和冠状位(C)及 T_1WI 冠状位
(D)显示两侧脑实质内大片囊性灶,与脑室相通,邻近残存的部分脑实质
内见异常信号影(白箭),T_1WI 呈高信号,T_2WI 呈等信号,符合出血表现

另外,研究发现,在单绒毛膜双羊膜囊双胞妊娠中,一个胎儿死亡,另一个存活胎儿易发生脑穿通畸形或多囊脑软化(图 4-79)。其发病机制主要有两种理论:一种是多栓塞性脑梗死,其依据是对出生后几天到 8 周等不同时间因多发性脑梗死死亡的胎儿进行尸检,发现脑血管内有新鲜和陈旧性血栓。第二个理论是幸存胎儿的急性缺血,认为血液从活着的胎儿流入到胎盘内,造成低灌注,从而导致该胎儿急性缺血缺氧。有一项针对双胞妊娠中一胎死亡的研究,发现约 1/3 的存活胎儿 MRI 检查发现脑实质异常,而这种异常大部分在超声下是隐匿的。一般来说,双胎之一死亡后,至少在 2 周以后才能在超声上发现幸存胎儿脑内异常表现,如脑萎缩、脑空洞。MRI,特别是 DWI,能发现胎儿脑内早期异常改变,如脑室周围白质软化、生发基质层出血、脑室内出血及脑皮质发育畸形等,缩短发现时间。

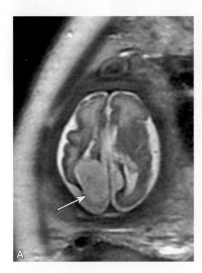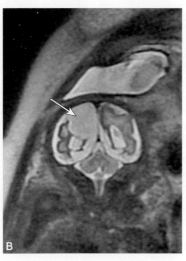

图 4-79　孕 30 周,单绒毛膜双胞胎之一死亡后,存活胎儿出现脑穿通畸形
存活胎儿头颅 T_2WI 横轴位(A)与冠状位(B)显示一侧脑内见一大片状囊性灶(白箭),与扩张的侧脑室相通

脑穿通畸形的预后与囊肿的大小、发生部位及是否伴有脑积水等有关。囊肿较小,不伴有脑积水,预后较好;囊肿较大,伴有脑积水时,预后较差,多伴有严重的智力和神经后遗症。

第十三节　胎儿硬脑膜窦畸形

胎儿硬脑膜窦畸形(dural sinus malformation,DSM)又称胎儿硬脑膜动静脉瘘。该病较罕见,多由颈内、外动脉及椎动脉的脑膜支供血,海绵窦、乙状窦、横窦及矢状窦等硬脑膜窦及附件的动静脉发生异常交通,伴或不伴血栓形成,窦壁可见多发动静脉短路。硬脑膜窦畸形伴血栓形成常见于胎儿、婴儿。目前,国外关于胎儿 DSM 的发病机制主要有 3 种假设:①在胚胎 4~6 个月发育期,DSM 起源于正常的静脉窦球持续性扩张导致静脉高压和继发性静脉窦瘘管形成;②静脉窦由扩张到逐渐缩小的过度发育阶段,静脉窦发育异常呈持续扩张状,也易导致静脉高压和继发性静脉窦瘘管形成;③静脉窦局部发育不成熟、血流改变或血管内皮细胞壁的改变,易导致血栓形成。

超声是筛查胎儿 DSM 的首要检查方式。胎儿 MRI 检查不仅能准确地描述硬脑膜窦血管的形态、位置、大小、数目、分期,还能排除颅脑其他异常,为诊断提供更多的信息。胎儿 DSM 的 MRI 表现(图 4-80):①多发生于后颅窝区;②横断面窦汇呈三角形扩张,伴血栓形成;③病灶可延伸至上矢状窦、直窦及横窦;④硬脑膜窦正常流空效应消失,代之以不同时期的血栓信号。一般来说,T_2WI 呈等低信号,部分中央区可呈低信号;T_1WI 呈高信号,或中央区高信号,边缘呈等低信号;⑤病灶的占位效应可致邻近脑组织呈受压改变;⑥因静脉压力增高,部分病例还可观察到局部脑积水、脑水肿等征象。

胎儿 DSM 的临床表现常不明显,可引起脑出血、脑梗死、脑积水及脑水肿等。胎儿 DSM 的预后差异性较大。国外对小部分患 DSM 的胎儿进行随访研究,发现约 70% 的出生后预后较好。也有文献报道了许

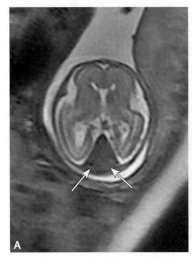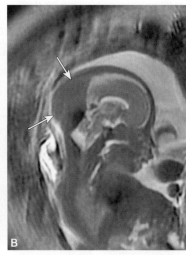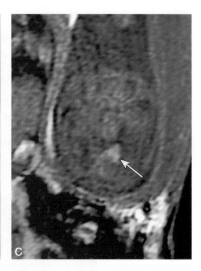

图 4-80 孕 23 周,胎儿硬脑膜窦血栓形成

胎儿头颅 T_2WI 横轴位(A)、矢状位(B)和 T_1WI 横轴位(C)显示窦汇呈三角形扩张,内见异常信号影,并向上延伸至上矢状窦,T_2WI 呈等低信号(相较于灰质)(白箭),T_1WI 中央区三角形高信号、边缘等信号(白箭)

多预后不好病例,包括围生期死亡、出生后出现中度、重度发育迟缓或存在严重的神经功能缺陷等。

第十四节 脑发育异常合并脑损伤

先天性感染(例如巨细胞病毒)可能会引起小头畸形、神经元移行障碍、脑室扩张以及矿物质沉积。脑室周围钙化在超声能清楚地显示却在 MRI 上显示不明显,但 MRI 能显示脑萎缩和多小脑回畸形。

小 结

MRI 为胎儿中枢神经系统异常的诊断提供许多有价值信息,这些信息在胎儿分娩前及围生期能为其父母及医护人员在制定医疗护理计划时提供一定的帮助。

(徐琼 任聪聪)

参 考 文 献

[1] Resta M,Greco P,D'Addario V,et al. Magnetic resonance imaging in pregnancy:study of fetal cerebral malformations. Ultrasound Obstet Gynecol,1994,4(1):7-20.

[2] Sonigo PC,Rypens FF,Carteret M,et al. MR imaging of fetal cerebral anomalies. Pediatr Radiol,1998,28(4):212-222.

[3] Whitby E,Paley MN,Davies N,et al. Ultrafast magnetic resonance imaging of central nervous system abnormalities in utero in the second and third trimester of pregnancy:comparison with ultrasound. BJOG,2001,108(5):519-526.

[4] Levine D,Barnes PD,Robertson RR,et al. Fast MR imaging of fetal central nervous system abnormalities. Radiology,2003,229(1):51-61.

[5] Yuh WT,Nguyen HD,Fisher DJ,et al. MR of fetal central nervous system abnormalities. Am J Neuroradiol,1994,15(3):459-464.

[6] Levine D,Barnes PD,Madsen JR,et al. Fetal central nervous system anomalies:MR imaging augments sonographic diagnosis. Radiology,1997,204(3):635-642.

[7] Tsuchiya K,Katase S,Seki T,et al. Short communication:MR imaging of fetal brain abnormalities using a HASTE sequence. Br J Radiol,1996,69(823):668-670.

[8] Girard N,Raybaud C,Gambarelli D,et al. Fetal brain MR imaging. Magn Reson Imaging Clin N Am,2001,9(1):19-56.

[9] Wagenvoort AM,Bekker MN,Go AT,et al. Ultrafast scan magnetic resonance in prenatal diagnosis. fetal DiagnTher,2000,15

（6）：364-372.

［10］ Girard N,Raybaudc,dercolec,et al. In vivo MRI of the fetal brain. Neuroradiology,1993,35（6）:431-436.

［11］ Shakudo M,Inoue Y,Mochizuki K,et al. Fast MR imaging and ultrafast MR imaging of fetal central nervous system abnormalities. Osaka city Med J,2001,47（2）:127-135.

［12］ Oi S,Honda Y,Hidaka M,et al. Intrauterine high-resolution magnetic resonance imaging in fetal hydrocephalus and prenatal estimation of postnatal outcomes with "perspective classification". J Neurosurg,1998,88（4）:685-694.

［13］ Garel c,Brisse H,Sebag G,et al. Magnetic resonance imaging of the fetus. Pediatr Radiol,1998,28（4）:201-211.

［14］ Levine D,Trop I,Mehta TS,et al. MR imaging appearance of fetal cerebral ventricular morphology. Radiology,2002,223（3）:652-660.

［15］ Mangels KJ,Tulipan N,Tsao LY,et al. Fetal MRI in the evaluation of intrauterine myelomeningocele. Pediatr Neurosurg,2000,32（3）:124-131.

［16］ Pelizzari E,Valdez CM,Picetti Jdos S,et al. Characteristics of fetuses evaluated due to suspected anencephaly: a population-based cohort study in southern Brazil. Sao Paulo Med J,2015,133（2）:101-108.

［17］ Sharif A,Zhou Y. fetal MRI characteristics of exencephaly: a case Report and Literature Review. Case Rep Radiol,2016:9801267.

［18］ Aaronson OS,Hernanz-Schulman M,Bruner JP,et al. Myelomeningocele: prenatal evaluation—comparison between transabdominal US and MR imaging. Radiology,2003,227（3）:839-843.

［19］ Midrio P,Silberstein HJ,Bilaniuk LT,et al. Prenatal diagnosis of terminal myelocystocele in the fetal surgery era: case report. Neurosurgery,2002,50（5）:1152-1154.

［20］ Sutton LN,Adzick NS,Bilaniuk LT,et al. Improvement inhindbrain herniation demonstrated by serial fetal magnetic resonance imaging following fetal surgery for myelomeningocele. JAMA,1999,282（19）:1826-1831.

［21］ Miller SP,Shevell MI,Patenaude Y,et al. Septo-optic dysplasia plus: a spectrum of malformations of cortical development. Neurology,2000,54（8）:1701-1703.

［22］ Gasparett EL,Warszawiak D,de Carvalho Neto Ad,et al. Septo optic dysplasia plus:case report. Arq NeurOpsiquiatr,2003;61（3A）:671-676.

［23］ 刘蠡,薛濊艳,施关华. 儿童视-隔发育不良的 MRI 表现. 中国医学计算机成像杂志,2015,21（3）:283-286.

［24］ Hung JH,Shen SH,Guo WY,et al. Prenatal diagnosis of schizencephaly with septo-optic dysplasia by ultrasound and magnetic resonance imaging. J Obstet Gynaecol Res,2008,34（4 Pt 2）:674-679.

［25］ Nelson MD Jr,Maher K,Gilles FH. A different approach to cysts of the posterior fossa. Pediatr Radiol,2004,34（9）:720-732.

［26］ Bokhari I,Rehman L,Hassan S,et al. Dandy-Walker malformation: a clinical and surgical outcome analysis. J Coll Physicians Surg Pak,2015,25（6）:431-433.

［27］ Batmaz M,Balçik ZE,Özer Ü,et al. Dandy-Walker malformation presenting with affective symptoms. Noro Psikiyatr Ars,2017,54（3）:277-281.

［28］ Isidro-García GJ,Espina-Barrio JA,Guitián-domínguez M. Dandy-Walker variant and refractory psychosis. Actas Esp Psiquiatr,2017,45（4）:179-184.

［29］ Stroustrup Smith A,Levine D. Appearance of an interhemispheric cyst associated with agenesis of the corpus callosum. Am J Neuroradiol,2004,25（6）:1037-1040.

［30］ Kline-fath BM,Calvo-Garcia Ma. Prenatal imaging of congenital malformations of the brain. Semin Ultrasound CT MR,2011,32（3）:167-188.

［31］ Girard NJ. Magnetic resonance imaging of fetal developmental anomalies. Top Magn Reson Imaging,2011,22（1）:11-23.

［32］ O'connor SC,Rooks VJ,Smith AB. Magnetic resonance imaging of the fetal central nervous system,head,neck,and chest. Semin Ultrasound CT MR,2012,33（1）:86-101.

［33］ Lyons K,Cassady C,Jones J,et al. Current role of fetal magnetic resonance imaging in neurologic anomalies. Semin Ultrasound CT MR,2015,36（4）:298-309.

［34］ Lang SS,Goldberg E,Zarnow D,et al. Prenatal diagnosis of hemimegalencephaly. World Neurosurg,2014,82（1-2）:241.e5-e8.

［35］ Au KS,Rodriguez JA,Finch JL,et al. Germ-line mutational analysis of the TSC2 gene in 90 tuberous-sclerosis patients. Am J Hum Genet,1998,62（2）:286-294.

［36］　Levine D,Barnes P,Korf B,et al. Tuberous sclerosis in the fetus：second-trimester diagnosis of subependymal tubers with ultrafast MR imaging. Am J Roentgenol,2000,175(4):1067-1069.

［37］　Goel R,Aggarwal N,Lemmon ME,et al. Fetal and maternal manifestations of tuberous sclerosis complex：Value of fetal MRI. Neuroradiol J,2016,29(1):57-60.

［38］　Rickert CH. Neuropathology and prognosis of fetal brain tumours. Acta Neuropathol,1999,98(6):567-576.

［39］　Guibaud L,Champion F,Buenerd A,et al. Fetal intraventricular glioblastoma：ultrasonographic,magnetic resonance imaging, and pathologic findings. J Ultrasound Med,1997,16(4):285-288.

［40］　Peng SS,Shih JC,Liu HM,et al. Ultrafast fetal MR images of intracranial teratoma. J Comput Assist Tomogr,1999,23(2): 318-319.

［41］　Kamitomo M,Sameshima H,Uetsuhara K,et al. Fetal glioblastoma：rapid growth during the third trimester. Fetal Diagn Ther, 1998,13(6):339-342.

［42］　Morof DF,Levine D,Stringer KF,et al. Congenital glioblastoma multiforme：prenatal diagnosis on the basis of sonography and magnetic resonance imaging. J Ultrasound Med,2001,20(12):1369-1375.

［43］　De Keersmaecker B,Ramaekers P,Claus f,et al. Outcome of 12 antenatally diagnosed fetal arachnoid cysts：case series and review of the literature. Eur J Paediatr Neurol,2015,19(2):114-121.

［44］　Goksu E,Kazan S. Spontaneous shrinkage of a suprasellar arachnoid cyst diagnosed with prenatal sonography and fetal magnetic resonance imaging：case report and review of the literature. Turk Neurosurg,2015,25(4):670-673.

［45］　Pierre-Kahn A,Hanlo P,Sonigo P,et al. The contribution of prenatal diagnosis to the understanding of malformative intracranial cysts：state of the art. Childs Nerv Syst,2000,16(10-11):619-626.

［46］　Sefidbakht S,Dehghani S,Safari M,et al. Fetal central nervous system anomalies detected by magnetic resonance imaging：a two-year experience. Iran J Pediatr,2016,26(4): e4589.

［47］　Golash A,Mitchell G,Mallucci C,et al. Prenatal diagnosis of suprasellar arachnoid cyst and postnatal endoscopic treatment. Childs Nerv Syst,2001,17(12):739-742.

［48］　Glenn OA,Goldstein RB,Li KC,et al. Fetal magnetic resonance imaging in the evaluation of fetuses referred for sonographically suspected abnormalities of the corpus callosum. J Ultrasound Med,2005,24(6):791-804.

［49］　Gupta JK,Cave M,Lilford RJ,et al. clinical significance of fetal choroid plexus cysts. Lancet,1995,346(8977):724-729.

［50］　Warner HM,Griffiths PD. Analysis of supratentorial cystic abnormalities using in utero MR imaging. Br J Radiol,2016,89 (1058):20150395.

［51］　Granata T,Freri E,Caccia C,et al. Schizencephaly：clinical spectrum,epilepsy,and pathogenesis. J child Neurol,2005,20 (4):313-318.

［52］　Vogt D,Hunt RF,Mandal S,et al. Lhx6 directly regulates Arx and CXCR7 to determine cortical interneuron fate and laminar position. Neuron,2014,82(2):350-364.

［53］　马林,李宏军,安宁豫,等. 脑部脉络膜裂囊肿的 MRI 诊断. 中华放射学杂志,2004,38(6):584-586.

［54］　Morioka T,Nishio S,Suzuki S,et al. Choroidal fissure cyst in the temporal horn associated with complex partial seizure. Clin Neurol Neurosurg,1994,96(2):164-167.

［55］　Williams F,Griffiths PD. In utero MR imaging in fetuses at high risk of lissencephaly. Br J Radiol,2017,90 (1072):20160902.

［56］　Harel T,Hacohen N,Shaag A. Homozygous null variant in CRADD,encoding an adaptor protein that mediates apoptosis,is associated with lissencephaly. Am J Med Genet A,2017,173(9):2539-2544.

［57］　Kurul S,cakmakçi H,Dirik E. Agyria-pachygyria complex：MR findings and correlation with clinical features. Pediatr Neurol, 2004,30(1):16-23.

［58］　Halabuda A,Klasa L,Kwiatkowski S,et al. Schizencephaly-diagnostics and clinical dilemmas. Child Nerv Syst,2015,31(4): 551-556.

［59］　Greco P,Resta M,Vimercati A,et al. Antenatal diagnosis of isolated lissencephaly by ultrasound and magnetic resonance imaging. Ultrasound Obstet Gynecol,1998,12(4):276-279.

［60］　Soussotte C,Maugey-Laulom B,Carles D,et al. Contribution of transvaginal ultrasonography and fetal cerebral MRI in a case of congenital cytomegalovirus infection. Fetal Diagn Ther,2000,15(4):219-223.

［61］　Denis D,Maugey-Laulom B,Carles D,et al. Prenatal diagnosis of schizencephaly by fetal magnetic resonance imaging. Fetal

Diagn Ther,2001,16(6):354-359.

[62] Mandelstam SA,Leventer RJ,Sandow A,et al. Bilateral posterior periventricular nodular heterotopia:a recognizable cortical malformation with a spectrum of associated brain abnormalities. Am J Neuroradiol,2013,34(2):432-438.

[63] Gleeson JG. Classical lissencephaly and double cortex(subcortical band heterotopia):LIS1 and doublecortin. Curr Opin Neurol,2000,13(2):121-126.

[64] Bargallo N,Puerto B,De Juan C,et al. Hereditary subependymal heterotopia associated with megacisternmagna:antenatal diagnosis with magnetic resonance imaging. Ultrasound Obstet Gynecol,2002,20(1):86-89.

[65] Nagaraj UD,Peiro JL,Bierbrauer KS,Kline-Fath BM. Evaluation of Subependymal Gray Matter Heterotopias on Fetal MRI. Am J Neuroradiol,2016,37(4):720-725.

[66] Serrien DJ,Nirkko AC,Wiesendanger M. Role of the corpus callosum in bimanual coordination:a comparison of patients with congenital and acquired callosal damage. Eur J Neurosci,2001,14(11):1897-1905.

[67] Alby C,Malan V,Boutaud L,et al. Clinical,genetic and neuropathological findings in a series of 138 fetuses with a corpus callosum malformation. Birth Defects Res A clin Mol Teratol,2016,106(1):36-46.

[68] Barkovich AJ,Simon EM,Walsh CA. Callosal agenesis with cyst:a better understanding and new classification. Neurology,2001,56(2):220-227.

[69] Kim TH,Joh JH,Kim MY,et al. Fetal pericallosal lipoma:US and MR findings. Korean J Radiol,2002,3(2):140-143.

[70] Manganaro L,bernardo S,Labarbera L,et al. Role of fetal MRI in the evaluation of ischaemic-haemorrhagic lesions of the fetal brain. J Perinat Med,2012,40(4):419-426.

[71] Griffiths PD,Russell SA,Mason G,et al. The use of in utero MR imaging to delineate developmental brain abnormalities in multifetal pregnancies. Am J Neuroradiol,2012,33(2):359-365.

[72] Ozduman K,Pober BR,Barnes P,et al. Fetal stroke. Pediatr Neurol,2004,30(3):151-162.

[73] Huisman TA,Wisser J,Martin E,et al. Fetal magnetic resonance imaging of the central nervous system:a pictorial essay. Eur Radiol,2002,12(8):1952-1961.

[74] Baldoli C,Righini A,Parazzini C,et al. Demonstration of acute ischemic lesions in the fetal brain by diffusion magnetic resonance imaging. Ann Neurol,2002,52(2):243-246.

[75] Fusch C,Ozdoba C,Kuhn P,et al. Perinatal ultrasonography and magnetic resonance imaging findings in congenital hydrocephalus associated with fetal intra-ventricular hemorrhage. Am J Obstet Gynecol,1997,177(3):512-518.

[76] Barnes PD. Neuroimaging and the timing of fetal and neonatal brain injury. J Perinatol,2001,21(1):44-60.

[77] Fukui K,Morioka T,Nishio S,et al. Fetal germinal matrix and intraventricular haemorrhage diagnosed by MRI. Neuroradiology,2001,43(1):68-72.

[78] Levine D. Fetal magnetic resonance imaging. J Matern fetal Neonatal Med,2004,15(2):85-94.

[79] Emamian SA,Bulas DI,Vezina GL,et al. Fetal MRI evaluation of an intracranial mass:in utero evolution of hemorrhage. Pediatr Radiol,2002,32(8):593-597.

[80] Lafont M,Lamarque M,Daussac E. Favorable outcome of a subdural hematoma diagnosed in utero. Arch Pediatr,1999,6(9):962-965.

[81] Folkerth RD,McLaughlin ME,Levine D. Organizing posterior fossa hematomas simulating developmental cysts on prenatal imaging:report of 3 cases. J Ultrasound Med,2001,20(11):1233-1240.

[82] Gicquel JM,Potier A,Sitruk S,et al. Normal outcome after prenatal diagnosis of thrombosis of the torcular Herophili. Prenat Diagn,2000,20(10):824-827.

[83] Poutamo J,Vanninen R,Partanen K,et al. Magnetic resonance imaging supplements ultrasonographic imaging of the posterior fossa,pharynx and neck in malformed fetuses. Ultrasound Obstet Gynecol,1999,13(5):327-334.

[84] Trop I,Levine D. Hemorrhage during pregnancy:sonography and MR imaging. Am J Roentgenol,2001,176(3):607-615.

[85] Adiego B,Martínez-Ten P,Bermejo C,et al. Fetal intracranial hemorrhage. Prenatal diagnosis and postnatal outcomes. J Matern Fetal Neonatal Med,2019,31(1):21-30.

[86] Fusi L,McParland P,Fisk N,et al. Acute twin-twin transfusion:a possible mechanism for brain-damaged survivors after intrauterine death of a monochorionic twin. Obstet Gynecol,1991,78(3 Pt 2):517-520.

[87] Nicolini U,Pisoni MP,Cela E,et al. Fetal blood sampling immediately before and within 24 hours of death in monochorionic twin pregnancies complicated by single intrauterine death. Am J Obstet Gynecol. 1998,179(3 Pt 1):800-803.

［88］ Glass HC,Shaw GM,Ma C,Sherr EH. Agenesis of the corpus callosum in California 1983-2003：a population-based study. Am J Med Geneta,2008,146(19):2495-2500.

［89］ Levine D,Barnes PD,Madsen JR,et al. Central nervous system abnormalities assessed with prenatal magnetic resonance imaging. Obstet Gynecol,1999,94(6):1011-1019.

［90］ Levine D. Case 46：encephalomalacia in surviving twin after death of monochorionic co-twin. Radiology,2002,223(2):392-395.

［91］ VisentinA,Falco P,Pilu G,et al. Prenatal diagnosis of thrombosis of the dural sinuses with real-timeandcolor Doppler ultrasound. Ultrasound Obstet Gynecol,2001,17(4):322-325.

［92］ Barbosa M,Mahadevan J,Weon YC,et al. Dural Sinus malformations(DSM)with Giant Lakes,in Neonates and Infants. Review of 30 Consecutive Cases. Interv Neuroradiol,2003,9(4):407-424.

第 5 章

胎儿颅骨、面部及颈部 MR 影像

颅骨、面部、颈部畸形与致畸原接触，中枢神经系统畸形，异倍体及部分综合征息息相关。磁共振成像既可以对胎儿颅内、外的包块进行鉴别，又可准确地展示胎儿头部、面部、颈部畸形，也可以通过观察除头、面、颈部畸形以外更多的征象，对胎儿进行全面评估。磁共振快速扫描序列及新的扫描技术应用于产前诊断，让我们可以动态地、详细地观察胎儿颌面颈部畸形，例如观察颌面颈部占位性肿块是否引起气道梗阻、继发腭是否完整等。在超声筛查性产前诊断的基础上，磁共振可进一步地对胎儿畸形做出评价。本章主要是回顾胎儿面部、头部及颈部正常解剖及常见畸形。

第一节　胎儿头面部正常解剖

就所有的胎儿磁共振检查来说，正交于胎儿解剖学的三平面有助于清晰显示胎儿解剖结构。

正中矢状位图像对评估头面部轮廓是非常重要的(图 5-1)，另外，胎儿矢状位图像可很好地显示胎儿鼻、上嘴唇、下嘴唇、上腭、下颌、舌以及外耳等。在中孕早期，头皮紧密地贴近颅骨，通常头皮不能视为单独的一层。然而，随着胎儿脂肪的增加，相对于颅骨，头皮可以视为单独的一层。在磁共振轴位和矢状位图像上，外耳可以较好地显现(图 5-2)。在正中矢状位图像上，胎儿的鼻从侧面被很好地展示，正常的继发腭像一条通过口咽向后延伸的软组织光滑曲线(图 5-1)。

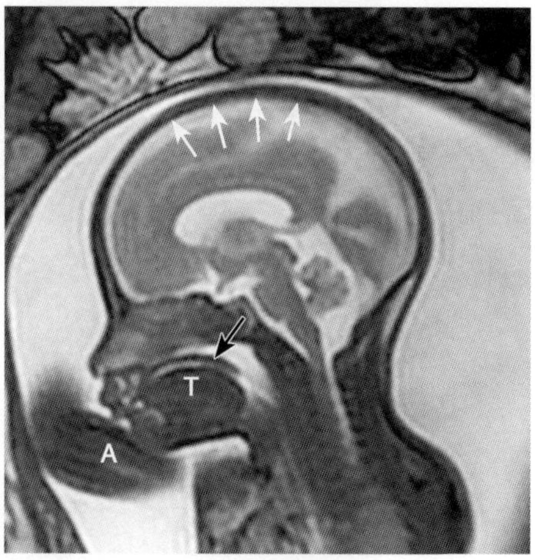

面部轴位和冠状位对评估面部的对称性是特别重要的。连续的冠状位 T_2WI(图 5-3)可显示鼻子、嘴唇、眼睛和上腭，展示正常的面部解剖。在胎儿的面部冠状位和横断位磁共振影像上，眼眶可被很好地评估(图 5-4)。正常眼眶的尺寸、形状及位置是对称的，且基于孕龄，有与孕龄相符的眼内距和眼外距(图 5-4C)。磁共振成像对眼内距和眼外距等数据的测量可参考产前超声诊断学的参考数据。晶状体显示为一个低信号强度的圆盘，位于充满液体球体的前部。在妊娠晚期冠状位图像上，鼻腔被羊水勾勒出来(图 5-3)。上颌骨平面上的横断面图像可展示牙蕾，显示为一条光滑连续的伴有 10 颗牙蕾的弧线(图 5-5)。如果怀疑小下颌畸形，横断位可以得到下颌骨的尺寸。

上颚由硬腭和软腭构成，它共同构成口腔的顶部和鼻腔

图 5-1　孕 27 周，正常胎儿头颅轮廓
矢状位 T_2WI 图像显示胎儿正常的颅骨(白箭)、鼻、上嘴唇、下嘴唇、舌头(T)和下巴的外观。在胎儿 MRI 上继发腭被形象直观地显示，特别是当被羊水包绕时，就好像一条由原始腭延伸至口咽后部的软组织信号强度的连续带(黑箭)。手臂的一部分位于下颌下边被看到(A)，图上标注了相对低信号强度的颅骨，颅骨与皮下软组织融合在一起，在这幅图像中颈后部和下巴周围最为显著

的底部。原始腭是一片硬腭前边的三角形区域，从门齿孔的前部延伸至横向侧切牙的位置。它包括这部分包含有四个切牙的牙槽嵴。继发腭是由余下的硬腭及全部的软腭构成。虽然嘴唇和硬腭在超声上能被

评估,但是由于骨骼的伪影,软腭几乎不能被直观地显示,但 MRI 可以清楚显示(图 5-6)。胎儿电影动态扫描获得的连续中线矢状位图像可以使胎儿吞咽过程形象化(图 5-7),这可让羊水填充满口咽部且勾勒衬托出软腭,甚至可以诊断单纯性软腭裂、食管气管瘘、气道或上消化道梗阻等。

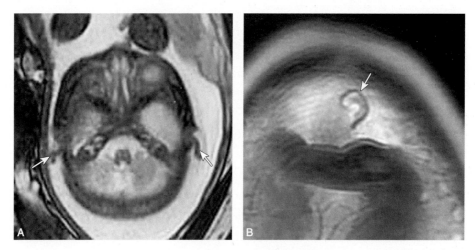

图 5-2　孕 30 周,正常胎儿外耳
A. 横断位 T₂WI;B. 矢状位 T₂WI。显示正常胎儿耳廓(白箭)

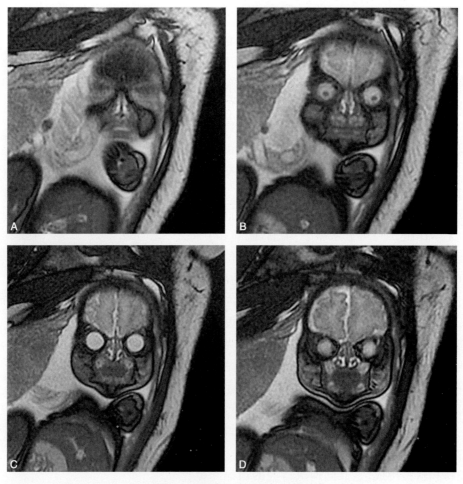

图 5-3　孕 34 周,正常胎儿的面部
A~D. 连续的冠状位 T₂WI 图像,显示眼睑、嘴唇、鼻、眼睛、舌头和鼻腔

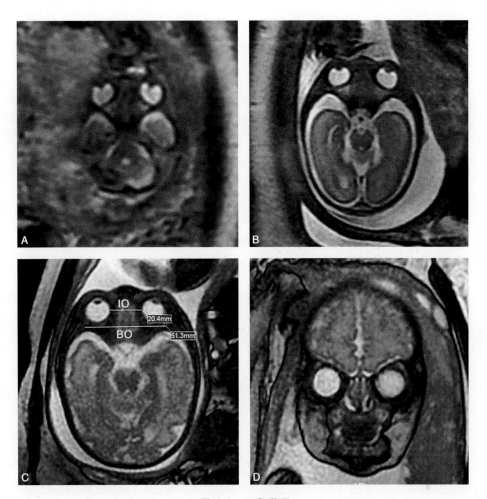

图 5-4　正常眼眶

A～C. 分别为孕 19、26 及 32 周横断位 T₂WI 图像；D. 孕 38 周冠状位 T₂WI 图像。应用于超声的眼内距(interocular distance,IO)和眼外距(binocular distance,BO)测量方法，同样可用在磁共振影像上，如 C 图所示,IO 为 20.4mm,BO 为 51.3mm。晶状体是充满液体的眼球前方的黑色圆盘

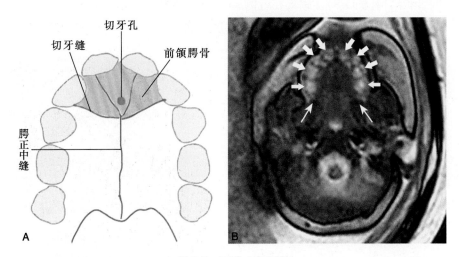

图 5-5　正常上颌图像

图 A 示胎儿切牙孔、切牙缝、腭正中缝大体解剖位置关系。图 B 为孕 37 周上颌骨横断 T₂WI,正常的上颌是由 10 颗对称的牙蕾围成的像马蹄状的曲线，在该例上，四颗牙蕾分别在两侧被清晰地看到(白箭)，同时第五牙蕾因为稍微偏移于这个平面只有部分被显示(白箭)。同时还对应展示了原发腭与继发腭

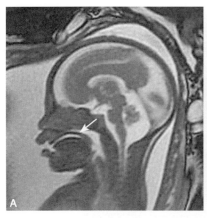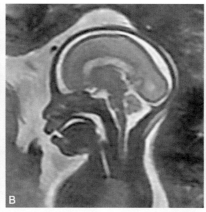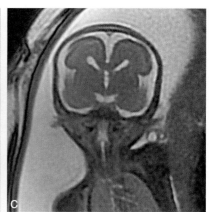

图 5-6　孕 24+ 周,胎儿正常口咽

A、B 矢状位图像上,舌头和软腭(白箭)被羊水所勾勒出来,在 B(正中矢状位)、C(冠状位)T₂WI 上观察会厌和气管

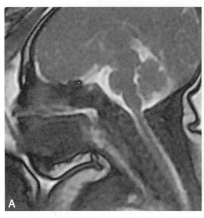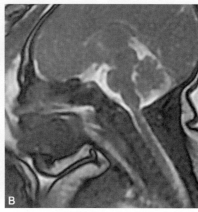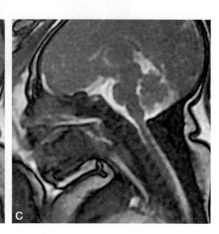

图 5-7　孕 37 周,胎儿正常吞咽羊水的过程

通过 A~C 矢状位 T₂WI 上,连续观察鼻腔、口腔、会厌、气管、食管的羊水信号变化,可看到胎儿吞咽羊水的过程

　　气管和食管被视为位于脊柱前充满液体的结构,当气管和食管都被羊水所扩张充斥时,在颈部可直观地看到两条平行的管状结构(图 5-8)。颈部在背侧通常有一薄层皮下脂肪(图 5-6A),通常能看到一到两圈脐带环绕着胎儿的颈部,这就是所谓的脐带绕颈(图 5-9)。

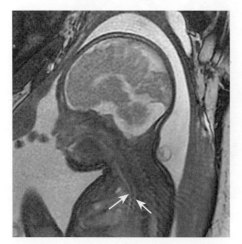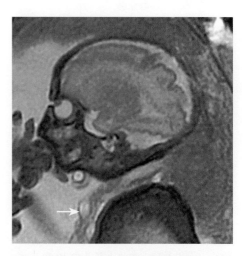

图 5-8　孕 33 周,显示食管和气管

斜矢状位 T₂WI 标记了平行的管的稍高信号结构,表现为充满羊水的食管、气管(白箭)

图 5-9　孕 32 周,脐带绕颈

矢状位 T₂WI 图像示一条脐带绕颈,一般无大的临床意义(白箭)

第二节　胎儿头面颈部异常 MRI

一、颅骨的形态异常

有许多原因引起胎儿颅骨形状的异常,在胎儿磁共振检查中可见到许多常见的畸形,包括因脑积水或肿瘤引起的巨颅畸形,颅缝早闭(图 5-10),与侏儒症相关的额部隆起,与神经管缺失相关的额骨凹陷(图 5-11),或者与 18-三体综合征相关的"草莓头"。在胎儿产前 MRI 上,颅骨的实际闭合情况不能直观显示在这些图像上,但是整个头颅颅骨形状以及颅脑的异常变化可进行诊断,例如图 5-10。另外,当颅脑异常小时,通常在前额上有一倾斜的外观(图 5-12),这可能与额叶的发育不全或发育不良有关,如小头畸形等脑发育不良。

二、头部肿块

当产前超声检查提示颅外的肿块时,极有可能是脑膨出。头部肿块如果排除颅骨缺失的可能,另外的原因还可能是先天性淋巴水囊瘤、皮下水肿、畸胎瘤、间叶细胞肉瘤、血管瘤或表皮样囊肿等先天性肿瘤。在这些病因中,超声检查很难对脑膨出的程度做出诊断,磁共振影像经常能诊断脑膨出中脑实质的存在或缺失,也能对脑膨出及皮下偏良性的软组织病变做区分(图 5-13,图 5-14)。

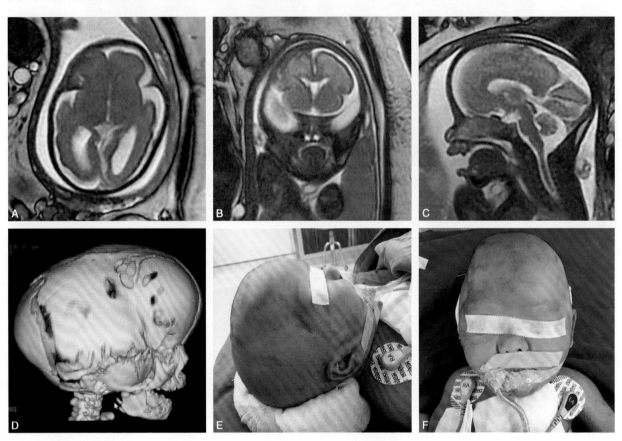

图 5-10　孕 28 周,胎儿颅缝早闭

横断位(A)、冠状位(B)T$_2$WI 显示右侧额颞部颅骨明显内陷,局部脑脊液和脑组织轻度受压。矢状位(C)T$_2$WI 示额部、枕部分别向前、后凸出,连续观察整个胎儿头颅三平面图像发现颅骨形态较不规则以及面部发育异常,大脑中线结构稍扭曲。出生后 15 天的 CT 图像(图 D)证实右侧冠状缝部分早闭,颅骨局部脑回压迹明显,同时右眼眶后上部凹陷、右侧下颌支短小。出生后手术时照片(图 E~F)图示头面部特征,左侧前额部突出,右侧额颞部凹陷,面部不对称发育,眼眶明显不对称分布

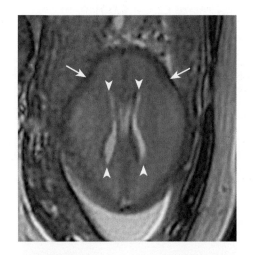

图 5-11　孕 22 周，胎儿神经管缺损的头部横断位 T₂WI 图像

标注前额骨的扁平处（柠檬征，长白箭），与神经管缺损相关。脑室成角（短白箭），这是与神经管缺损相关的一个征象。本例伴腰骶部脊柱脊膜膨出（未显示在图像上）

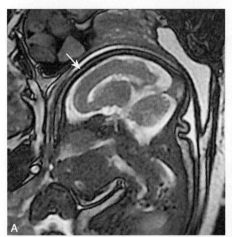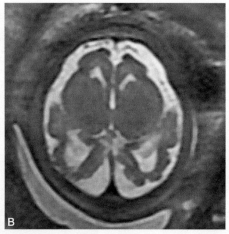

图 5-12　孕 37 周，小头畸形伴脑发育不良

矢状位（A）和横断位（B）T₂WI 图像显示不正常倾斜的前额（白箭），头颅体积较小，脑实质缩小且较薄，以两侧额叶、颞枕叶为著，脑沟明显少而浅，且脑白质髓鞘化不明显。同时，胼胝体膝部较薄

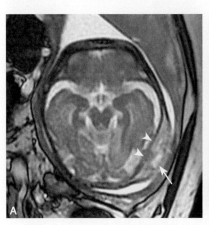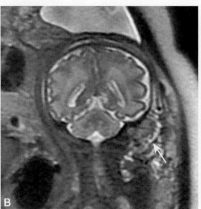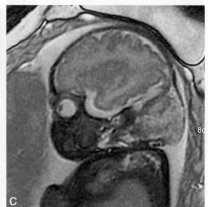

图 5-13　孕 31 周，头皮血管瘤

横断位（A）、冠状位（B）和矢状位（C）T₂WI 图像显示增厚的皮肤伴颅骨外（短白箭）突出于皮肤的软组织低信号肿块（长白箭），局部颅骨未见缺损，肿块内未见脑实质成分，有时胎儿头颅 DWI 也有帮助作用

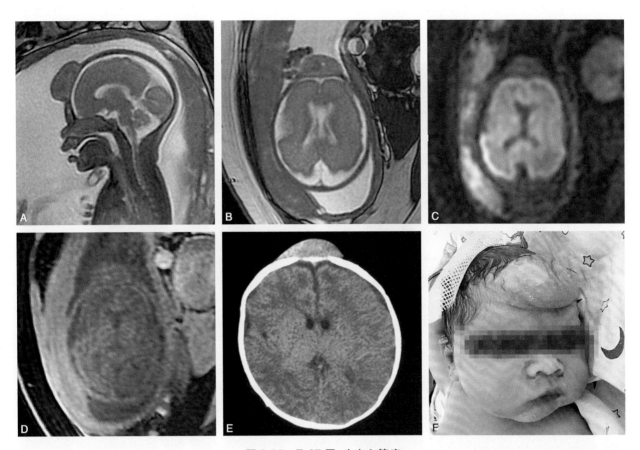

图 5-14　孕 27 周,头皮血管瘤

产前矢状位(A)、横断位(B)T₂WI、横断位 DWI(C)以及横断位 T₁WI(D)示前额部头皮下一半圆形团块状软组织肿块,T₁WI 呈等信号,T₂WI 不均匀稍高信号,DWI 未见明显弥散受限,相应区域颅骨受压变薄。出生后 CT 图像(E)示额部前囟区皮下一 CT 值约为 37Hu 的软组织肿块。图 F 为出生后照片

三、眼部畸形

(一) 眼部囊性肿块

常见为鼻泪管囊肿和眶周囊肿等。鼻泪管囊肿又称泪囊突出、泪囊囊肿或先天性鼻泪管堵塞,是泪道先天性发育障碍、鼻泪管下端开口处被残存膜样组织封闭或管腔被上皮细胞碎屑堵塞引起鼻泪管囊性扩张所致;MRI 表现为眼球内侧长 T₁ 长 T₂ 信号,呈圆形、椭圆形或泪滴状(图 5-15、图 5-16),有时可见扩张的鼻泪管。眶周囊肿(图 5-17)是发生于骨性眶缘周围的一种先天性发育异常,是表面外胚层植入而形成,多位于眶缘颞上方、接近外侧眉弓。

(二) 眼距过窄

眼距过窄指的是正常两眼间距离短,孕期典型症状者低于第五百分位(图 5-18)。眼距过窄最常见于前脑无裂畸形或全前脑畸形(图 5-19),也可能发生于一系列的其他染色体畸形、综合征、颅骨发育异常等。

(三) 眼距过宽

眼距过宽或眼距的异常增宽,可发生在一种单独的畸形或者许多综合征中的一部分。当前脑膨出导致眼球机械损伤而从一侧移动到更前的位置时,可导致眼距异常增宽(图 5-20)。

(四) 小眼畸形或无眼畸形

小眼畸形指孕期眼眶测量值低于第五百分位,很少被产前超声检查到。然而,在胎儿磁共振检查中单侧(图 5-21)或双侧小眼畸形,是很容易被发现的。小眼畸形与染色体组型异常、致畸原及散发性的可遗传基因的两者的综合征有关。无眼畸形(即眼球的缺失)既可以由眼泡的形成障碍导致(图 5-22、图 5-23),又可以因神经管严重发育异常导致,如前脑无裂畸形(图 5-24)。

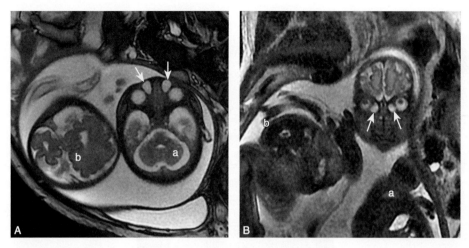

图 5-15 孕 34 周,双胎之一鼻泪管囊肿

在横断位(A)和冠状位(B)T$_2$WI 图像上,双胎之一(a)双侧眼眶内侧分别见高信号、饱满的、呈"泪滴状"的囊性高信号(白箭)

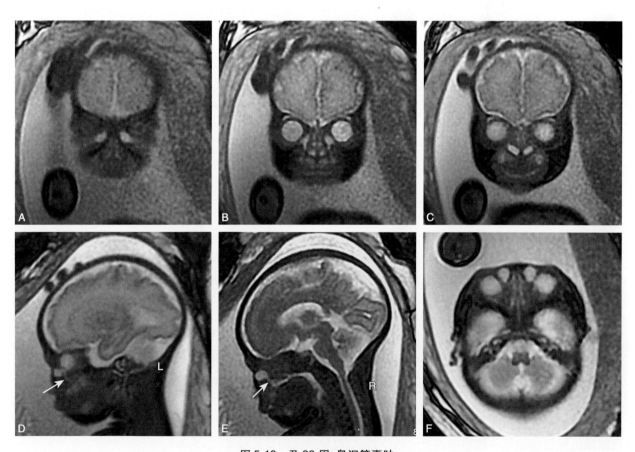

图 5-16 孕 32 周,鼻泪管囊肿

冠状位(A~C)、矢状位(D、E)、横断位(F)T$_2$WI 图像示双侧眼眶内侧分别见高信号囊性灶,矢状位图像可见明显的鼻泪管扩张(白箭),与鼻腔相连

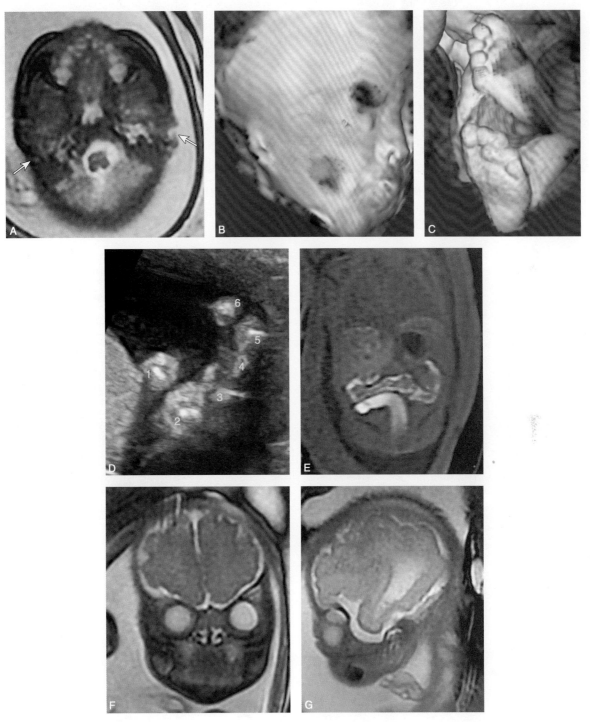

图 5-17　孕 30 周,胎儿一侧面部及肢体发育不良(HFM 综合征)合并眶周囊肿

横断位 T₂WI(A)、面部三维重建图像(B)示右侧呈喇叭状的低位置的小耳畸形。双足三维重建图像(C)示左足多趾(第三脚趾上)。胎儿左手超声图像(D)示多指畸形(尺骨侧)。同时伴肠扭转畸形(T₁WI,图 E)。冠状位(F)、斜矢状位(G)T₂WI 显示左眼左上方眶周囊肿

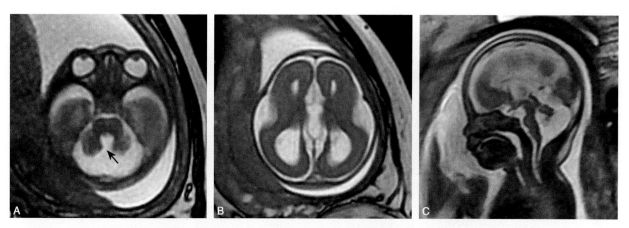

图 5-18　孕 24 周,眼距过窄合并胼胝体发育不全(完全型)及 Dandy-Walker 畸形

A. 横断位 T₂WI 示眼球距离紧凑以及小脑蚓部缺如的"锁眼征";横断位(B)及矢状位(C)T₂WI 可观察到胼胝体的完全缺失、侧脑室增宽、后颅窝池增宽、颈后软组织增厚

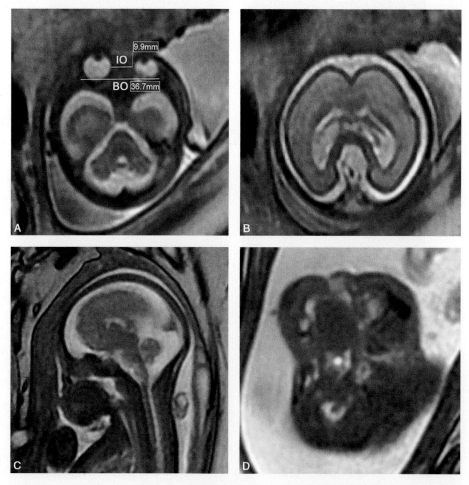

图 5-19　孕 27+周,眼距过窄伴唇腭裂、半叶型全前脑、鼻骨缺失

A. 经测量,眼内距 9.9mm,眼外距 36.7mm;B. 斜横断位 T₂WI 图像示融合的额叶,同时两侧侧脑室体部融合,侧脑室呈马蹄状,丘脑融合,透明隔和胼胝体未显示;C. 矢状位 T₂WI 图像显示鼻骨缺失、唇腭裂以及异常发育的面中部;D. 横断位 T₂WI 显示扭曲变形的、异常发育的面部及唇裂

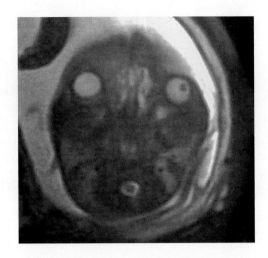

图 5-20　孕 33 周,眼距过宽
横断位 T$_2$WI 图像显示宽大间隔的眼距
(该病例还包括颅内囊肿、唇裂伴腭裂及
胼胝体缺如畸形)

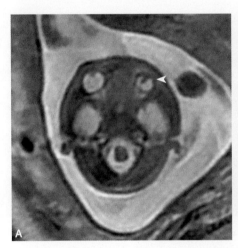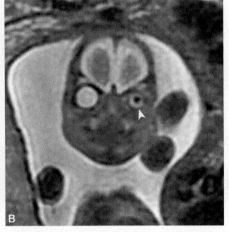

图 5-21　孕 25 周,单侧小眼畸形
横断位(A)和冠状位(B)T$_2$WI 显示左侧眼球(白箭)小于右眼

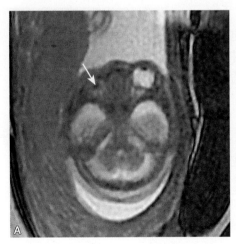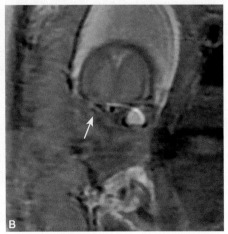

图 5-22　孕 24 周,一侧无眼畸形
横断位(A)和冠状位(B)T$_2$WI 示胎儿右眼缺如(白箭)

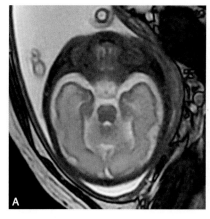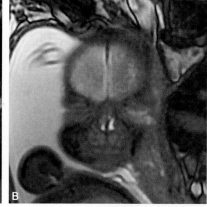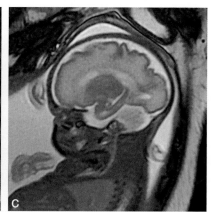

图 5-23　孕 32+周,双侧无眼畸形

横断位(A)、冠状位(B)及右侧矢状位(C)T₂WI 示双侧眼眶内空虚。脐带绕颈一周

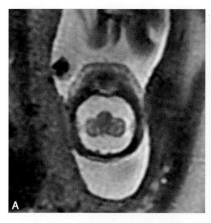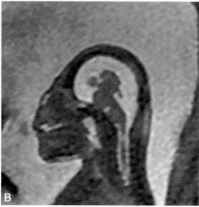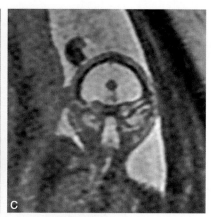

图 5-24　孕 19 周,双侧眼缺失伴发于神经管发育异常,中面部发育畸形

横断位(A)、矢状位(B)和冠状位(C)T₂WI 显示双侧眼眶内空虚、双侧大脑半球融合成单一脑室(无脑叶型全前脑)、前额向后倾斜、脑外间隙狭窄、鼻骨未见显示

四、面中部下颌后移(牙齿后移)和发育不全

面中部后移(图 5-24)和发育不全可发生于各种各样的综合征中,与中脸的面裂和致畸因素的接触有关(图 5-25)。MRI 矢状位图像可清楚显示扁平的中脸和缺失或发育不全的鼻子。

五、唇腭裂

唇腭裂(cleft lip and/or palate,CL/P)是常见的出生缺陷之一,其发生率有种族差异,其中国人 CL/P 的总发生率为 0.13%~0.23%。由于 CL/P 畸形影响新生儿面容、吸吮、吞咽、语言及面部发育等功能,导致身心发育不良,给患儿和家庭带来不良影响。

(一) 唇裂伴或不伴腭裂

CL/P 畸形可以是单侧的(图 5-26、图 5-27)或双侧的(图 5-28、图 5-29)。唇裂或腭裂常以综合征的一部分或者染色体

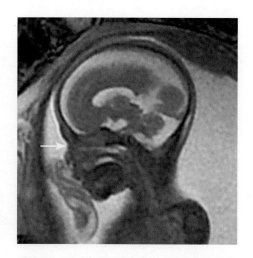

图 5-25　孕 25 周,面中部发育不全和发育不良

矢状位 T₂WI 图像对鼻做评估,图示面中部扁平的外观(白箭)

异常发生,胎儿磁共振能提供上颚影像信息,可以帮助产前诊断。完全性的唇裂和(或)腭裂,裂缝贯穿上嘴唇到鼻子,因充满羊水,故形成一条在磁共振图像上较易观察的通道(图 5-27)。其他畸形,例如在双侧完全唇裂中扁平鼻伴短的小柱组织或在单侧唇裂中鼻中隔的偏移(图 5-30),都常发生于胎儿面裂中。当唇腭裂是完全性的、双边的,中鼻突出物抬高并形成一个典型的前额骨的突出(图 5-29)。

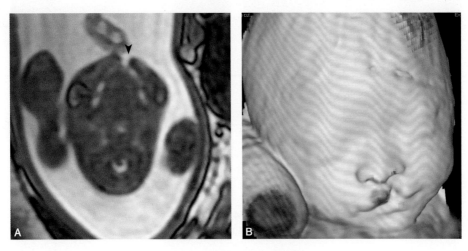

图 5-26　孕 25 周,单侧唇裂
横断位 T₂WI 图像(A)示左侧上唇充满羊水的裂隙,牙槽骨及上颚是完整的,图 B 为磁共振三维 VR 重建图像,可清晰地显示上唇的缺陷处

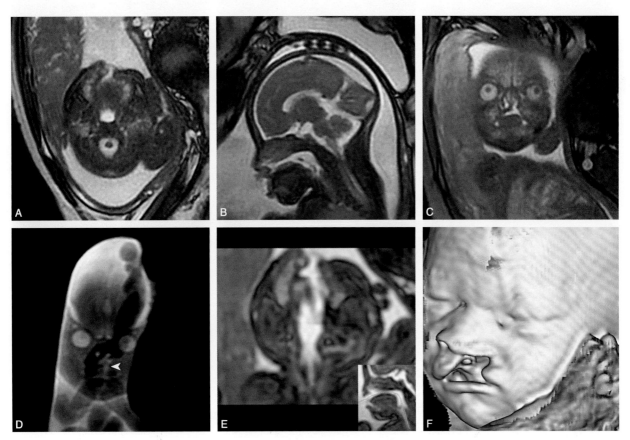

图 5-27　孕 28 周,单侧完全唇腭裂
横断位(A)、矢状位(B)、冠状位(C)T₂WI 图像示略偏左侧的唇腭裂,充满羊水的裂隙与鼻道相通;D. 冠状位 T₂WI 图像及层厚为 60mm 重 T₂ 加权图像示一侧的唇腭裂(白箭头);E. 3D-FIESTA 薄层图像曲面成像,可完整显示唇腭部缺失情况(图右下角为曲面成像轨迹);F. 三维 VR 图像

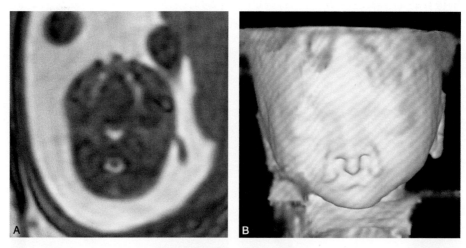

图 5-28　孕 24 周,双侧唇裂
横断位 T₂WI(A)以及三维 VR 重建图像(B)示双侧唇裂

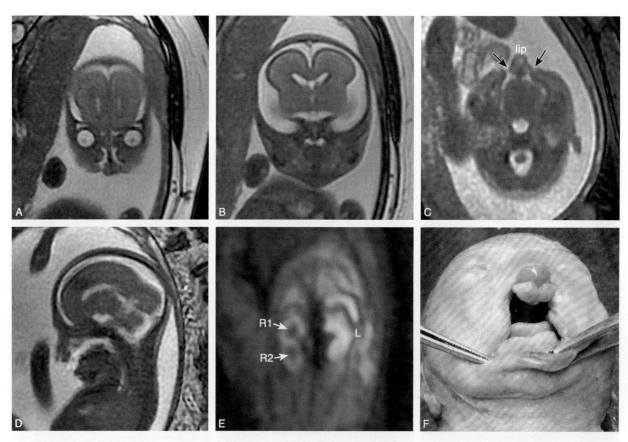

图 5-29　孕 23 周,双侧完全唇腭裂
冠状位(A、B)、横轴位(C)、矢状位(D)T₂WI 图像示上唇左右两侧连续性中断(黑箭),正中部上唇向前突出、抬高。在横轴位图像上,始基腭上两侧的裂隙被很好地显示,在冠状位及矢状位图像上,始基腭和次生腭缺损被观察到,羊水与口咽沟通相连,高信号的羊水从舌头向上延伸;E. 胎儿肾脏冠状位 DWI 显示右侧双肾盂畸形(白箭及标识);F. 引产后尸检图像。注:lip. 上唇;R1. 右侧肾盂 1;R2. 右侧肾盂 2

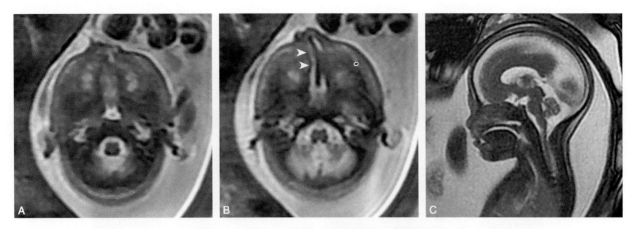

图 5-30　孕 26 周,唇裂、牙槽突裂伴鼻中隔偏移

A、B. 横轴位 T_2WI 图像显示胎儿偏离的鼻中隔(箭头)和单侧的唇裂;C. 矢状位 T_2WI 图像,继生腭在羊水的衬托下可清晰显示

(二) 不完全性腭裂

从病因学上讲,单纯性继发腭裂是不同于唇裂伴或不伴腭裂,且较不常见。不完全腭裂极少被超声诊断,当继发腭缺失呈现在正中矢状位上时,可以被胎儿磁共振检查所诊断(图 5-31、图 5-32)。对于胎儿磁共振检查,实时的影像是较为有用的,因为在胎儿吞咽羊水时可在正中矢状位上重复扫描获得图像。在诊断软腭裂时,一个重要误区是正常软组织和软腭裂的侧面同时存在,且被误解为中线软腭。

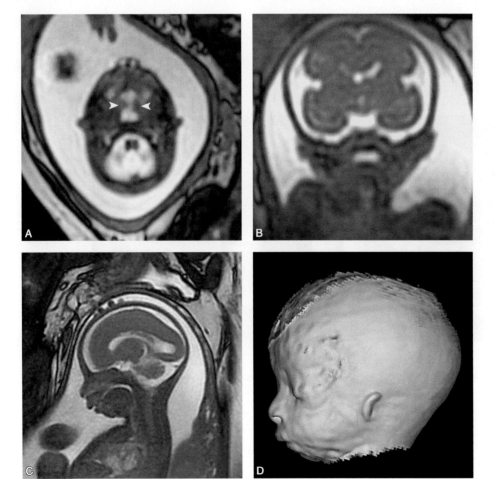

图 5-31　孕 25 周,软腭裂、小下颌畸形、小耳畸形[皮埃尔·罗班综合征(Pierre Robin syndrome)]

A. 横轴位 T_2WI 图像示继生腭缺失(箭头);B. 冠状位 T_2WI 图像示位于原始腭后面口咽与鼻咽的沟通;C. 矢状位 T_2WI 图像示收缩且缩小的下颌及原始腭后边继生腭的缺失;D. 三维 VR 重建图像直观展示小下颌畸形以及形状异常、低置且较小的外耳(外耳畸形)

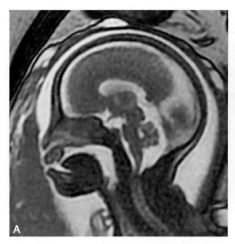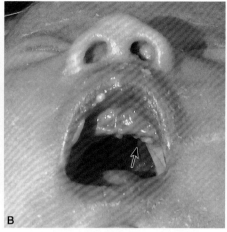

图 5-32 孕 26+ 周,单纯性腭裂

A. 矢状位 T₂ 加权图像,由于继发腭的缺失,鼻道与口腔相贯通,口腔内羊水量相对较多,且
舌后坠,舌尖高抬,口腔内的羊水勾勒出"锄头"征象;B. 孕 34
周,阴道分娩,出生后照片,
证实产前 MRI 诊断,腭大部分缺失,只有左侧部分存在(黑箭)

(三)前正中唇裂

唇正中裂通常与面中部发育不良和前脑无裂畸形相关,容易在 MRI 上显示(图 5-19)。

六、舌发育异常

先天性舌部畸形并不多见,产前 MR 可对舌畸胎瘤、血管瘤、舌下囊肿、巨舌症(图 5-33)等畸形进行鉴别。贝-维综合征(Beckwith-Wiedemann syndrome)(BWS)是最常见的先天性过度生长综合征,发生率为 1/13 700。它的诊断通常是在出生后进行的,患儿出生后立即出现低血糖和胚胎瘤的高风险。BWS 的主要标志是由巨大儿与腹围增加和巨舌(约 78.6%)。

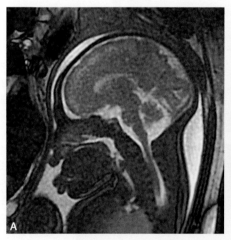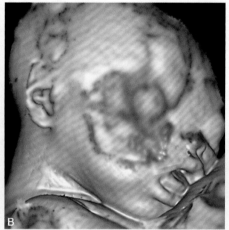

图 5-33 孕 33 周,巨舌症

A. 矢状位 T₂WI 示肥厚的舌体(厚约 1.7cm),张口、舌尖吐出,下颌下移;B. 三维 VR 重建图
像见胎儿嘴巴呈张开姿态。产前 MR 怀疑为 BWS,后失访

七、下颌畸形

小下颌畸形是一个经常用于描述小的下颌或者缩颌的术语,然而,这两者又是不同的情况(常并发)。缩颌和小下颌畸形是对下颌畸形更具体的描述。在正中矢状位上,当在鼻骨骨性结合水平上正交于前额

垂直部分的水平线与连接颏部尖端和嘴唇最突出的前部的水平线之间的夹角,小于 50°时,缩颌被定义为是存在(图 5-34)。当下颌宽度/上颌宽度的比率小于 0.8 的时候(达到骨性边缘前边的后侧、牙齿槽平面 1cm),小下颌畸形被判断为存在的。小颌畸形和缩颌畸形与多种综合征(图 5-21)及染色体异常相关。下颌发育不良可完全代替舌头,这阻碍腭的正常发育,导致软腭裂。在这种情况下,磁共振成像可以发现软腭的缺失。这对分娩计划很重要,因为在出生时有腭裂的胎儿与气道梗阻有关。

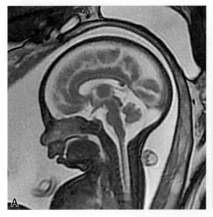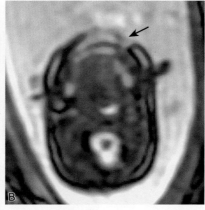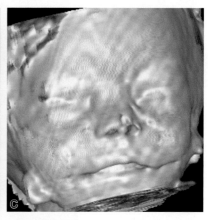

图 5-34　孕 31 周,小下颌畸形、缩颌畸形、面横裂(皮埃尔·罗班综合征)

A. 矢状位 T$_2$WI 显示小而收缩的下颌;B. 横断位 T$_2$WI 示窄的下颌及面颊部软组织的缺失(黑箭)、低位小耳畸形;C. 三维 VR 重建图像显示左侧面横裂的裂隙从嘴角处延伸至耳垂下缘前方处

　　无颌畸形非常罕见,并常伴有小口畸形和舌头缺失。超声和磁共振的结合,在伴有无颌畸形的综合征中,可精确地描述面部畸形。

八、外耳畸形

　　外耳畸形是因神经嵴迁移异常和第一、第二腮弓发育异常所致。产前影像学检查中,外耳易被忽视,但外耳畸形又常伴发于其他面部畸形、综合征或其他系统的多重畸形(图 5-17、图 5-35~图 5-37),外耳畸形与染色体异常有高度相关性。MR 多层面多角度成像可以对耳部解剖结构做详细的评估,并可对外耳尺寸进行测量(出生时外耳长度约 3~4.2cm),同时三维重建图像对诊断外耳畸形起重要意义。

　　外耳畸形根据外耳位置、大小、形态的异常,可进行分类和归纳(图 5-38)。外耳畸形常合并面部不对称、眼睑虹膜及视网膜缺损、鼻后孔闭锁、下颌骨发育不全、腮囊肿或窦道形成、心脏畸形、四肢畸形、肛门闭锁等。

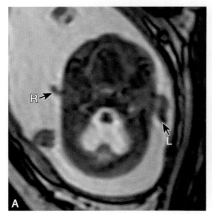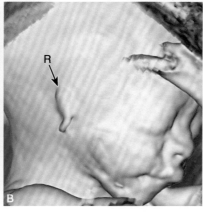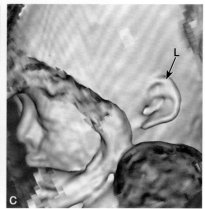

图 5-35　孕 25 周,小耳畸形

横断位(A)T$_2$WI、三维 VR 重建图像(B、C)示右耳外耳较小、形状异常、位置偏低、外耳道闭锁,左耳大小、形状正常

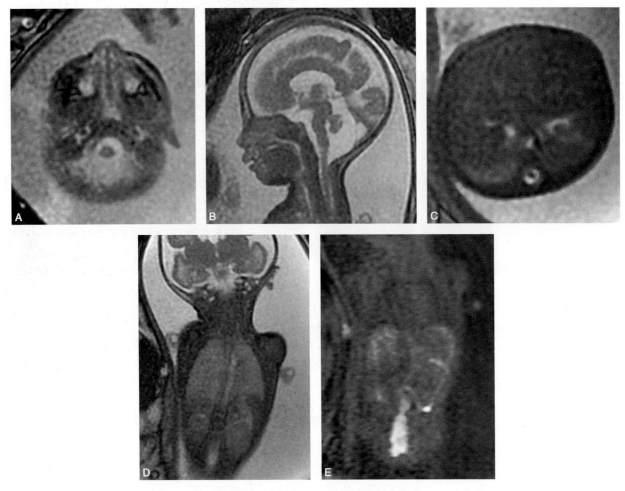

图 5-36　孕 30 周,外耳畸形合并多重畸形

横断位 $T_2WI(A)$ 显示右侧耳廓、外耳道缺失,矢状位 $T_2WI(B)$ 示 Dandy-Walker 畸形变异型。体部横断位 T_2WI
(C)、冠状位 $T_2WI(D)$ 示小胃泡畸形,同时冠状位 $T_1WI(E)$ 显示结肠狭窄,考虑胎儿胃肠道异常。羊水过多。产前
心脏超声:室间隔缺损、左心较小、主动脉狭窄

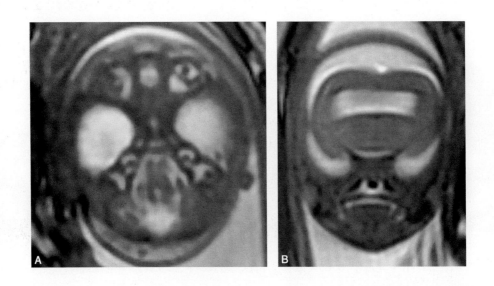

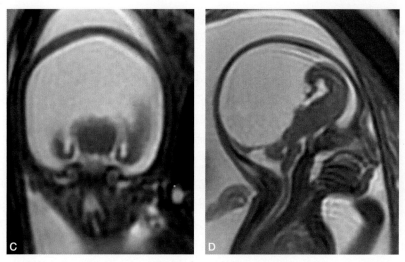

图 5-37　孕 23 周，染色体缺陷导致的神经管发育异常伴眼-耳-面部畸形

A. 横断面 T_2WI 可看到双侧眼球较小伴发育不良、小耳畸形；B、C. 冠状位 T_2WI 示无叶全前脑畸形及小耳畸形；D. 矢状位 T_2WI 观察到鼻子前突、面中部发育不良

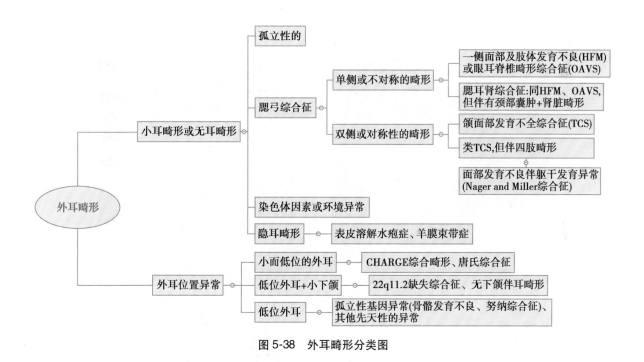

图 5-38　外耳畸形分类图

九、面部和颈部肿块

面颈部的肿块与染色体异常、综合征等高度相关，也可单独发生，且胎儿先天性肿瘤的确切发病率尚不确定。不同机构或者不同的产前检查手段对产前胎儿面颈部肿块诊断率也不尽相同。

过厚的颈后软组织与 21-三体综合征、18-三体等染色体畸形和其他综合征息息相关，在中孕期的超声上，孕 24 周之前在颈背区域大于 5mm 的软组织和或水肿被认为是不正常的。妊娠晚期，由于胎儿颈部皮下脂肪的正常增长，颈背增厚的诊断应谨慎。在磁共振影像上，颈背增厚是比较直观的，表现为不正常的颈后部皮下区域的液体信号（图 5-39、图 5-40）。

面部和颈部的肿瘤比较少见，但又比较重要，因为在分娩的时候它们可能引起气道梗阻。面颈部先天性肿瘤包括淋巴管瘤、畸胎瘤、血管瘤、鳃裂囊肿、甲状舌骨囊肿、颈部纤维瘤、甲状腺肿、纤维肉瘤、平滑肌

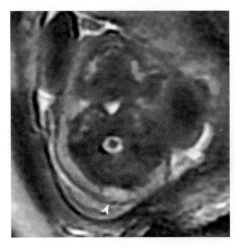

图 5-39 孕 21 周,21-三体胎儿

横断位 T_2WI 示颈项部皮下软组织向后突出增厚(测量值大于 11mm)

肉瘤、横纹肌肉瘤、脂肪肉瘤及血管肉瘤等。胎儿磁共振成像可以清楚地显示肿块的大小、位置及对比邻结构的影响。特别重要的是整个气管的可视化。如果充满羊水的气管经重复扫面后不能被清晰显示,气道可假定为被经过该部位的颈部肿块压缩,气管因此受累。在这种情况下,分娩期子宫外产时治疗过程可以保住生命,即胎儿被部分娩出且脐带被剪断之前,气道应得到保护。

胎儿最常见的颈部肿块是水囊状淋巴管瘤,水囊状淋巴管瘤由先天性的淋巴系统异常导致,产生单个或多个囊肿,在超声和磁共振图像上直观显示(图 5-41)。颈部淋巴管囊状水瘤多位于颈背部或颈后三角区,内多见分隔,在超声上发现的分隔可能被磁共振所忽略。先天性水囊状淋巴管瘤与特纳综合征(Turner syndrome)高度相关(图 5-42),但也发生在其他染色体异常和综合征。在 MRI 上,淋巴管囊状水瘤表现为长 T1 长 T2 囊性块肿块,然而,在 T_1WI 和 T_2WI 上信号强度可能会随淋巴管囊状水瘤内蛋白质含量或出血量变化而变化。超声多普勒图像内多无血流信号。另外,当颈部淋巴管囊状水瘤向舌部、胸腔或纵隔突出并压迫血管、气道时,则会导致头颈供血异常和气道梗阻。

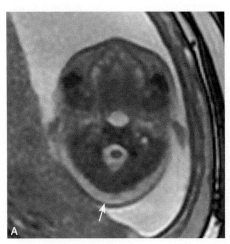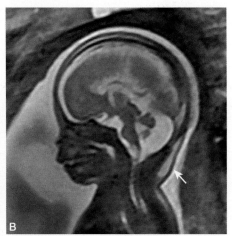

图 5-40 孕 25 周,颈背部增厚伴局灶的液体颈内积聚

横断位(A)、矢状位(B)T_2WI 图像示颈背部皮肤增厚(白箭)

胎儿颈部畸胎瘤是继骶尾部畸胎瘤第二好发畸胎瘤的部位,由于其成分复杂,表现为囊实性和实性肿块,内可见脂肪成分,实性成分内有时可见血流信号,偶而肿块内可见明显条状钙化灶(图 5-43)。脂肪成分及钙化灶为畸胎瘤特征性病变,在产前影像诊断时应特别注意观察。颈部畸胎瘤多表现为颈前肿块,向上可延伸至下颌骨体和乳突,向下延伸至锁骨和胸骨切迹,甚至延伸至纵隔,常浸润周围组织及血管。颈部畸胎瘤常导致颈部过伸,造成胎位不正,阻碍阴道分娩,造成难产。羊水过多和水肿,随着肿瘤大小 >5cm,进行性预后不良的胎儿颈部畸胎瘤可以大幅增长,导致胎儿水肿和心血管失代偿,心脏高输出量,进一步导致心力衰竭。多普勒可显示周围或肿块内的血管。胎儿 MRI 可以评估肿块与气道关系,有助于确定是否分娩控制如子宫外产时治疗(exutero intrapartum treatment,EXIT)是必要的。颈部畸胎瘤新生儿气道梗阻的风险比淋巴管囊状水瘤高 5 倍,尤其是位于口底、舌或纵隔时。未经治疗的颈部畸胎瘤新生儿死亡率高达 80%,尽管经 EXIT 治疗,总死亡率仍然有 36%。如果胎儿染色体异常的发现随着颈部畸胎瘤、淋巴管囊状水瘤的诊断,则预后较差。

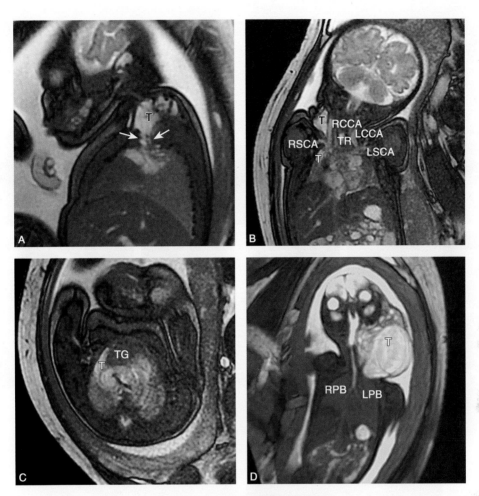

图 5-41　胎儿颈部水囊状淋巴管瘤

孕 35 周(图 A~C),矢状位 T₂WI(图 A)显示右侧颈部多房分隔高信号囊性影突入胸腔(白箭)。
冠状位 T₂WI(图 B)可清晰显示肿块、颈部大血管以及两者间的关系,横断位 T₂WI(图 C)可看
到呈等信号的胸腺。另一胎儿,孕 26 周(图 D),3D-FIESTA CPR 图像见左侧颌颈部多房分隔高
信号影(T),气道充满羊水呈高信号,鼻咽部、喉咽部、气管、左右主支气管清晰地显示在同一个
层面上。注:T. 肿瘤或肿块;TR. 气管;TG. 胸腺;RCCA. 右颈总动脉;LCCA. 左颈总动脉;
RSCA. 右锁骨下动脉;LSCA. 左锁骨下动脉;RPB. 右主支气管;LPB. 左主支气管

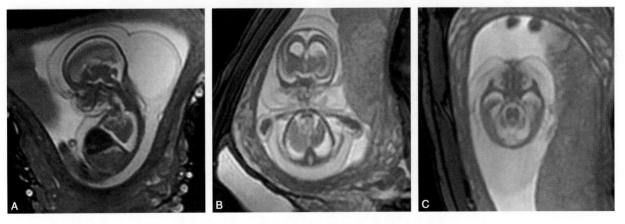

图 5-42　孕 17 周,头颈部巨大先天性水囊状淋巴管瘤

矢状位(A)、冠状位(B)、横断位(C)T₂WI 图像示巨大高信号影呈"头套"样遮罩着整个头颈部,内见分隔;且体部
皮下明显液体积聚、心包积液、胸腔积液,同时可见胎儿发育迟缓、四肢短小。遗传学检查诊断为特纳综合征(Turn-
er syndrome)

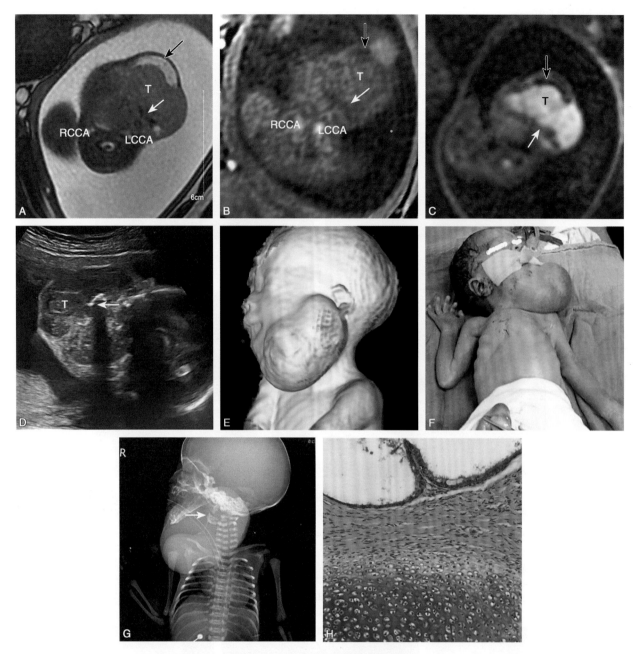

图 5-43　孕 24 周,左颌下畸胎瘤

同一层面横断位的 T₂WI(A)、T₁WI(B)、DWI(C)显示肿瘤呈囊实性混杂成分信号特点(T),肿块外侧见囊性成分(黑箭),中央部见条索状低信号的区域(白箭)考虑钙化灶,肿瘤实性部分 DWI 呈明显的弥散受限;D. 此位置超声可见高回声且后方见声影;E. 为 D-FIESTA VR 图像,清晰地显示肿瘤的大小、范围、外观;F. 30+周剖宫产术后,新生儿气管插管照片;G. 产后 X 线摄影也证实,钙化呈高密度影;H. 手术病理证实为成熟型囊实性畸胎瘤(HE 染色,×100)。注:RCCA. 右颈总动脉;LCCA. 左颈总动脉

　　先天性血管瘤(congenital hemangiomas,CHs)是皮肤良性血管病变软组织肿块,CHs 的形态学类型包括毛细血管状、海绵状和混合型。毛细血管瘤产前诊断是很困难的。血管瘤可引起消耗性凝血病、微血管病性溶血性贫血、血小板减少。海绵状血管瘤的超声影像表现为增厚的囊壁、不均匀回声的囊实性团块。在肿块内见增粗、搏动的血流。血流回声特点取决于血管类型、动静脉分流的量及内皮细胞的增殖情况。相比而言,毛细血管瘤的产前超声声像图特征不是很典型。在 MRI 上,血流信号在 FIESTA 图像上呈"亮血"特点(图 5-44)、呈高信号,在 SSFSE 序列呈流空效应、呈低信号。

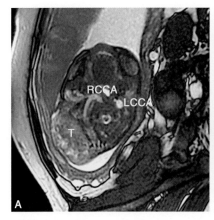
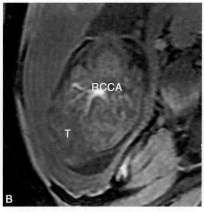
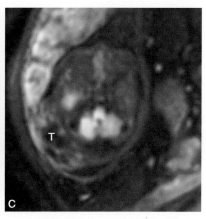

图 5-44　孕 21 周,右侧颈部海绵状血管瘤

A. 横断位 FIESTA T_2WI 可见肿块(T)呈以等信号为主、内见高信号的特点,可见粗大颈动脉供血血管;B. T_1WI 亦可见呈高信号的血管影、肿块呈等信号;C. DWI 肿块呈等低信号

　　鳃裂囊肿是由胚胎鳃裂残余组织所形成的囊性肿块,根据来源不同可分为第一、二、三或四鳃裂囊肿。肿块位于颈部上中 2/3 的腮腺外侧的颈前区域,影像表现为规则的、单发的囊性占位,为第一鳃裂囊肿(图 5-45)。甲状舌管囊肿是甲状舌管残余上皮发生的囊肿(图 5-46)。鳃裂囊肿及甲状舌骨囊肿为单纯性的囊性占位,第一、二鳃裂囊肿常不影响阴道分娩,第三或四鳃裂囊肿以及甲状舌骨囊肿可压迫气道。

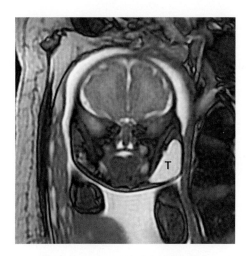

图 5-45　孕 31 周,左侧鳃裂囊肿
冠状位 FIESTA T_2WI 显示左侧下颌骨外侧软组织区域呈单房的囊性肿块(T)

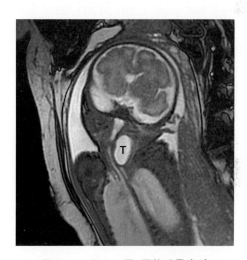

图 5-46　孕 31+周,甲状舌骨囊肿
冠状位 FIESTA T_2WI 显示颈部咽喉部偏左侧有一椭圆形高信号囊性肿块(T),食管气管明显受压移位

　　当评估颈部肿块时,其位置及信号特点有助于区分肿块的种类。颈部畸胎瘤常发生于中线位置,可能来源于甲状腺。超声比磁共振更易发现病变内的钙化。畸胎瘤趋向于非均质的、边界清晰的病变。典型的胎儿甲状腺肿大多用超声进行评估,然而也可用磁共振直观显示,T_1WI 很好地显示高信号的甲状腺,T_2WI 被用于显示高信号的呼吸道。淋巴管瘤趋向于侵袭组织及包绕主要的神经血管结构。在产前评估中,一个关键的议题包括舌头的参与,因为它可以干预婴儿吞咽分泌物的能力。在磁共振成像上,颈部肿瘤成像大多呈囊性如淋巴管瘤、血管瘤、甲状舌骨囊肿等,也可呈实性或囊实性如畸胎瘤,有时可伴出血。

小　结

　　胎儿面部、颅骨、颈部有各种各样的畸形,在磁共振成像上,对这些部位正常或不正常的表现的认知可帮助诊断,有助于指导宫内的治疗,也可指导分娩方式以防潜在的气道梗阻。

(郑伟增　王吉达)

参 考 文 献

［1］ Deborah levine. Atlas of fetal MRI. Boca raton：taylor & francis Group，LLC，2005.

［2］ 李胜利，罗国阳. 胎儿畸形产前超声诊断学. 第 2 版. 北京：科学出版社，2017.

［3］ Neville，Brad W. Oral and maxillofacial pathology. 6th ED. South carolina：Elsevier health sciences，2015.

［4］ Abramson，zachary R. Radiology of cleft lip and palate：imaging for the prenatal period and throughout life. Radiographics，2015，35：2053-2063.

［5］ Wang，G.，Shan，R. Fetal cleft lip with and without cleft palate：comparison between MR imaging and US for prenatal diagnosis. European journal of radiology，2011，79：437-442.

［6］ Mai-lan Ho，Christine M. G. Fetal magnetic resonance imaging of head and neck anomalies. J pediatr neuroradiol，2016，05：112-136.

［7］ Epelman，Monica. Extrafetal findings on fetal magnetic resonance imaging：a pictorial essay. Semin ultrasound CT MR，2015，36：550-567.

［8］ David M，Mirsky MD. Fetal MRI：head and neck. Magn reson imaging Clin N Am，2012，20：605-618.

［9］ Mehmet tekşam，Umutözyer. MR imaging and ultrasound of fetal cervical cystic lymphangioma：utility in antepartum treatment planning. Diagn interv radiol，2005，11：87-89.

［10］ Eren S，Bakir Z. Imaging features of cervical lymphangiomas as a cause of respiratory distress and vascular-lymphatic disturbance. Eurasian journal of medicine，2009，41：39-43.

［11］ Dighe MK，Peterson SE. EXIT procedure：technique and indications with prenatal imaging parameters for assessment of airway patency. Radiographics，2011，31：511-526.

［12］ Neidich MJ，Prager JD. Comprehensive airway management of neonatal head and neck teratomas. Otolaryngol head necksurg，2011，144：257-261.

［13］ Tsukimori K，Hojo S. Fetal neck capillary hemangioma associated with kasabach-merritt syndrome. Jultrasoundmed，2007，26：397-401.

第 **6** 章

胎儿胸部发育异常的 MRI 诊断

大量研究认为 MRI 对胎儿胸部发育异常的诊断有重要意义,MRI 比超声成像提供了更多的诊断信息。对计划行手术及超声诊断不明确的胎儿,产前胎儿胸部 MRI 有指导制定治疗方案的意义。

第一节　出生前的胎儿肺发育

一、正常胎儿肺的发育

胎儿肺的发育包括 5 个时期。

1. 胚胎期(孕 26 天~6 周)　孕 26 天,肺芽从胚胎前肠的喉-气管沟突出,形成肺原基,它是喉、气管和肺的原基,继之喉-气管沟逐渐发育成管,并与食管分离。管的头端发育成喉,中段发育成气管,末端分成左、右两支并膨大,称为肺芽,将来发育成支气管和肺。肺芽反复分支而形成支气管树,支气管树的终芽最终分化为呼吸性细支气管、肺泡管、肺泡囊和肺泡。孕 6 周时气管、主支气管、段支气管等气道骨架基本形成。

2. 假腺体期(孕 6 周~16 周)　原始气道连同早期的腺体一起发育。早期,气道内衬假复层柱状上皮。后期,气道上皮为高柱状上皮细胞。假腺体期呼吸部开始发育,后期气道远端为立方上皮,为不成熟的 Ⅱ 型肺细胞。

3. 小管期(孕 17~28 周)　远端气道进一步形成分支,内衬细胞变扁,间质减少。肺实质内毛细开始增生,毛细血管网的形成是这一阶段的主要特征。

4. 囊泡期(孕 29~36 周)　气道末端形成内壁光滑、柱状的囊性结构。这些囊由初级间隔隔开、分成更小的单位。初级间隔是这一阶段的主要特征。间质进一步减少,毛细血管床更靠近新形成的肺泡,肺换气部面积继续增多。

5. 肺泡期(孕 36 周~婴儿)　呼吸性细支气管和肺泡进一步形成,出生后肺泡数目继续增加,功能逐步完善。

二、肺液的产生和作用

发育过程中,胎儿肺产生液体,充满囊泡及肺泡腔,并随孕周而增加。肺液是由肺组织分泌所产生的,并不是羊水吸入所致。肺液量约 20~25ml,占肺总量的 40%,并且不断交换更新。肺液的存在有利于肺的发育和膨胀以及呼吸的建立,防止生后气道阻塞和肺不张,有利于生后残气量的形成和呼吸的维持。胎儿的呼吸运动维持肺内液体的流出和聚集,当非呼吸时声门闭合,阻止肺液流出,而聚集于肺泡内。当胎儿呼吸时声门周期性开放,降低了肺液流出的压力,促使肺液流出。

第二节　胎儿正常肺发育 MRI

一、肺的信号

在 T_2 加权像上,正常肺组织的信号随着孕龄增加而逐渐升高(图6-1~图6-3)。在 T_1 加权像上,正常肺组织的信号随着孕龄增加而逐渐降低。正常肺体积已有文献报道。随着孕龄增加,胎儿肺体积与胎儿大小呈正比。

二、胸部血管

肺动脉干及其一级分支在肺中央区域可见,表现为流空信号影(图6-2)。相对于中期妊娠早期阶段,在中期妊娠晚期阶段及晚期妊娠时,由于肺组织的信号逐渐升高和肺体积逐渐增大,肺动脉干及其一级分支成像清晰可辨。只要选择合适的平面成像,主动脉、上腔静脉、下腔静脉及动脉导管均可见(图6-4~图6-6)。由于心脏持续不断地跳动,心脏各腔很难清晰成像,但是在特定条件下可以实现成像(图6-7)。

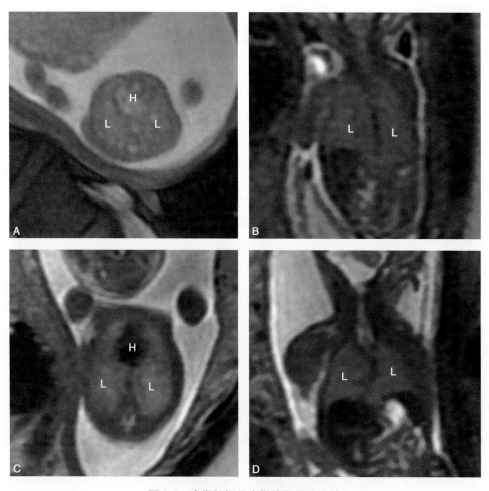

图6-1　中期妊娠早中期阶段的胎儿肺

胎儿肺 T_2WI 及 FIESTA 序列轴位和冠状位成像,此孕期的肺血管较难辨认;血液在 FSE 序列上呈低信号,在 FIESTA 序列上呈高信号;A、B. 孕16周胎儿双肺(L)和心脏(H);C、D. 孕19周胎儿双肺(L)和心脏(H)

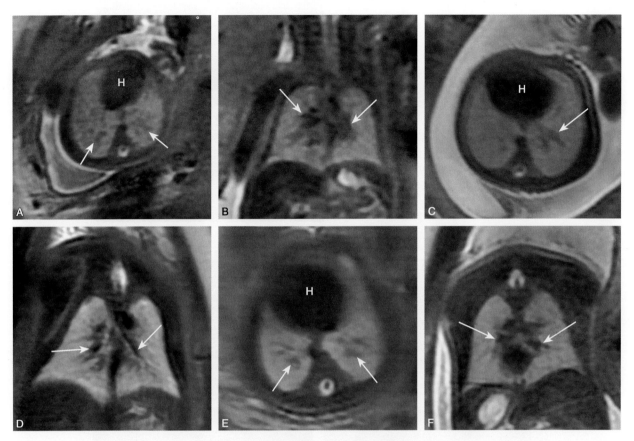

图 6-2　中期妊娠晚期阶段和晚期妊娠的胎儿肺

胎儿 T_2WI 序列轴位和冠状位成像,比起图 6-1,此孕期胎儿肺组织的信号升高;肺血管显示为自肺门发出的清晰流空信号,呈树枝状分布(白箭)。A、B. 孕 24 周胎儿双肺血管(白箭)和心脏(H);C、D. 孕 28 周胎儿双肺血管(白箭)和心脏(H);E、F. 孕 32 周胎儿双肺血管(白箭)和心脏(H)

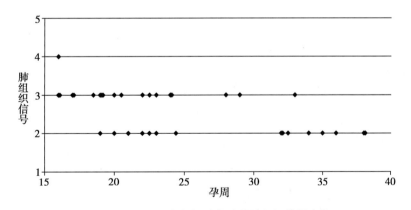

图 6-3　T_2WI 上各妊娠阶段胎儿肺组织信号变化

Levine 等将 T_2WI 上肺组织的信号按照如下方法分成 5 个等级。1 级:同液体信号(以羊水或脑脊液为参照);2 级:信号稍低于液体;3 级:信号介于液体和肌肉之间;4 级:稍高于肌肉信号;5 级:同肌肉信号(引自:Deborah Levine. Altlas of Fetal MRI〔M〕. New York:Taylor & Francis Group,2005:93.)

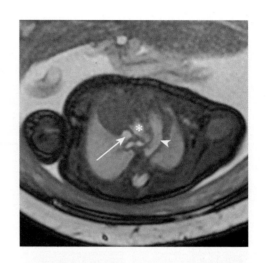

图 6-4　孕 23 周胎儿胸腔大血管
胎儿 FIESTA 序列轴位成像示肺动脉干
（箭头），主动脉（＊），上腔静脉（箭）；血
液在 FIESTA 序列上呈高信号

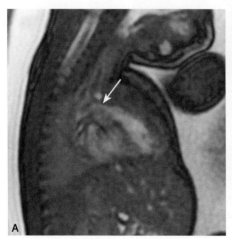
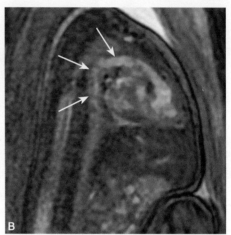

图 6-5　胎儿动脉导管及主动脉弓
胎儿 T₂WI 斜矢状位成像示图 A 动脉导管弓（白箭）起自肺动脉干前壁，图 B 主动脉弓（白
箭）位于纵隔内，延续为降主动脉。动脉导管和主动脉弓的血流汇入降主动脉，降主动脉走
行于脊柱前方

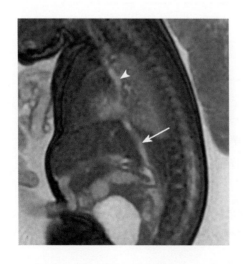

图 6-6　正常胎儿血管
胎儿 FIESTA 序列斜矢状位成像，FIESTA 序
列为白血序列，血液呈高信号；上腔静脉（箭
头）、下腔静脉（白箭）均清晰可见

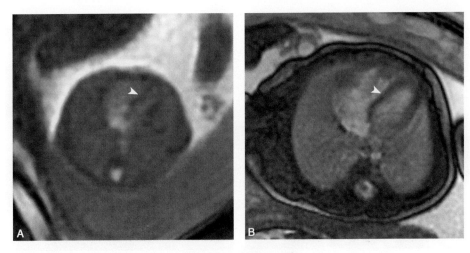

图 6-7　正常胎儿心脏

胎儿胸部 FIESTA 序列轴位成像示孕 19 周（A）和孕 26 周（B）胎儿心脏成像，可见室间隔（箭头）；胎儿心脏成像时心脏各腔常显示不清，偶可采集到各心腔的清晰成像

三、气道和食管

气管及其隆突、左右主支气管在绝大多数情况下可见（图 6-8）。食管全程只有部分可见。食管呈后纵隔内的管状结构。当胎儿吞咽羊水或羊水在食管内返流时采集图像，则食管清晰可见。当食管扩张、充满羊水时，食管成像较佳（图 6-9）。

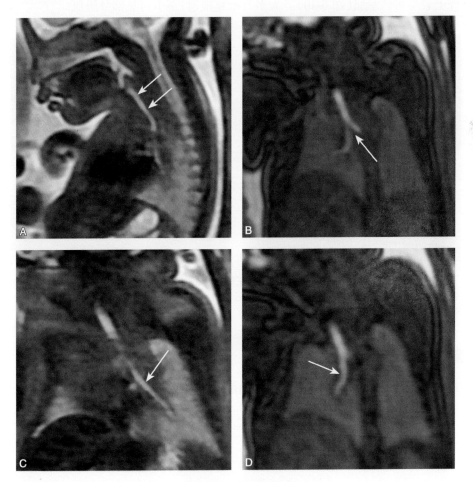

图 6-8　正常胎儿气道

胎儿胸部 T₂WI 序列矢状位（A）和冠状位（B-D）成像白箭依次显示气管、气管隆嵴、左支气管、右支气管

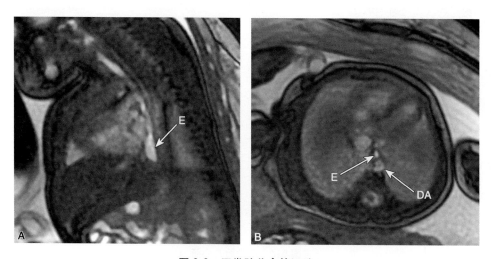

图 6-9　正常胎儿食管远端

胎儿胸部 FIESTA 序列矢状位（A）和轴位（B）成像分别是两个胎儿的食管远端成像，食管（E），降主主动脉（DA）；胎儿吞咽羊水或者羊水在食管内反流时，MRI 可见食管内液体信号

四、膈肌

膈肌呈穹隆形结构，分隔胸腔和腹腔。在 T_2 加权像上，膈肌呈低信号，且其信号稍低于肝脏。在冠状位及矢状位图像上较易辨认膈肌（图 6-10）。大多数研究报道，至少可见部分膈肌。

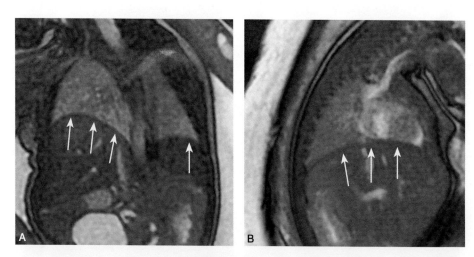

图 6-10　正常胎儿膈肌

胎儿胸部 FIESTA 序列斜冠状位（A）及矢状位（B）成像示膈肌（白箭）呈低信号穹隆形结构，分隔胸腔和腹腔

五、胸腺

胸腺在晚期妊娠阶段成像最佳，呈位于前纵隔内的中等-低信号结构（6-11）。正常胎儿胸腺大小尚无统一数据。

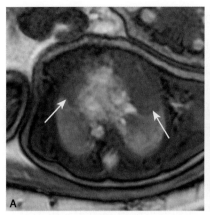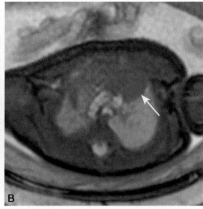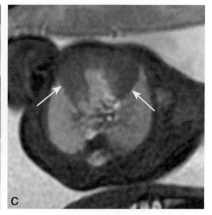

图 6-11　正常胎儿胸腺

胎儿胸部 FIESTA 序列轴位成像示孕 28 周(A)、孕 33 周(B)及孕 38 周(C)胎儿胸腺成像(白箭),呈低信号

第三节　胎儿肺部发育异常

一、肺发育不全(pulmonary hypoplasia)、肺未发育(pulmonary aplasia)及肺未发生(pulmonary agenesis)

肺发育不全是指胎儿肺重量和体积较相应孕周绝对减小,组织学上显示肺组织内肺泡数目及支气管数目减少,多累及一侧肺,如为单个肺叶受累则多合并同侧肺动脉发育不良及肺静脉引流异常,又称为发育不全肺综合征(hypogenetic lung syndrome)。肺未发育是指有支气管残端,远端呈一盲端,无肺血管及肺实质。肺未发生是指一侧或双侧肺实质、支气管及肺血管均完全缺如。临床多见一侧或一叶肺未发育,右肺未发育预后较差。肺未发育或肺未发生常伴发心血管、消化道、泌尿生殖系统、半椎体及同侧骨骼畸形。任何导致胸腔异常(骨性胸廓小、胸腔内肿瘤、心脏扩大)、胎儿呼吸运动异常(肌肉疾病、骨发育不良性疾病)、羊水量异常(过少)等均可导致胎儿肺发育不良。

【预后】

(1)肺发育不全:相对肺体积小于 25%~40% 则存活困难,引起肺发育不良的原因不同,其预后也明显不同。

(2)肺未发育及肺未发生:单纯一侧肺未发育或肺未发生者,早期可无明显症状,合并其他畸形者取决于合并畸形的严重程度。双侧肺未发育或肺未发生是致死性畸形,出生后不能存活。

【MRI 表现】

(1)肺发育不全(图 6-12):从肺组织信号及肺体积两方面评价肺发育情况。T_2WI 显示正常肺组织信号随孕龄增加而逐渐升高,T_1WI 显示正常肺组织的信号随孕周增加而逐渐降低。胎儿肺体积随孕周增加而增大,相对肺体积被推荐作为评估肺功能不全的一个较准确指标。相对肺体积=肺总体积/预测肺体积。肺总体积在 MRI 上的测量方法为在横断面上手动分别画出每一层的每侧肺轮廓,然后乘以层厚,计算出每一侧肺体积,两侧相加得出肺总体积。按照 Rypens 等的方程式,预测肺体积=0.003×孕龄$^{2.86}$。

(2)肺未发育:可见一侧或双侧支气管盲端,但同侧胸腔内未见肺实质及肺血管。

(3)肺未发生:一侧或双侧胸腔内找不到肺实质、支气管及肺血管存在的证据。

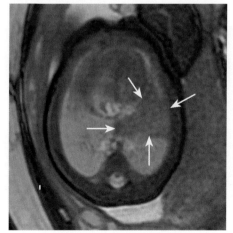

图 6-12　孕 34 周,肺发育不全

胎儿胸部 FIESTA 序列轴位成像示胎儿左肺上叶(白箭)形态存在,但信号明显低于正常肺组织

二、先天性囊性腺瘤样畸形(congenital cystic adenomatoid malformation)

先天性囊性腺瘤样畸形是一种肺错构畸形,组织学上表现为终末支气管过度异常增生、囊状扩张,正常肺泡结构缺失。CCAM是一种少见病,发病率约1:35 000~1:25 000,发生于胚胎7~10周,约4%的病灶可退化缩小、自然消退。1977年,Stocker等根据组织病理学将CCAM分为3型。Ⅰ型:约占75%,由单个或多个大小不等的囊腔组成,其中至少有一个囊直径>2cm,囊内被覆假复层纤毛柱状上皮,部分病例可见黏液上皮和软骨板。Ⅱ型:占10%~15%,由多个直径1~2cm的小囊组成,囊内被覆纤毛立方和纤毛柱状上皮。Ⅲ型:占10%~15%,由较大的实质性肿块和无数微囊组成。

【预后】

产前诊断CCAM,其预后主要取决于病变大小、有无肺发育不全、纵隔移位及胎儿的血流动力学改变。胎儿水肿提示预后不良,需要胎儿干预或提早分娩。少部分CCAM在孕晚期会逐渐退化缩小。出生后婴儿肺如有损害,情况稳定后需要手术治疗。出生时无症状者则暂时不需手术治疗。

【MRI表现】

Ⅰ型:表现为单个或多发大小不一的囊泡,最大囊直径>2cm,T₂WI上囊泡呈高信号,囊壁及分隔呈低信号(图6-13)。

Ⅱ型:表现为多发直径1~2cm的小囊泡,T₂WI上囊泡呈高信号,且囊泡越大信号越高,囊壁及分隔呈低信号(图6-14)。

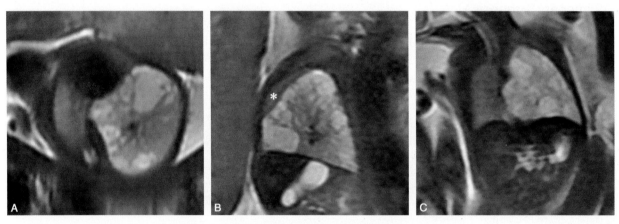

图6-13 孕26周,左肺囊性腺瘤样畸形(Ⅰ型)

胎儿胸部T₂WI序列轴位(A)、矢状位(B)及冠状位(C)成像示胎儿左侧胸腔见一巨大肿块,呈T₂WI高信号,其内见大小不一多发更高信号的囊泡影,最大囊长径>2cm,周围肺组织(*)受压呈低信号,纵隔受压推移

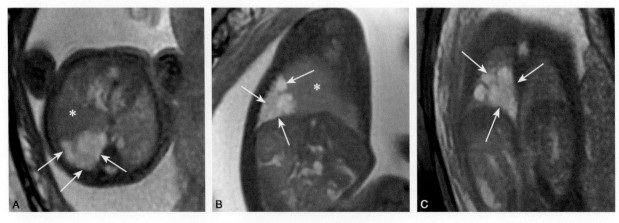

图6-14 孕25周,右肺囊性腺瘤样畸形(Ⅱ型)

胎儿胸部FIESTA序列轴位(A)、矢状位(B)及冠状位(C)成像示胎儿右侧胸腔见一囊性肿块(白箭),呈T₂WI高信号,其内见大小不一多发囊泡,囊径约1~2cm,周围肺组织(*)受压推移、相对于左肺呈稍低信号,纵隔受压推移不明显

Ⅲ型:表现为片状异常信号区,边界清,T₂WI 上病变信号介于羊水和正常肺组织之间,信号较均匀,未见明显囊泡(图 6-15、图 6-16),此型需与肺隔离症相鉴别。

【鉴别诊断】

(1) 支气管囊肿:应与 Ⅰ 型 CCAM 相鉴别,支气管囊肿常位于支气管分叉部,但约 15% 位于肺实质内,这种情况下两者产前难以鉴别。

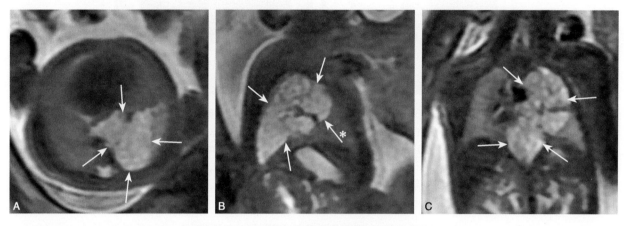

图 6-15 孕 26 周,左肺囊性腺瘤样畸形(Ⅲ型)

胎儿胸部 T₂WI 序列轴位(A)、矢状位(B)及冠状位(C)成像示胎儿左侧胸腔见一巨大肿块(白箭),形态不规则,呈 T₂WI 高信号,肿块部分呈实性,部分呈多发微囊改变,最大囊长径约 0.6cm,周围肺组织受压呈低信号,膈肌局部受压下移

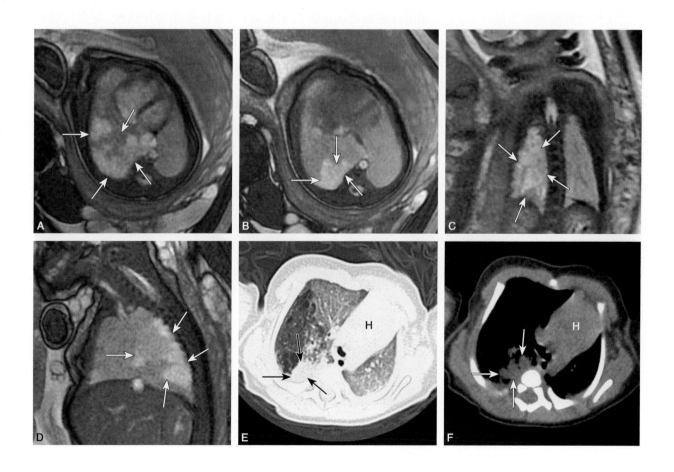

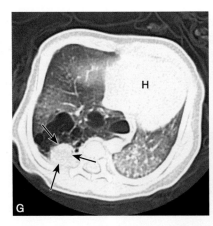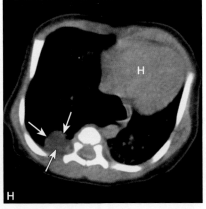

图 6-16　孕 36 周,右肺囊性腺瘤样畸形(Ⅲ型)

胎儿出生前胸部 FIESTA 序列轴位(A、B)、冠状位(C)及矢状位(D)成像示胎儿右侧
胸腔见一不规则肿块影(白箭),其内由多发微囊组成,呈 T_2WI 高信号。患儿出生 2d
行右肺 CT(E~H)示右下肺见多发大小不一薄壁囊性灶呈簇集状分布,部分囊性灶呈透
亮密度影,部分囊性灶内可见液体(白箭及黑箭),其内 CT 值约 4~15Hu

(2) 支气管肺隔离症:应与Ⅲ型 CCAM 相鉴别,两者主要从两方面鉴别,支气管肺隔离症由体循环供
血且与支气管树不相通,而 CCAM 由肺循环供血且与支气管树相通。

三、支气管肺隔离症(bronchopulmonary sequestration,BPS)

支气管肺隔离症是指异常、无功能的肺组织与正常肺组织相隔离,其接受体循环供血,与支气管树
不相通。供血动脉常起自于胸或腹主动脉,有时可起源于腹腔动脉干、脾动脉、肋间动脉、锁骨下动脉
或冠状动脉。根据是否有独立胸膜覆盖,分为 2 型。①叶内型:约占 75%,无独立胸膜覆盖,嵌入到正
常肺叶内,常见于左肺下叶后基底段(图 6-17);②叶外型:约占 25%,有独立胸膜覆盖,可位于膈上、膈
下或横跨膈肌(图 6-18)。这两型均常见于下叶,左下叶最为常见。叶外型常可于产前诊断,叶内型则
常于儿童后期或成人时期诊断。叶外型者可伴有其他先天性疾病,如先天性膈疝、心脏畸形、肺发育不
全或前肠重复囊肿。支气管肺隔离症(BPS)与先天性囊性腺瘤样畸形(CCAM)可混合存在,此混合性
病变存在恶变危险。

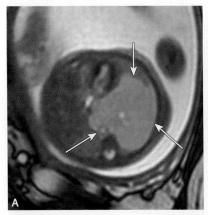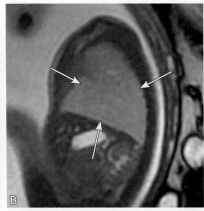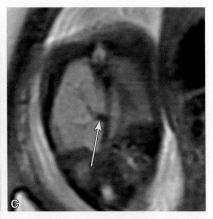

图 6-17　孕 24 周,支气管肺隔离症(叶内型)

胎儿胸部 T_2WI 序列轴位(A)、矢状位(B)及冠状位(C)成像示胎儿左侧胸腔见一巨大肿块,呈均匀高信号(白箭);
图 C 可见胸主动脉发出分支(白箭)参与其血供;周围肺组织明显受压,纵隔受压推移

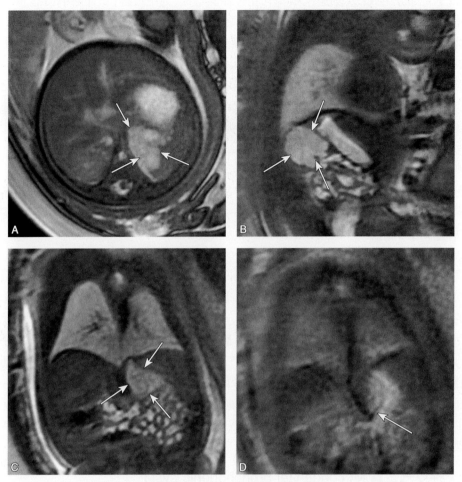

图 6-18　孕 31 周,支气管肺隔离症伴囊变(肺外型,膈下)

胎儿胸部 T$_2$WI 序列轴位(A)、矢状位(B)及冠状位(C、D)成像示膈肌下脊柱左前方、胃泡后方见一囊性灶(白箭),内见多发分隔;图 D 可见腹主动脉发出分支(白箭)参与其血供

【预后】

大病变可压迫食管及胸部静脉引起羊水过多、胎儿水肿,提示需要胎儿干预或提早分娩。出生后,有症状的婴儿需要尽早手术治疗。大部分肺隔离症患者即使没有症状,由于容易感染、出血及恶变,亦建议手术治疗。

【MRI 表现】

典型 BPS 表现为 T$_2$WI 上一实性均匀高信号肿块,边缘整齐、清楚,其特征性表现是找到体循环供血动脉。部分 BPS 可见囊变。

【鉴别诊断】

(1) Ⅲ型 CCAM:应与叶内型 BPS 相鉴别。支气管肺隔离症由体循环供血且与支气管树不相通,而 CCAM 由肺循环供血且与支气管树相通。

(2) 肾上腺神经母细胞瘤、肾上腺出血:应与叶外型 BPS 相鉴别。叶外型 BPS 常于孕中期发现,常见于左侧,常为实性病变、信号较均匀。神经母细胞瘤常发生于右侧,常于孕晚期发现,可呈囊性、囊实性或实性。肾上腺出血表现为病灶信号随时间改变,T$_1$WI 高信号提示出血。

四、先天性膈疝(congenital diaphragmatic hernia,CDH)

先天性膈疝是由于局部膈肌缺损,腹部脏器疝入胸腔。膈肌发育起始于胚胎第 4 周,胚胎第 8~9 周膈肌已发育,由以下 4 部分组成:①腹侧中央部分,由原始膈形成,为中央腱;②背侧中央部分,由食管系膜形成;③双后外侧部分,自胸腹膜发育生成;④双外侧部分,由胸壁皱褶发生。在膈肌发育过程中,任何时期任何部分发育停顿均可造成局部膈肌缺损而形成膈疝,膈肌左右两面的后外侧关闭最晚,且左侧晚于右侧。膈肌缺损好发于后外侧、胸骨后部和食管裂孔,以左后外侧最常见。CDH 发病率约 1/3000～1/2000,发病率无性别差异,常伴有其他脏器畸形。膈疝形成在胚胎第 10 周左右,因此腹部脏器疝入胸腔常导致肺发育不全和肺表面活性物质减少,且其程度与膈疝的发生时间和程度密切相关,孕 25 周前做出诊断且伴有羊水过多的病例预后较差,而孕 25 周后做出诊断的病例预后较好。

【预后】

相对肺体积被推荐作为评估肺功能不全的一个较准确指标。相对肺体积＝肺总体积/预测肺体积。肺总体积在 MRI 上的测量方法为在横断面上手动分别画出每一层的每侧肺轮廓,然后乘以层厚,计算出每一侧肺体积,两侧相加得出肺总体积。按照 Rypens 等的方程式,预测肺体积＝$0.003 \times$孕龄$^{2.86}$。根据文献报道,相对肺体积小于 25%～40% 则存活困难。

【MRI 表现】

(1) 左侧膈疝:约占 83%,可见胃、肠管及部分肝脏位于左半膈之上、疝入左侧胸腔内(图 6-19、图 6-20)。胃含有胃液呈 T_1WI 低信号、T_2WI 高信号,胃常膨胀,疝入胸腔的胃可发生器官轴型扭转,即胃大弯位于胃小弯的上方。小肠和大肠均为管样匍行结构,小肠叶呈 T_1WI 低信号、T_2WI 高信号,大肠因含胎粪呈 T_1WI 高信号、T_2WI 低信号。疝入左侧胸腔的肝脏信号与未疝入的肝脏信号相似,呈 T_1WI 高信号、T_2WI 低信号,有无肝脏疝入,其病死率不同,分别为 57% 与 7%。纵隔移位可影响胎儿静脉回流及羊水吞咽,可能出现胸腔积液、腹腔积液和羊水过多,严重者可导致胎儿水肿。

(2) 右侧膈疝:约占 12%,几乎所有病例均有肝脏疝入,导致肝静脉阻塞,引起胸腔积液、腹腔积液和胎儿水肿(图 6-21)。

(3) 双侧膈疝:约占 5%。

五、先天性支气管囊肿(congenital bronchogenic cyst)

先天性支气管囊肿是由前肠腹侧喉气管沟处发出异常肺芽或气管、支气管分支,分化成充满液体的盲囊,多数生长在气管、支气管旁,尤其靠近隆嵴附近,有蒂与支气管相连或与之共壁,与支气管相通或不相通。大多位于中纵隔,偶见于前、后纵隔,以单发、单房多见。囊壁很薄、具有支气管结构,内衬呼吸道上皮细胞,囊内含有浆液性或黏液性物质。

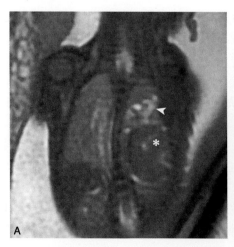
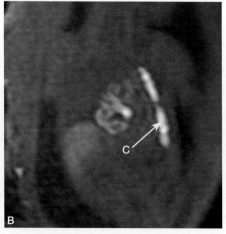

图 6-19　孕 25 周,左侧膈疝

胎儿胸部 T_2WI 序列冠状位(A)及 T_1WI 序列冠状位(B)成像示胎儿部分大肠(C)、小肠(箭头)及脾脏(*)疝入左侧胸腔。小肠内液体呈 T_2WI 高信号。大肠内胎粪呈 T_1WI 高信号

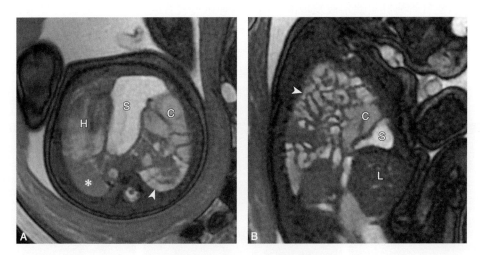

图 6-20　孕 38 周,左侧膈疝

胎儿胸部 T_2WI 序列轴位(A)及矢状位(B)成像示胎儿大肠(C)、小肠(箭头)及胃泡(S)疝入左侧胸腔,纵隔明显右偏,心脏(H)位于右侧胸腔,肺组织(∗)明显受压;肝(L)未疝入胸腔

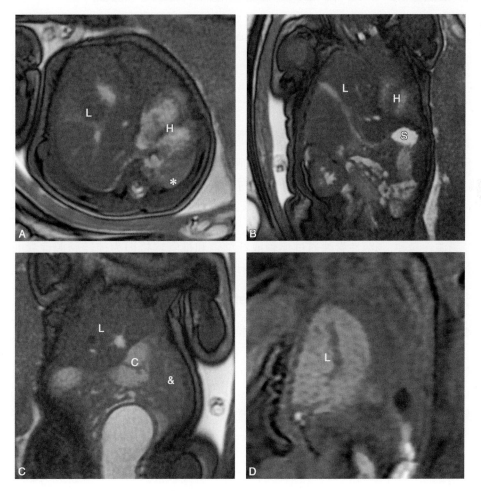

图 6-21　孕 38 周,右侧膈疝

胎儿胸部 T_2WI 序列轴位(A)、冠状位(B、C)及 T_1WI 序列斜冠状位(D)成像示胎儿右肝(L)、部分大肠(C)及小肠(&)疝入右侧胸腔,左肝尚位于腹腔,未见腹腔积液征象,提示肝静脉回流尚正常;心脏(H)受压推移,胎儿肺(∗)严重受压;胃泡(S)未疝入胸腔

【预后】

出生后,多数支气管囊肿是偶尔被发现的。由于囊肿压迫气管或食管可引起婴儿喘鸣、呼吸困难或吞咽困难等症状,有症状者一般需手术切除。

【MRI 表现】

典型者表现为中纵隔单发、单房囊性病灶,囊液呈 T_1WI 低-高信号,取决于囊液成分,T_2WI 呈高信号。囊肿可压迫气道,引起气道阻塞、导致局限性肺扩张(图 6-22)。

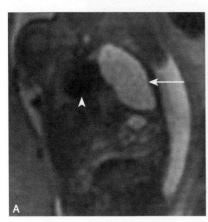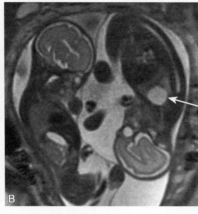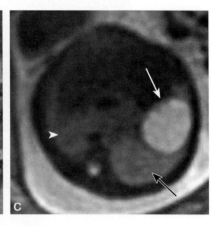

图 6-22　孕 22 周,双胎妊娠(双绒双羊),B 胎儿支气管囊肿

胎儿胸部 T_2WI 序列冠状位(A)、矢状位(B)及轴位(C)成像示 B 胎儿的左侧胸腔内见一枚高信号囊性灶(长白箭);左肺上叶受压,心脏向右移位(图 A,白箭头),由于支气管受压导致左侧肺实质(图 C,黑箭)信号高于右肺(图 C,白箭头)

引自:Recio Rodríguez M,Martínez de Vega V,Cano Alonso R,et al. MR imaging of thoracic abnormalities in the fetus[J]. Radiographics,2012 Nov-Dec,32(7):E305-321.

【鉴别诊断】

(1)肠源性囊肿:又称食管重复畸形或食管囊肿,囊壁内衬一种或多种消化道黏膜,有时可见呼吸道黏膜、胰腺组织。一般位于后纵隔和脊柱旁沟内,偶位于颈部,囊壁有较厚的平滑肌层,有时和食管共壁,但与食管腔无沟通,可与胃、十二指肠交通或伴腹部肠重复畸形。囊液呈稍长 T_1、长 T_2 信号。

(2)神经肠源性囊肿:肠源性囊肿通过瘘管或纤维索和椎管连接即为神经肠源性囊肿,含有神经组织,位于后纵隔,与椎管相通,近半数伴有局部椎体畸形。

六、先天性胸腔积液(congenital pleural effusion)

先天性胸腔积液指妊娠期内胎儿一侧或两侧胸膜腔内液体的异常积聚。

【分类】

(1)原发性胸腔积液:常为乳糜漏(乳糜胸),由淋巴管异常所致的胸腔引流缺陷,主要有胸导管闭锁、瘘管、缺如等,乳糜胸亦可伴发 Turner 综合征、Down 综合征、先天性肺淋巴管扩张症,常为单侧。

(2)继发性胸腔积液:胸腔积液继发于其他异常,如 CCAM、BPS、CDH、心脏畸形、骨骼系统畸形、贫血及感染等,常为双侧。

【预后】

约 9%~22% 的原发性胸腔积液可自然消失,预后好。胸腔积液进行性增多发展为胎儿水肿,合并羊水过多者,早产和胎死宫内的概率较高。胸腔积液可引起占位效应,导致肺发育不良,引起新生儿死亡。

【MRI 表现】

胸腔积液表现为 T_1WI 低信号、T_2WI 高信号,围绕在肺周围,肺被压缩(图 6-23、图 6-24)。MRI 可发现合并其他异常。

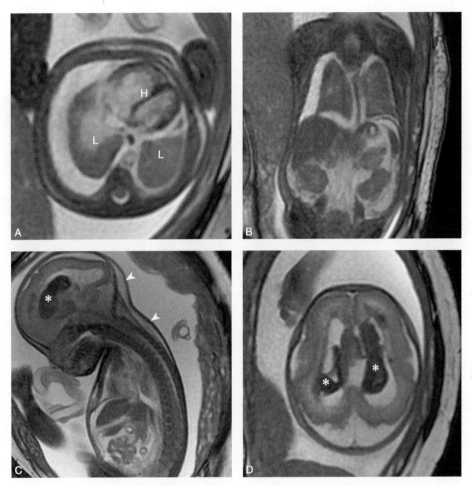

图 6-23　孕 29 周,胎儿水肿(胸腔积液,腹腔积液,枕部及颈部皮下水肿)
胎儿躯体 FIESTA 序列轴位(A)、冠状位(B)及矢状位(C)成像示胎儿胸腔和腹腔大量游离水样
信号影,枕部和后颈部皮下软组织水肿增厚(箭头)呈 T_2WI 高信号;胎儿头颅 T_2WI 序列矢状位
(C)及轴位(D)成像示胎儿脑实质内出血及侧脑室积血($*$),心脏(H),肺(L)

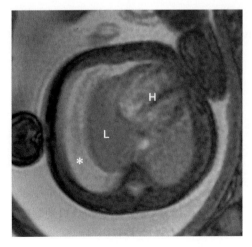

图 6-24　孕 34 周,右侧胸腔积液
胎儿胸部 FIESTA 序列轴位成像示胎儿右侧胸
腔内见大量液体信号影($*$),呈高信号,右肺
(L)受压信号低于左肺,纵隔及心脏(H)左偏

七、先天性气道高位阻塞综合征(congenital high airway obstruction syndrome,CHAOS)

先天性气道高位阻塞综合征是由于喉/气管闭锁、气管狭窄、气管蹼及双主动脉弓压迫,导致胎儿气道完全或接近完全阻塞,造成肺液潴留、肺泡增生及气管扩张。部分胎儿由于心脏受压,静脉回流受阻,可发展到胎儿水肿。

【预后】

行宫外产时手术治疗(EXIT)能帮助胎儿存活,否则胎儿死亡。

【MRI 表现】

T_2WI 可见双肺体积增大,呈均匀高信号,气管及支气管扩张,可大致判断阻塞部位,膈肌受压下移,大量腹水,皮肤水肿,羊水过多(图 6-25)。

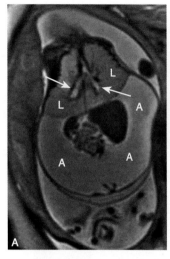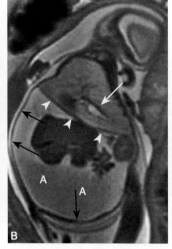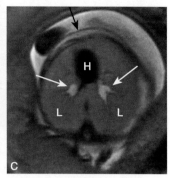

图 6-25 孕 34 周,CHAOS

胎儿 T₂WI 序列冠状位(A)、矢状位(B)及轴位(C)成像示胎儿双肺体积增大(L),呈均匀高信号,气管及支气管扩张(箭),膈肌(箭头)受压下移,胎儿心脏(H)受压位于胸腔正中,导致血流动力学障碍引起胎儿大量腹水(A)、皮肤水肿增厚(黑箭)

引自:Guimaraes CV,Linam LE,Kline-Fath BM,et al. Prenatal MRI findings of fetuses with congenital high airway obstruction sequence. Korean J Radiol,2009 Mar-Apr,10(2):129-134.

八、先天性支气管闭锁(congenital bronchial atresia,CBA)

先天性支气管闭锁是指叶、段或亚段支气管阻塞,导致狭窄远端的支气管扩张充满黏液栓,造成肺液潴留。由于支气管闭锁时气道阻塞而不是狭窄,因此远端肺无过度膨胀,通常在成人后偶尔被发现,好发于左肺上叶尖后段。

【预后】

先天性支气管闭锁如发生反复感染,则可行手术治疗,预后良好。

【MRI 表现】

表现为受累肺叶或肺段体积增大,呈 T₂WI 均匀高信号,周围结构受压推移改变。需与大叶性肺过度膨胀、CCAM Ⅲ型和 BPS 相鉴别。

九、先天性大叶性肺过度膨胀(congenital lobar overinflation,CLO)

【病因】

(1)支气管黏膜增生,黏液栓。

(2)内因性支气管软骨发育不良。

(3)外因性原因(如大的肺动脉或支气管囊肿)压迫气管。上述原因导致气道萎陷形成单向活瓣作用,出生前造成肺液潴留,出生后则造成气体潴留但肺泡壁完整,以渐进性肺过度膨胀为特点,通常压迫同侧的其余肺组织,纵隔受压推移。部分病例可于孕晚期消失。以右肺上叶、中叶及左肺上叶多见,CLO 新生儿表现为呼吸困难。

【预后】

轻度呼吸困难者可作保守治疗,严重呼吸困难者则需急诊切除肺叶。支气管黏液栓阻塞通常出生后黏液栓排出,新生儿胸片可正常。

【MRI 表现】

胎儿期 CLO 表现为受累肺叶体积增大,呈 T₂WI 均匀高信号肿块,肺叶形态尚存,可见肺门血管(图 6-26、图 6-27)。需与 CCAM Ⅲ型及 BPS 相鉴别。

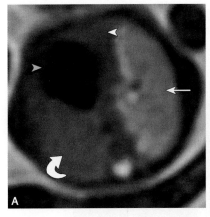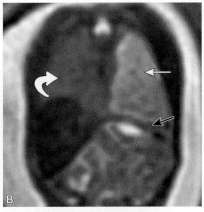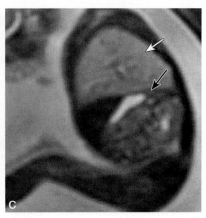

图 6-26 孕 20 周,支气管黏液栓致大叶性肺过度膨胀

胎儿胸部 T₂WI 序列横轴位(A)、冠状位(B)及矢状位(C)成像示胎儿左肺下叶支气管黏液栓表现为左侧胸腔内巨大实质高信号肿块(白色直箭),膈肌受压下移(黑色直箭),左肺上叶受压(白色箭头),右肺未见异常(白色弯箭),心脏受压右偏(蓝色箭头)。出生后新生儿呼吸无异常、胸片正常,排除支气管闭锁(引自:Recio Rodríguez M,Martínez de Vega V,Cano Alonso R,et al. MR imaging of thoracic abnormalities in the fetus[J]. Radiographics,2012 Nov-Dec,32(7):E305-321.)

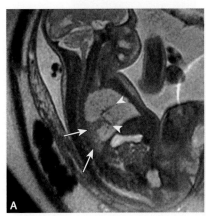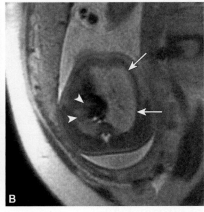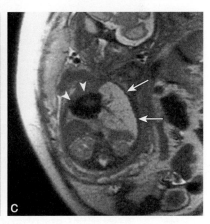

图 6-27 孕 20 周,先天性大叶性肺过度膨胀

胎儿胸部 T₂WI 序列矢状位(A)、横轴位(B)及斜冠状位(C)成像示胎儿左肺上叶体积增大,呈均匀高信号,可见肺血管由肺门发出;图 A 可见左肺下叶被压缩呈低信号(箭),扩张左肺上叶可见肺血管(箭头);图 B-C 可见左肺上叶(箭)体积增大导致心脏(箭头)右偏;该胎儿孕 37 周复查 MRI 见病灶消失(引自:Tsai PS,Chen CP,Lin DC,et al. Prenatal diagnosis of congenital lobar fluid overload. Taiwan J Obstet Gynecol,2017 Aug,56(4):425-431.)

十、肺动静脉畸形(pulmonary arterio-venous malformation,PAVM)

肺动静脉畸形是指肺的动静脉异常交通,好发于肺下叶,约 2/3 的患者为多发病变。

【预后】

产后患儿如有青紫及呼吸急促,可行手术治疗或介入栓塞治疗。

【MRI 表现】

T₂WI 上表现为靠近肺门不规则的低信号区,可见血管流空影,MRI 有助于发现肺内多发病变。

十一、先天性肺淋巴管扩张症(congenital pulmonary lymphangiectasia,CPL)

先天性肺淋巴管扩张症包括肺、肺叶间、血管旁、支气管旁及胸膜下淋巴管扩张,分为原发型和继发型,为罕见畸形。继发型原因包括手术、感染、肿瘤、完全性肺静脉回流异常、左心发育不良综合征、Noonan

综合征、特纳综合征、Ehler's-Danlos 综合征及 Down 综合征等。另外,Noonan 将淋巴管扩张症分为 3 类:①全身淋巴管扩张的局部病变;②继发于肺静脉阻塞;③原发性肺发育异常。

【预后】

原发型是新生儿期发病,是致死性的,整体预后不理想;继发型是由于淋巴管受损和淋巴液引流增加,儿童期发病,预后与病因相关。

【MRI 表现】

T₂WI 上表现为"肉豆蔻样肺",即两肺弥漫性信号不均、增高,两肺普遍扩张的淋巴管呈由肺门向外周的分支管状结构,迂曲走行(图 6-28)。肺体积可增大,或者由于胸腔积液压迫而缩小,严重者可有胎儿水肿。

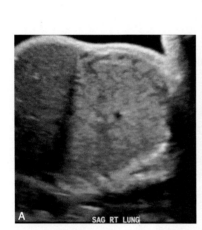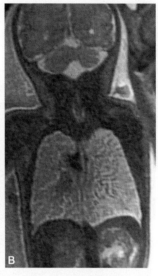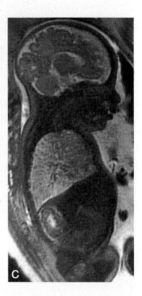

图 6-28 孕 35 周,先天性肺淋巴管扩张症

胎儿胸部 T₂WI 序列横轴位(A)、冠状位(B)及矢状位(C)成像示胎儿双肺体积增大,弥漫性信号增高、信号不均,可见由肺门向外周的扩张淋巴管,肺周围少许胸腔积液(来自 Teresa Victoria 等的研究)

十二、食管闭锁(esophageal atresia,EA)

【分型】

食管闭锁发生在胚胎第 3~6 周,分为 5 型。

Ⅰ型:单纯食管闭锁,食管中断,上、下两段各成盲端而闭锁,不伴气管食管瘘,胃不充盈,此型约占 6%~7%。

Ⅱ型:食管闭锁伴上段气管食管瘘,上段食管与气管之间有瘘管相通,下段食管为盲端,两段食管距离较远,胃不充盈,此型约占 1%~2%。

Ⅲ型:食管闭锁伴下段气管食管瘘,上段食管为盲端,下段食管与气管之间有瘘管相通,两段食管相距约 1~3cm,胃充盈良好,此型约占 86%。

Ⅳ型:食管闭锁伴上、下段气管食管瘘,上、下段食管与气管之间均有瘘管相通,胃充盈良好,此型约占 1%~5%。

Ⅴ型:单纯气管食管瘘不伴食管闭锁,无食管闭锁,但有不同形态的气管食管瘘形成,胃充盈良好,此型约占 4%~6%。先天性食管畸形可伴有心脏畸形、胃肠道畸形、泌尿生殖系统畸形及骨骼畸形等。

【预后】

不伴有其他畸形者预后良好,多发畸形者病死率高。食管闭锁合并食管气管瘘修复术后,存活率高,但术后并发症发生率较高。

【MRI 表现】

T₂WI 上表现为闭锁食管上段呈囊袋状高信号,胃泡小或不显示,羊水过多(图 6-29)。食管中断征及气管食管瘘在 MRI 上不易分辨。

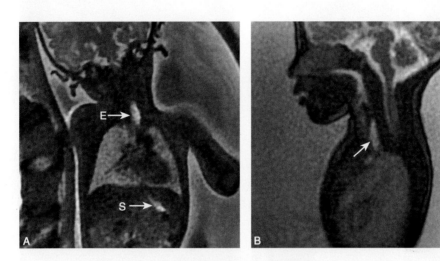

图 6-29　孕 35 周,食管闭锁

胎儿胸部 T₂WI 序列冠状位(A)和矢状位(B)成像示胎儿食管颈段扩张(E)、呈盲端改变,胃泡(S)体积小,羊水过多

十三、食管重复畸形(esophageal duplication malformation,EDM)

食管重复畸形,即食管囊肿或肠源性囊肿,是前肠囊肿最多见的一种,在全部胃肠道畸形中占 10%~15%,多数为囊肿型,少数为平行管状型。

【预后】

食管重复畸形的囊性肿块往往较小,无症状,多为偶然发现。如果重复畸形的肿块较大,可压迫周围结构而出现呼吸窘迫、吞咽困难等。手术切除成功率高,预后良好。

【MRI 表现】

囊肿型表现为主食管壁肌层外或食管壁肌间及黏膜下层椭圆形囊性灶,管状型表现为与主食管共壁的管状囊性灶,与主食管平行走行。病灶呈 T₁WI 低信号,T₂WI 高信号,边界清楚(图 6-30、图 6-31)。

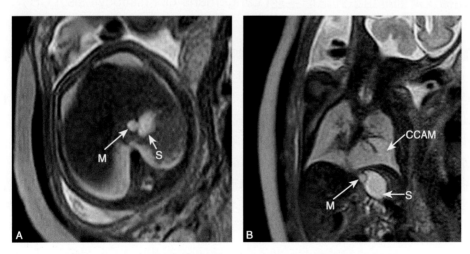

图 6-30　孕 31 周,食管重复畸形合并肺囊性腺瘤样畸形(CCAM)

胎儿胸部 T₂WI 序列轴位(A)和冠状位(B)成像示胎儿胃(S)食管下端-贲门内侧见一枚类圆形囊性灶(M),囊液呈 T₂WI 高信号,主食管未见显示。另胎儿左下肺合并 CCAM

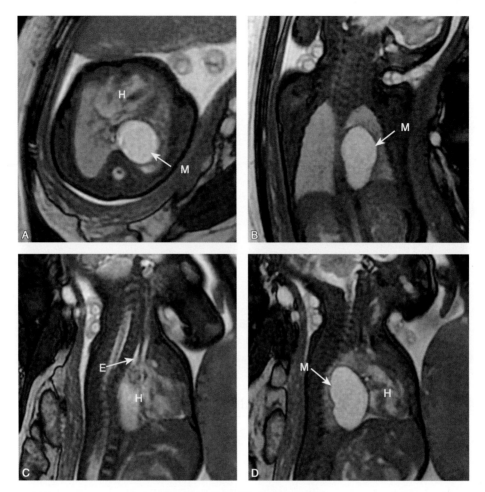

图6-31 孕35周,食管重复畸形

胎儿胸部 T_2WI 序列横轴位(A)、冠状位(B)及矢状位(C、D)成像示胎儿主食管(E)左侧见一枚椭圆形囊性灶(M),边界清楚,左肺、心脏受压改变;出生后手术病理证实为食管囊肿;心脏(H)

十四、朗格汉斯细胞组织细胞增生症(Langerhans cell histiocytosis,LCH)

【分型】

朗格汉斯细胞组织细胞增生症是一种以朗格汉斯细胞异常增生为特点的免疫性疾病,可广泛累及多个系统、器官,也可累及少数甚至单个器官。根据出生后临床表现分为3型。

(1)莱特勒-西韦(Letterer-Siwe)综合征:又称勒雪综合征,急性婴儿型,几乎都是1岁以内婴儿,有发热、充血或出血性皮疹、咳嗽、苍白、耳流脓、腹泻、肝脾大,不经治疗,90%于6个月内死亡。

(2)汉-许-克(Hand-Schüller-Christian)综合征:又称韩-薛-柯综合征,多见于3~4岁小儿,有颅骨缺损、突眼、尿崩三大症状之一或全部为此型的特点,有时见皮肤黄色素瘤。

(3)嗜酸性肉芽肿:多发生于4~7岁以上小儿,亦可见于婴儿,多侵犯骨骼和肺,骨骼病变局部有肿胀、微痛,当累及脊椎及椎弓时,可引起相应的神经症状。此外,尚有中间、过渡和单器官等类型。目前主要按照单器官或多器官侵犯来分类。病因不明,肺部病变为主要死因。本节主要讲述LCH胸部影像表现。

【预后】

单系统病变的预后好,而伴危险器官受累的多系统病变病例预后差。累及高危器官(肺、肝脏、脾脏或造血系统)的病例预后差。

【MRI 表现】

胎儿 LCH 肺部病变表现为双肺弥漫分布斑片影及结节影,呈 T_2WI 低信号,边界模糊。朗格汉斯细胞如浸润胸腺、胸椎及肋骨,图像上可见胸腺病变、胸椎和肋骨破坏以及胸廓畸形(图 6-32)。可合并纵隔肿瘤。纵隔淋巴结肿大少见。常无胸腔积液。

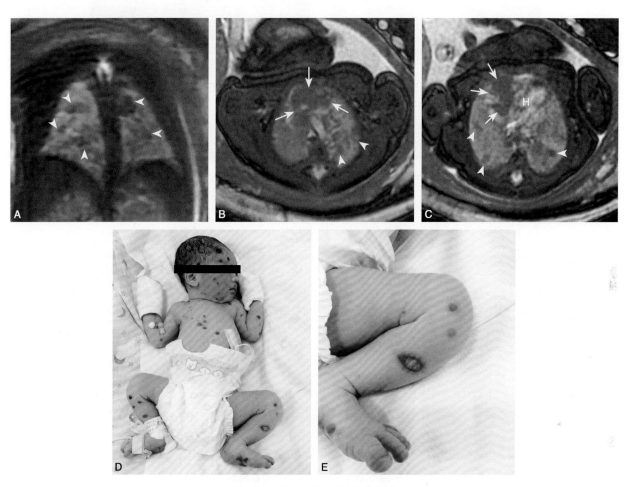

图 6-32　孕 36 周,LCH 胸部病变

胎儿 T_2WI 序列冠状位(A)和轴位(B、C)成像示胎儿双肺见朗格汉斯细胞浸润灶弥漫分布,呈斑片状或结节状 T_2WI 低信号影(箭头),胸腺(白箭)因朗格汉斯细胞浸润而肥大、信号不均;D、E. 为该胎儿出生后照片,可见胎儿全身皮肤多发出血性皮疹

十五、纵隔肿瘤

胎儿纵隔肿瘤罕见,主要为畸胎瘤、淋巴管瘤、血管瘤、成神经细胞瘤等。

【预后】

纵隔肿瘤的预后主要取决于肿块位置及其压迫效应,如引起胎儿肺发育不良、心力衰竭、胎儿水肿,则预后不良。恶性肿瘤切除后有复发可能。

【MRI 表现】

均表现为纵隔内占位性病变。

(1) 畸胎瘤:成熟型呈单房囊性肿块,境界清楚,囊液呈 T_1WI 低信号、T_2WI 高信号,部分可见脂肪信号,MR 难以显示钙化(图 6-33);未成熟型呈囊实性或实性肿块,信号混杂,部分可见脂肪信号,侵犯周围结构(图 6-34)。

(2) 淋巴管瘤:通常呈多房囊性肿块,境界清楚,依纵隔内结构塑形生长,囊液呈 T_1WI 低信号、T_2WI 高信号。

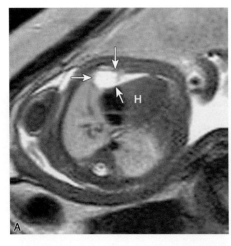
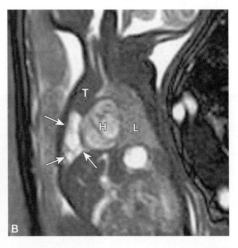

图 6-33　孕 27 周,前下纵隔成熟型畸胎瘤

胎儿胸部 T_2WI 序列轴位(A)及 T_2WI-FS 序列矢状位(B)成像示胎儿前下纵隔可见一枚囊性灶(白箭),内见多发分隔,边界清楚,囊液呈 T_2WI 高信号,T_2WI(图 A)和 T_2WI-FS(图 B)对比,病灶内未见明显脂肪信号;心脏(H),胸腺(T),肺(L)

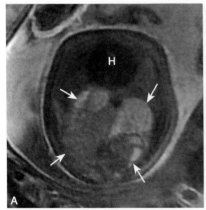
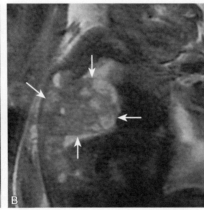
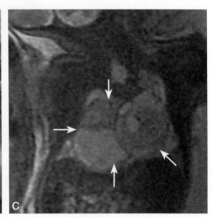

图 6-34　孕 37 周,后纵隔未成熟畸胎瘤

胎儿胸部 T_2WI 序列轴位(A)、矢状位(B)及冠状位(C)成像示胎儿后纵隔可见一不规则囊实性肿块(白箭),向后侵犯胸椎及皮下软组织;尸检提示未成熟畸胎瘤;心脏(H)

(3) 血管瘤:实性肿块,形态不规则,境界清楚,肿块通常呈 T_1WI 等-低信号、T_2WI 稍高信号,信号不均,可见囊变、出血及血管流空影(图 6-35)。

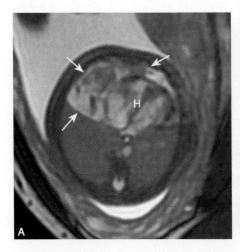
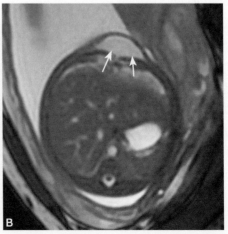

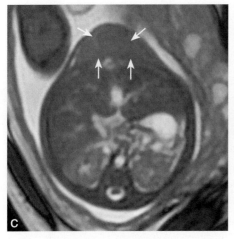
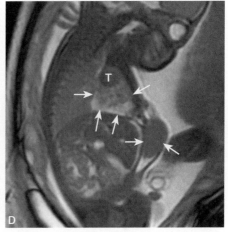

图 6-35　孕 25 周,胸腔及胸腹壁海绵状血管瘤

胎儿胸腹部 FIESTA 序列轴位(A～C)及矢状位(D)成像示胎儿胸腔-上腹部皮下见一不规则肿块影(白箭),其中肿块胸腔部分呈囊变、出血改变,上腹部皮下部分信号较均匀;两肺及心脏受压推移改变;胸腺(T)

（4）成神经细胞瘤:实性肿块,部分杂以囊变,可见出血灶,T_1WI 呈低信号,T_2WI 呈高信号伴其内粗大混杂网格状低信号,DWI 呈弥散受限,肿块常较大,包绕胸主动脉,侵犯周围结构,MR 难以显示其内钙化。

十六、心包囊肿(pericardial cyst)

心包囊肿多为单房,大多发生于右心膈角,另可见于左心膈角和心底部。

【预后】

出生后一般无症状,较大者可压迫邻近器官,引起胸痛。

【MRI 表现】

境界清楚囊性肿块,呈 T_1WI 低信号、T_2WI 高信号(图 6-36)。

十七、心包积液(Pericardial Effusion)

心包积液是指胎儿心包腔内液体异常增多,可由感染、水肿或心包肿瘤所致。

【预后】

取决于引起心包积液的原因,单纯少量心包积液预后较好。

【MRI 表现】

表现为心脏周围水样信号影,当积液量增多时可将肺向后推移(图 6-37)。

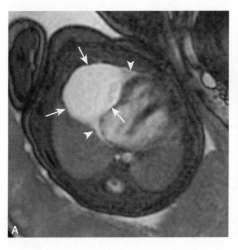
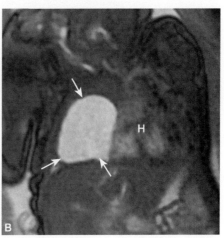

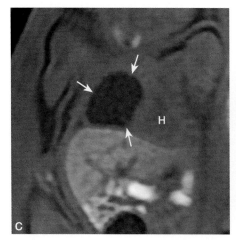
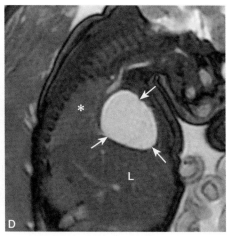

图 6-36　孕 34 周,心包囊肿

胎儿胸部 FIESTA 序列轴位(A)、冠状位(B)、矢状位(D)及 T$_1$WI 序列冠状位(C)成像示胎儿右侧心膈角见一囊性灶(白箭),囊液呈 T$_1$WI 低信号、T$_2$WI 高信号,囊壁薄,边界清楚,可见邻近心包少量积液(图 A,箭头);右肺(*)受压改变,T$_2$WI 上可见囊肿周围肺组织信号减低;心脏(H),肝脏(L)

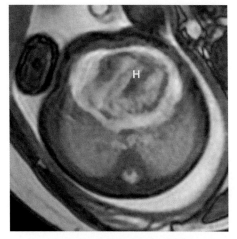

图 6-37　孕 34 周,心包积液

胎儿胸部 FIESTA 序列轴位成像示心脏(H)周围见环形高信号影,将双肺向后推移

十八、心脏横纹肌瘤(cardiac rhabdomyoma)

横纹肌瘤是心脏最常见的原发性心脏肿瘤,产前诊断的心脏肿瘤约 60% 为横纹肌瘤,可单发或多发,多发者合并结节性硬化症的可能性更大。

【预后】

主要取决于肿瘤的位置、大小及数目,肿瘤可阻碍心脏血流而引起胎儿水肿甚至宫内死亡。胎儿横纹肌瘤半数以上合并结节性硬化症,出现癫痫及脑发育迟缓,预后差。

【MRI 表现】

多发生于心室,也可见于心房,表现为心室或心房壁实质性肿块,突向心腔或向心外突出,可单发或多发,T$_2$WI 均呈等信号或稍高信号,肿块边界清楚(图 6-38)。需仔细评估颅脑MRI,以排除结节性硬化。

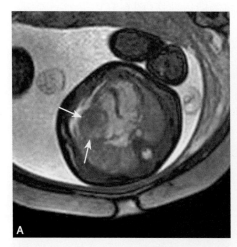
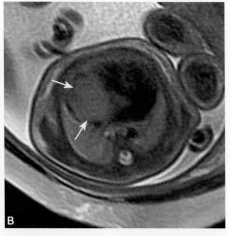

图 6-38　孕 32 周,右心房横纹肌瘤

胎儿胸部 FIESTA 序列(A)及 T$_2$WI 序列(B)轴位成像示胎儿右心房外侧壁见一实性肿块影(白箭),呈等信号

小　结

产前超声往往不能清楚显示复杂的胎儿胸部发育异常,而胎儿 MRI 则有助于明确诊断。另外,产前 MRI 评估器官受累情况和测量肺体积的定量数据十分有助于评估胸部发育异常胎儿的预后,尤其是对于先天性膈疝的预后判断。

（邓美香　俞琳玲　孙进）

参 考 文 献

［1］ Coakley FV,Hricak H,Filly RA,et al. Complex fetal disorders:effect of MR imaging on management—preliminary clinical experience. Radiology,1999,213(3):691-696.

［2］ Ikeda K,Hokuto I,Mori K,et al. Intrauterine MRI with single shot fast-spin echo imaging showed different signal intensities in hypoplastic lungs. J Perinat Med,2000,28(2):151-154.

［3］ Hubbard AM,Adzick NS,Crombleholme TM,et al. Congenital chest lesions:diagnosis and characterization with prenatal MR imaging. Radiology,1999,212(1):43-48.

［4］ Quinn TM,Hubbard AM,Adzick NS. Prenatal magnetic resonance imaging enhances fetal diagnosis. J Pediatr Surg,1998,33(4):553-558.

［5］ Ohgiya Y,Gokan T,Hamamizu K,et al. Fast MRI in obstetric diagnoses. J Comput Assist Tomogr,2001,25(2):190-200.

［6］ Kalache KD,Chaoui R,Paris S,et al. Prenatal diagnosis of right lung agenesis using color Doppler and magnetic resonance imaging. Fetal Diagn Ther,1997,12(6):360-362.

［7］ Langer JC,Hussain H,Khan A,et al. Prenatal diagnosis of esophageal atresia using sonography and magnetic resonance imaging. J Pediatr Surg,2001,36(5):804-807.

［8］ Liu X,Ashtari M,Leonidas JC,et al. Magnetic resonance imaging of the fetus in congenital intrathoracic disorders:preliminary observations. Pediatr Radiol,2001,31(6):435-439.

［9］ Levine D,Barnewolt CE,Mehta TS,et al. Fetal thoracic abnormalities:MR imaging. Radiology,2003,228(2):379-388.

［10］ Levine D,Jennings R,Barnewolt C,et al. Progressive fetal bronchial obstruction caused by a bronchogenic cyst diagnosed using prenatal MR imaging. Am J Roentgenol,2001,176(1):49-52.

［11］ Duncan KR,Gowland PA,Moore RJ,et al. Assessment of fetal lung growth in utero with echo-planar MR imaging. Radiology,1999,210(1):197-200.

［12］ Duncan KR,Gowland PA,Freeman A,et al. The changes in magnetic resonance properties of the fetal lungs:a first result and a potential tool for the non-invasive in utero demonstration of fetal lung maturation. Br J Obstet Gynaecol,1999,106(2):122-125.

［13］ Conran RM,Stocker JT. Extralobar sequestration with frequently associated congenital cystic adenomatoid malformation,type 2:report of 50 cases. Pediatr Dev Pathol,1999,2(5):454-463.

［14］ Cass DL,Crombleholme TM,Howell LJ,et al. Cystic lung lesions with systemic arterial blood supply:a hybrid of congenital cystic adenomatoid malformation and bronchopulmonary sequestration. J Pediatr Surg,1997,32(7):986-990.

［15］ Shinmoto H,Kashima K,Yuasa Y,et al. MR imaging of non-CNS fetal abnormalities:a pictorial essay. Radiographics,2000,20(5):1227-1243.

［16］ Hubbard AM,States LJ. Fetal magnetic resonance imaging. Top Magn Reson Imaging,2001,12(1):93-103.

［17］ Vimercati A,Greco P,Vera L,et al. The diagnostic role of "in utero" magnetic resonance imaging. J Perinat Med,1999,27(4):303-308.

［18］ Coakley FV,Lopoo JB,Lu Y,et al. Normal and hypoplastic fetal lungs:volumetric assessment with prenatal single-shot rapid acquisition with relaxation enhancement MR imaging. Radiology,2000,216(1):107-111.

［19］ Rypens F,Metens T,Rocourt N,et al. Fetal lung volume:estimation at MR imaging-initial results. Radiology,2001,219(1):236-241.

［20］ Paek BW,Coakley FV,Lu Y,et al. Congenital diaphragmatic hernia:prenatal evaluation with MR lung volumetry-preliminary experience. Radiology,2001,220(1):63-67.

［21］ Mahieu-Caputo D,Sonigo P,Dommergues M,et al. Fetal lung volume measurement by magnetic resonance imaging in congenital diaphragmatic hernia. Bjog,2001,108(8):863-868.

[22] Tanigaki S,Miyakoshi K,Tanaka M,et al. Pulmonary hypoplasia: prediction with use of ratio of MR imaging measured fetal lung volume to US-estimated fetal body weight. Radiology,2004,232(3):767-772.

[23] Osada H,Kaku K,Masuda K,et al. Quantitative and qualitative evaluations of fetal lung with MR imaging. Radiology,2004,231(3):887-892.

[24] Walsh DS,Hubbard AM,Olutoye OO,et al. Assessment of fetal lung volumes and liver herniation with magnetic resonance imaging in congenital diaphragmatic hernia. Am J Obstet Gynecol,2000,183(5):1067-1069.

[25] Williams G,Coakley FV,Qayyum A,et al. Fetal relative lung volume: quantification by using prenatal MR imaging lung volumetry. Radiology,2004,233(2):457-462.

[26] Metkus AP,Filly RA,Stringer MD,et al. Sonographic predictors of survival in fetal diaphragmatic hernia. J Pediatr Surg,1996,31(1):148-151.

[27] Leung JW,Coakley FV,Hricak H,et al. Prenatal MR imaging of congenital diaphragmatic hernia. Am J Roentgenol,2000,174(6):1607-1612.

[28] Adzick NS,Harrison MR,Glick PL,et al. Diaphragmatic hernia in the fetus: prenatal diagnosis and outcome in 94 cases. J Pediatr Surg 1985,20(4):357-361.

[29] Pumberger W,Patzak B,Prayer D,et al. Fetal liver magnetic resonance imaging in anterior body wall defects: a study of specimens from the museum of pathology. J Pediatr Surg,2003,38(8):1147-1151.

[30] Hubbard AM,Adzick NS,Crombleholme TM,et al. Left sided congenital diaphragmatic hernia: value of prenatal MR imaging in preparation for fetal surgery. Radiology,1997,203(3):636-640.

[31] Levine D. Ultrasound versus magnetic resonance imaging in fetal evaluation. Top MagnReson Imaging,2001,12(1):25-38.

[32] Beckmann KR,Nozicka CA. Congenital diaphragmatic hernia with gastric volvulus presenting as an acute tension gastrothorax. Am J Emerg Med,1999,17(1):35-37.

[33] Gilsanz V,Emons D,Hansmann M,et al. Hydrothorax,ascites,and right diaphragmatic hernia. Radiology,1986,158(1):243-246.

[34] Suzuki N,Tsuchida Y,Takahashi A,et al. Prenatally diagnosed cystic lymphangioma in infants. J Pediatr Surg,1998,33(11):1599-1604.

[35] Ruano R,Aubry JP,Simon I,et al. Prenatal diagnosis of a large axillary cystic lymphangioma by three-dimensional ultrasonography and magnetic resonance imaging. J Ultrasound Med,2003,22(4):419-423.

[36] Kaminopetros P,Jauniaux E,Kane P,et al. Prenatal diagnosis of an extensive fetal lymphangioma using ultrasonography,magnetic resonance imaging and cytology. Br J Radiol,1997,70(835):750-753.

[37] Snyder ME,Luck SR,Hernandez R,et al. Diagnostic dilemmas of mediastinal cysts. J Pediatr Surg,1985,20(6):810-815.

[38] Gulrajani M,David K,Sy W,et al. Prenatal diagnosis of a neurenteric cyst by magnetic resonance imaging. Am J Perinatol,1993,10(4):304-306.

[39] Levine D,Barnes PD,Sher S,et al. Fetal fast MR imaging: reproducibility,technical quality,and conspicuity of anatomy. Radiology,1998,206(2):549-554.

[40] Hata K,Hata T,Manabe A,et al. Hypoplastic left heart syndrome: color Doppler sonographic and magnetic resonance imaging features in utero. Gynecol Obstet Invest,1995,39(1):70-72.

[41] Hata T,Makihara K,Aoki S,et al. Prenatal diagnosis of valvar aortic stenosis by Doppler echocardiography and magnetic resonance imaging. Am J Obstet Gynecol,1990,162(4):1068-1070.

[42] Muhler MR,Rake A,Schwabe M,et al. Truncus arteriosus communis in a midtrimester fetus: comparison of prenatal ultrasound and MRI with postmortem MRI and autopsy. Eur Radiol,2004,14(11):2120-2124.

[43] Kivelitz DE,Muhler M,Rake A,et al. MRI of cardiac rhabdomyoma in the fetus. Eur Radiol,2004,14(8):1513-1516.

[44] Levine D,Barnes PB,Korf B,et al. Tuberous sclerosis in the fetus: second-trimester diagnosis of subependymal tubers with ultra fast MR imaging. Am J Roentgenol,2000,175(4):1067-1069.

[45] Levine D,Hatabu H,Gaa J,et al. Fetal anatomy revealed with fast MR sequences. Am J Roentgenol,1996,167(4):905-908.

[46] Kuwashima S,Kitajima K,Kaji Y,et al. MR imaging appearance of laryngeal atresia(congenital high airway obstruction syndrome): unique course in a fetus. Pediatr Radiol,2008,38(3):344-347.

[47] Mong A,Johnson AM,Kramer SS,et al. Congenital high airway obstruction syndrome: MR/US findings,effect on management,

and outcome. Pediatr Radiol,2008,38(11):1171-1179.

[48] Courtier J,Poder L,Wang ZJ,et al. Fetal tracheolaryngeal airway obstruction:prenatal evaluation by sonography and MRI[J]. Pediatr Radiol,2010,40(11):1800-1805.

[49] Furukawa R,Aihara T,Tazuke Y et al,Congenital high airway obstruction syndrome without tracheoesophageal fistula and with in utero decrease in relative lung size[J]. Pediatr Radiol,2012,42(12):1510-1513.

[50] Arthurs OJ,Chitty LS,Judge-Kronis L,et al,Postmortem magnetic resonance appearances of congenital high airway obstruction syndrome. Pediatr Radiol,2015,45(4):556-561.

[51] Guimaraes CV,Linam LE,Kline-Fath BM,et al,Prenatal MRI findings of fetuses with congenital high airway obstruction sequence. Korean J Radiol,2009,10(2):129-134.

[52] Krivchenya DU,Rudenko EO,Dubrovin AG,et al,Congenital emphysema in children:segmental lung resection as an alternative to lobectomy. J Pediatr Surg,2013,48(2):309-314.

[53] Tsai PS,Chen CP,Lin DC,et al,Prenatal diagnosis of congenital lobar fluid overload. Taiwan J Obstet Gynecol,2017,56(4):425-431.

[54] Victoria T,Andronikou S,et al,The fetal MR appearance of 'nutmeg lung':findings in 8 cases linked to pulmonary lymphangiectasia. Pediatr Radiol,2014,44(10):1237-1242.

[55] Malone LJ,Fenton LZ,Weinman JP,et al. Pediatric lymphangiectasia:an imaging spectrum. Pediatr Radiol,2015,45(4):562-569.

[56] Arnaud D,Varon J,Surani S. An Unusual Presentation of Congenital Lobar Emphysema. Case Rep Pulmonol,2017,2017:6719617.

[57] Doull IJ,Connett GJ,Warner JO. Bronchoscopic appearances of congenital lobar emphysema. Pediatr Pulmonol,1996,21(3):195-197.

[58] Abdellah O,Mohamed H,Youssef B,et al. A case of congenital lobar emphysema in the middle lobe. J Clin Neonatol,2013,2(3):135-137.

[59] Biyyam DR1,Chapman T,Ferguson MR,et al. Congenital lung abnormalities:Embryologic features,prenatal diagnosis,and pestnatal radiologic-pathologic correlation[J]. Radiographics,2010,30(6):1721-1738.

[60] Recio Rodríguez M,Martínez de Vega V,Cano Alonso R,et al. MR imaging of thoracic abnormalities in the fetus. Radiographics,2012,32(7):E305-321.

[61] 陈丽英,蔡爱露. 胎儿影像诊断学. 北京:人民卫生出版社,2014.

[62] A. James Barkovich. 儿科神经影像学. 肖江喜,袁新宇. 北京:中国科学技术出版社,2009.

[63] 孙国强. 实用儿科放射诊断学. 北京:人民军医出版社,2011.

[64] 邹仲之,李继承. 组织学与胚胎学. 第8版. 北京:人民卫生出版社. 2013:273-276.

[65] 李胜利,罗国阳. 胎儿畸形产前超声诊断学. 第2版. 北京:科学出版社,2017.

[66] Deborah Levine. Altlas of Fetal MRI. New York:Taylor & Francis Group,2005.

第 7 章

胎儿盆腹腔 MRI

胎儿盆腹腔疾病种类繁多,其中包含许多危重先天性疾病,目前超声是首选检查方式。但由于 MRI 检查技术的飞速发展,近年来 MRI 技术在盆腹腔疾病或畸形的诊断方面发挥了越来越多的作用,在超声检查不理想的情况下,MRI 已被证实可提供更多重要的参考信息。因此,MRI 对产前咨询、优生优育和围生期手术均有很大的帮助。

第一节　胎儿盆腹腔正常 MRI 表现

一、胃肠道

胃位于左上腹部,可见液体充盈,T_1WI 呈低信号,T_2WI 呈高信号(图 7-1)。14~15 周的胎儿可以清楚显示。由于胃的排空效应,磁共振上胃可能偶尔不显示,但胎儿躯体扫描时间约 20 分钟胃仍未显示往往提示病变。

与其他系统不同,T_1WI 序列对胃肠道的检查非常重要,直肠、结肠在 T_1WI 上显示清晰。因 20 周以后,直肠、结肠内含有胎粪,呈短 T_1 高信号、短 T_2 低信号。左半结肠在 24 周后 T_1WI 呈高信号,横结肠及升结肠在 31 周前仅有半数 T_1WI 呈高信号。空肠内由于羊水的摄入,呈长 T_1 长 T_2 信号。小肠的远端在 33 周后根据胎粪是否进入其内而信号有所不同。在 32 周前小肠远端半数以上的胎儿显示 T_2WI 高信号,以后持续高信号者占 40%。

正常小肠壁为中等信号,其内液体为 T_2WI 高信号(图 7-2),T_1WI 为低信号。在中期妊娠后期,结、直肠内由于含有胎粪,T_2WI 为低信号(图 7-2),T_1WI 为高信号(图 7-3)。大肠的结肠袋在孕 25 周后才能显示(图 7-2、图 7-3)。不同孕周正常胎儿小肠及大肠管腔的正常值范围,见表 7-1。

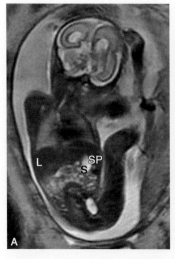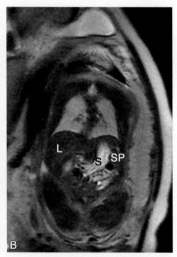

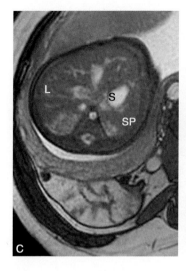
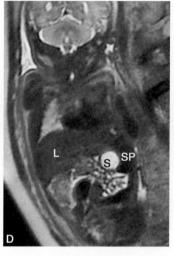

图 7-1　正常胎儿胃和脾 T$_2$WI 图像

A. 孕 25 周胎儿冠状位;B. 孕 31 周胎儿冠状位;C. 孕 31 周胎儿横断位;D. 孕 37 周胎儿冠状位。胃(S)因为其内含有液体 T$_2$WI 为高信号;脾(SP)为均匀低-中等信号,位于胃的一侧;(L)肝

表 7-1　不同孕周正常胎儿小肠及大肠管腔

孕周	小肠平均直径 (mm)	大肠平均直径 (mm)	孕周	小肠平均直径 (mm)	大肠平均直径 (mm)
10~15	1.0	1.5	30~35	2.9	11.4
15~20	1.2	3.6	35~40	3.7	16.8
20~25	1.4	4.4	>40	4.4	18.7
25~30	1.8	8.0			

引自:Paralekar S. Sonograpy of normal fetal bowel. J Ultrasound Med,1991.

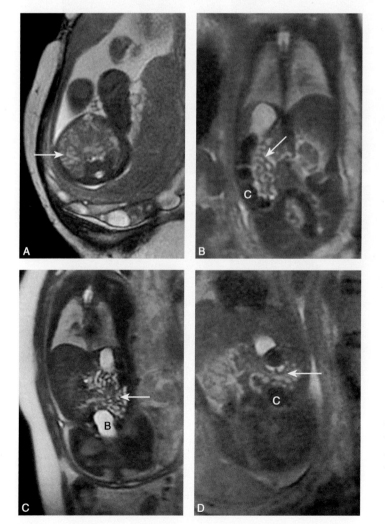

图 7-2　正常胎儿小肠和大肠 T$_2$WI 图像

A. 孕 25 周胎儿横断位;B. 孕 30 周胎儿冠状位;C. 孕 33 周胎儿冠状位;D. 孕 37 周胎儿冠状位。小肠(白箭)为高信号,结肠(C)为低信号;(B)膀胱

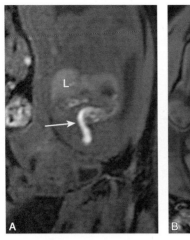
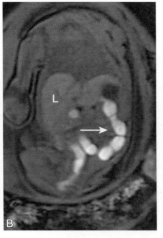

图 7-3　正常胎儿结肠 T₁WI 图像

A. 孕 24 周胎儿冠状位；B. 孕 37 周胎儿冠状位。结肠（白箭）为高信号，肝（L）为稍高信号

二、泌尿生殖系统

肾实质在 T₂WI 上为中等信号，集合系统为高信号（图 7-4）。厚层扫描（20mm）重 T₂WI 能更清楚地显示整个集合系统（图 7-5）。肾上腺位于肾上方，T₂WI 呈相对较低信号（图 7-4）。胎儿磁共振 T₂WI 脂肪为

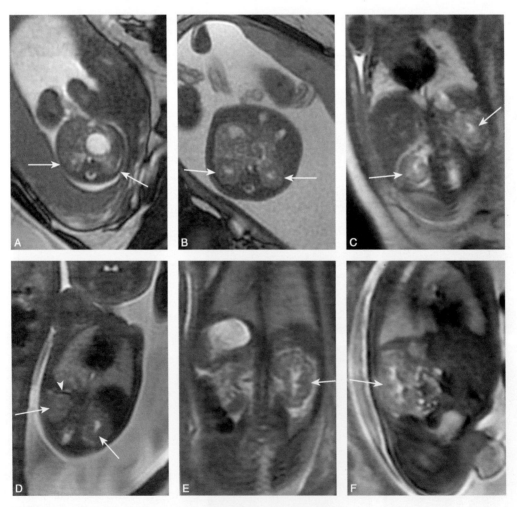

图 7-4　正常胎儿肾 T₂WI 图像

A. 孕 20 周胎儿横断位；B. 孕 25 周胎儿横断位；C. 孕 28 周胎儿冠状位；D. 孕 30 周胎儿冠状位；E. 孕 32 周胎儿冠状位；F. 孕 37 周胎儿斜矢状位。肾实质（白箭）T₂WI 呈低-中度，肾集合系统呈高信号。注意由于胎儿磁共振脂肪呈高亮信号，肾周脂肪呈高信号，不要误认为是腹水。肾上腺（图 D 中白箭头所示）显示为肾上方低信号帽状结构

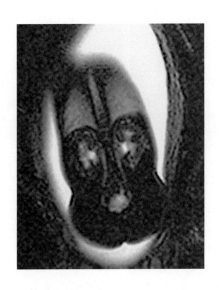

图 7-5　MRI 尿路影像(MRU)
孕 30 周胎儿冠状位重 T_2WI 厚层(20mm)扫描图像显示的整个集合系统

高信号,肾周脂肪层同样显示为高信号,不要误认为是腹水(图 7-4)。

　　膀胱为盆腔内 T_2WI 高信号结构(图 7-6),由于尿液流入膀胱时产生的喷射作用,有时膀胱内局部可见信号缺失。

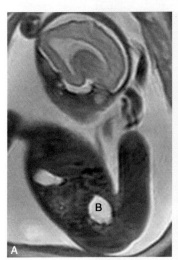
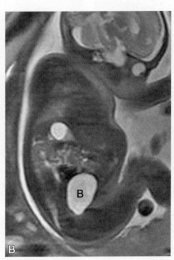
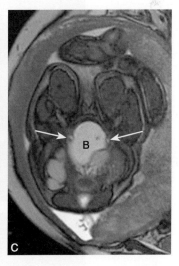

图 7-6　正常胎儿膀胱 T_2WI 图像
　　A. 孕 28 周胎儿矢状位;B. 孕 32 周胎儿矢状位;C. 孕 38 周胎儿横断位。膀胱(B)为盆腔内高信号结构。膀胱两侧为脐动脉(白箭)

　　生殖器于横断位和矢状位扫描中可以清楚显示(图 7-7、图 7-8),睾丸于 25~38 周降入阴囊内,阴囊内可以看到 T_2WI 呈中等信号的睾丸。

三、肝脏

　　肝脏信号较均一,T_2WI 呈低-中等信号,T_1WI 呈稍高信号(图 7-9)。由于胎儿血液循环分布的原因,肝左右叶大小相仿。肝脏 T_1WI 呈高信号,与周围低信号的肺组织有天然的对比效果,可以用于评估先天性膈疝时肝脏疝入胸腔的程度。

四、胆囊

　　胆囊位于腹腔右侧,其内含有液体,T_2WI 呈高信号,T_1WI 呈低信号(图 7-9)。中孕期及晚孕期胎儿胆

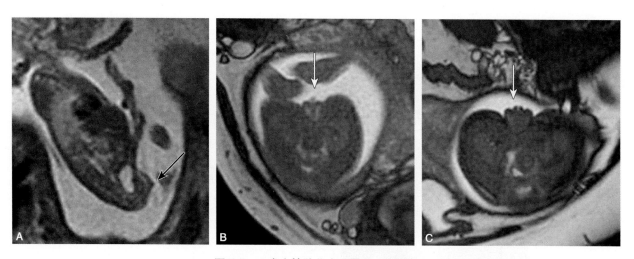

图 7-7 正常女性胎儿生殖器 T$_2$WI 图像

A. 孕 18 周胎儿矢状位图像显示正常女性生殖器(箭)方向朝下;B. 孕 24 周胎儿横断位;C. 孕 31 周胎儿横断位

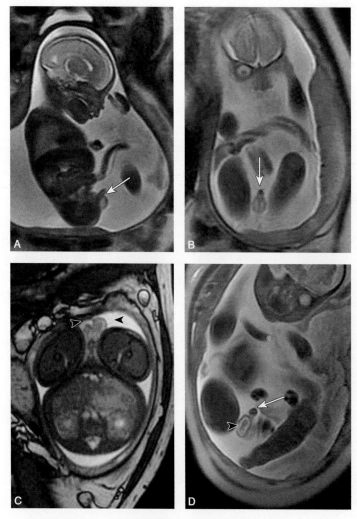

图 7-8 正常男性胎儿生殖器 T$_2$WI 胎儿图像

A. 孕 24 周胎儿矢状位;B. 孕 24 周胎儿冠状位;C. 孕 31 周胎儿横断位;D. 孕 37 周胎儿冠状位。注意阴茎原基(长白箭)上翘。睾丸(箭头)在阴囊内呈中等信号

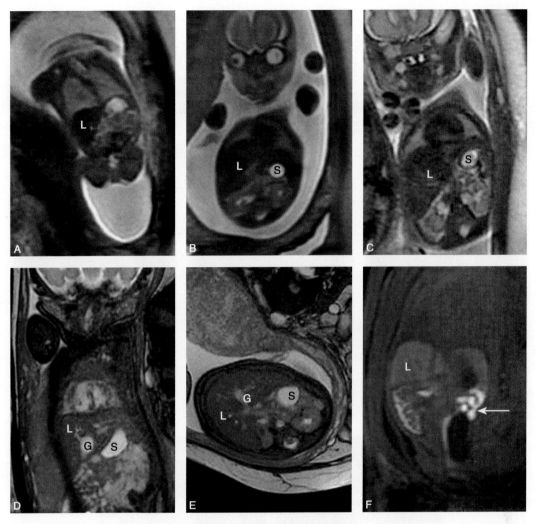

图 7-9　正常胎儿肝脏及胆囊

A. 孕 18 周胎儿冠状位 T_2WI 图像；B. 孕 22 周胎儿冠状位 T_2WI 图像；C. 孕 26 周胎儿冠状位 T_2WI 图像；
D. 孕 31 周胎儿冠状位 T_2WI 图像；E. 孕 37 周胎儿横断位 FIESTA 图像；F. 孕 31 周胎儿冠状位 T_1WI 图
像。肝脏(L)T_2WI 呈低-中等信号，T_1WI 呈稍高信号。(S)胃；(G)胆囊；白箭所示为结肠

囊可清楚显示，32 周出生的早产儿可观察到胆囊收缩，说明 32 周后胎儿胆囊有可能具有收缩功能。晚孕期胎儿胆囊显示率减低，可能与胆囊收缩有关。不同孕周胆囊大小见表 7-2。胆囊发育不全或胆囊缺如可合并其他畸形，尤其可合并十二指肠闭锁、胆囊闭锁、多脾综合征、先天性囊性纤维化或染色体畸形。胆囊增大也可合并染色体畸形，单纯胆囊增大也可出现，并不一定表示胎儿预后不良。胎儿胆囊内也可存在结石，T_2WI 可见高信号的胆囊内出现充盈缺损。

表 7-2　正常胎儿不同孕周胆囊大小

孕周	长径(cm)	横径(cm)	孕周	长径(cm)	横径(cm)
15~19	1.0	0.3	27~30	2.1	0.7
20~22	1.5	0.4	31~34	2.6	0.7
23~24	1.9	0.6	35~40	2.7	0.65
25~26	2.1	0.6			

引自：Goldstrin I，Namir A，Weisman A，et al. Growth of the fetal gallbladder in normal pregnancies. Ultrasound Obster Gynecol，1994.

五、脾脏

脾脏的信号与肝脏相仿,位于胃的一侧。T_2WI 呈均匀的低-中等信号(图 7-1)。

六、脐带

正常脐带内含有两条脐动脉和一条脐静脉。脐动脉从髂动脉起源,沿膀胱(图 7-10)的两侧进入脐。矢状位及横断位能清楚显示脐带插入腹壁点。脐带的三条血管同样能在脐带的横断位 T_2WI 中显示,表现为流空的低信号血管影,周围包绕高信号的羊水;而在 FIESTA 序列图像上则表现为高信号的血管影。

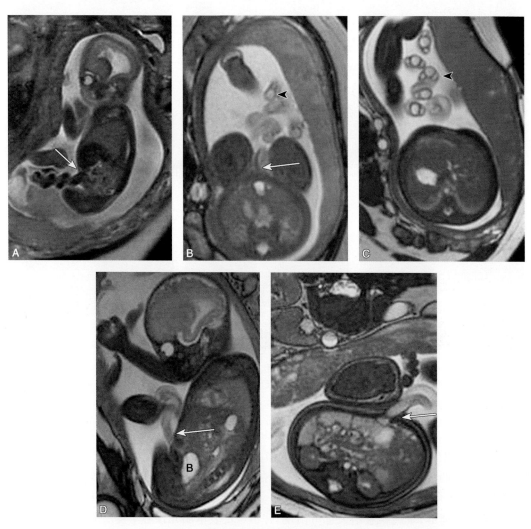

图 7-10　正常胎儿脐带

A. 孕 21 周胎儿矢状位 T_2WI 图像;B. 孕 25 周胎儿横断位 FIESTA 图像;C. 孕 30 周胎儿横断位 FIESTA 图像;D. 孕 30 周胎儿矢状位 FIESTA 图像;E. 孕 36 周胎儿横断位 FIESTA 图像。胎儿脐带插入前腹壁(白箭),清晰显示三条血管影(黑箭头,两条动脉一条静脉),静脉较动脉稍粗。(B)膀胱

七、腹腔脉管系统

由于流空效应,盆腹腔内流动的血管在 T_2WI 上呈现低信号(图 7-11)。在流动敏感序列比如 FIESTA,血管为高信号。

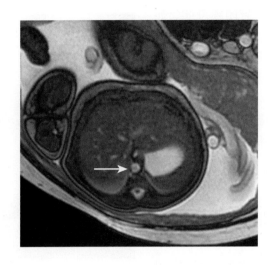

图7-11 正常胎儿腹主动脉
孕36周胎儿，横断位 FIESTA 序列图像可见
高信号的腹主动脉

第二节 胎儿胃肠道疾病

胎儿胃肠道是先天性异常的好发部位。大部分先天性异常能够用超声诊断。大部分胃肠道异常的 MRI 表现与超声结果相一致。

一、胃不显示或异位胃（absent or malpositioned stomach）

正常情况下，在20min 左右的 MRI 或超声检查过程中，一般都会观察到胃位于左上腹部。胃的大小随孕周的增大而增大（表7-3），但变化范围较大，其大小明显受胎儿吞咽羊水及胃排空的影响。因此不同的孕妇胎儿胃的大小可不同，同一孕妇不同时刻检查胃的大小亦可不同。

表7-3 正常胎儿不同孕周胃大小测量值（均数±2 倍标准差）

孕周	例数	前后径（cm）	横径（cm）	长径（cm）
13~15	15	0.4±0.1	0.6±0.2	0.9±0.3
16~18	29	0.6±0.2	0.8±0.2	1.3±0.4
19~21	17	0.8±0.2	0.9±0.2	1.6±0.5
22~24	11	0.9±0.3	1.8±0.3	1.9±0.6
25~27	14	1.0±0.5	1.9±0.5	2.3±1.0
28~30	17	1.2±0.3	1.6±0.4	2.3±0.5
31~33	18	1.4±0.3	1.6±0.4	2.8±0.9
34~36	15	1.4±0.4	1.6±0.4	2.8±0.9
37~39	16	1.6±0.4	2.0±0.4	3.2±0.9

引自：Goldstrin I, Reece EA, Yakoni S, et al. Growth of fetal stomach in normal pregnancies. Obster Gynecol, 1987.

胎儿胃持续不显示可以发生在食管闭锁、羊水过少、染色体异常或吞咽障碍。胎儿羊水过少时由于没有羊水吞咽或吞咽羊水过少，约17%的胎儿胃不显示。表7-4列出了胃不显示的各种畸形。如果左上腹部胃未显示，应当在胎儿体部其他部位寻找胃样结构。大多数先天性膈疝胎儿的胃显示在胸部。先天性膈疝在胸部疾病相关章节内有详细讨论。

表7-4 胎儿胃不显示时的常见先天性畸形

腭裂	颈部肿块	无脑畸形
膈疝	胎儿水肿	露脑畸形
食管闭锁	VACTERL 联合征	强直性营养不良
小下颌畸形	多发性囊性肾发育不良	18-三体
先天性肌发育不良	肾发育不良	三倍体
Pena-Shokeir 综合征	双胎输血综合征	

引自：李胜利. 胎儿畸形产前超声诊断学［M］. 北京：人民军医出版社，2014.

　　19 周以后如果胎儿胃持续不显示,应首先考虑食管闭锁可能。如果孕晚期胃未见显示或胃特别小,但是羊水量正常时,不要武断地诊断为食管闭锁,尚需排除检查时胃刚好排空或小胃畸形。先天性小胃畸形极其罕见,此种畸形是由于胃未旋转且胃的大小弯未发育而形成一小胃。

　　腹腔内脏器位置的评估同样重要。胃和心脏应当位于胎儿的左侧。但是,在某些情况下胃和心脏位置相反,位于右上腹部(图 7-12)。

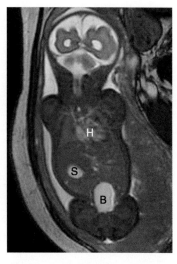

图 7-12　孕 30 周胎儿内脏反位
冠状位 FIESTA 图像显示,心脏(H)位于胎儿左侧,胃(S)位于右侧,(B)膀胱

二、十二指肠闭锁与狭窄(duodenal atresia and stenosis)

　　为胎儿常见的十二指肠梗阻原因,母亲常有羊水过多。约 30% 梗阻位于 Vater 壶腹近端。出生后,呕吐为本病主要症状。可并发肠旋转不良、食管或直肠肛门闭锁、先心病。

　　十二指肠狭窄与闭锁在 MRI 和超声上表现为典型的“双泡征”(图 7-13、图 7-14),即胃和十二指肠内各有一个气液平面,在横断位或冠状位 T₂WI 上可以清楚显示“双泡征”。十二指肠闭锁和 21-三体综合征有很高的关联。

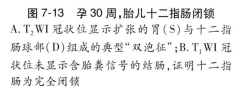

图 7-13　孕 30 周,胎儿十二指肠闭锁
A.T₂WI 冠状位显示扩张的胃(S)与十二指肠球部(D)组成的典型“双泡征”;B.T₁WI 冠状位未显示含胎粪信号的结肠,证明十二指肠为完全闭锁

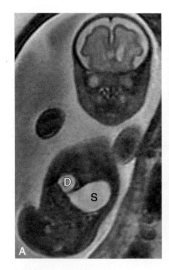
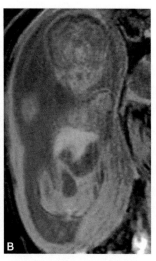

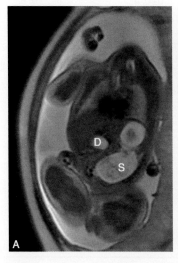
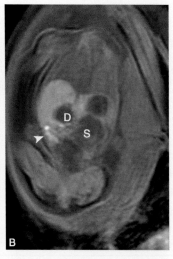

图 7-14　孕 33 周,胎儿十二指肠狭窄
A.T₂WI 冠状位显示扩张的胃(S)与十二指肠球部(D);B.T₁WI 冠状位可见含胎粪的细小结肠(箭头),证明十二指肠为不完全闭锁(狭窄)

三、小肠闭锁与狭窄（small bowel atresia and stenosis）

在小肠闭锁或狭窄的情况下，磁共振可以提供超声所不能提供的有关梗阻的额外信息。近端小肠梗阻时扩张的小肠 T_2WI 呈高信号，T_1WI 呈低信号，而远端肠管梗阻时由于肠管内含有胎粪，肠管信号 T_2WI 呈低信号，T_1WI 呈高信号（图 7-15～图 7-17）。

四、消化道重复畸形（intestinal duplication）

是一种少见的先天性疾病，为胚胎发育期间肠空化不全所致，胎儿期间可发生于从口腔至直肠的任何部位，其中小肠重复畸形最常见，多发生在回肠或回盲部附近，发生率为 0.025%～1%。肠重复畸形多数与主肠管关系密切，贴附在其系膜侧，有共同的血液供应，可以有相同的组织结构，相同的浆膜、平滑肌及黏膜。由于分泌物增多，重复畸形膨胀压迫邻近肠管，导致肠梗阻或诱发肠扭转、肠套叠。如果囊肿与肠管相通，囊内内衬黏膜，可发生溃疡。出生后可出现呕吐、便秘、腹痛、血便和腹部包块。肠重复畸形根据

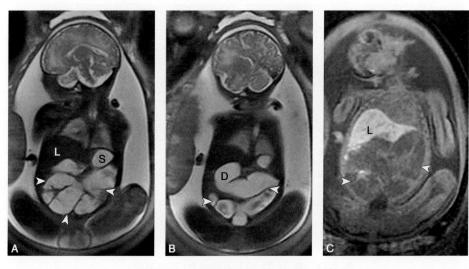

图 7-15　孕 36 周，胎儿小肠末端闭锁
A、B. T_2WI 冠状位显示腹腔内充满扩张的小肠（箭头），胃（S）与十二指肠（D）扩张；C. T_1WI 冠状位结肠未显示，证明小肠末端完全闭锁

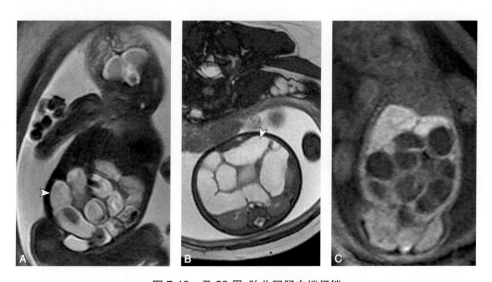

图 7-16　孕 33 周，胎儿回肠末端闭锁
A、B. T_2WI 冠状位及横断位显示腹腔内充满扩张的小肠（箭头）；C. T_1WI 冠状位结肠未显示，出生后证实回肠末端完全闭锁

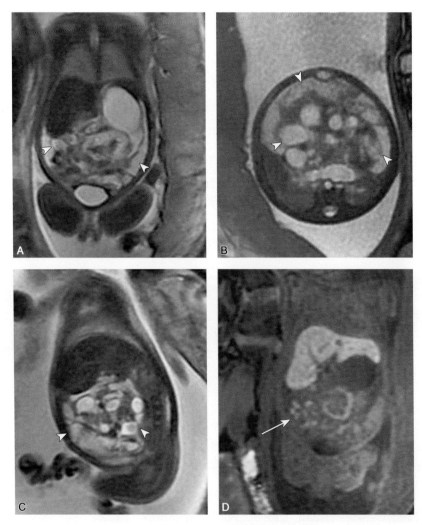

图 7-17　孕 31 周,胎儿小肠狭窄(不全闭锁)

A~C. T_2WI 冠状位及横断位、矢状位显示腹腔内充满扩张的小肠(箭头);D. T_1WI
冠状位可见细小的结肠(箭)

外观形态可分为两种类型:

A 囊肿型:约占 82%,囊肿呈圆形,位于胃或肠管系膜侧,大小不等,多数与肠管不相通,少数可有交通
孔。囊肿位于肠壁肌层外者,称为肠外囊肿型,位于肠壁肌间及黏膜下者,称为肠内囊肿型。

B 囊管型:约占 18%,重复肠管呈管状,位于胃或肠管侧缘,与主肠管呈平行走行,外观呈管状。长短
不固定,短者数厘米,长者可达 100cm。管状重复畸形与主肠管有共壁。多有远端共同开口,也有近端有
开口或者两端都有开口者。近端有开口而远端无开口者,远端重复肠腔内液体潴留液过多,肠腔扩张而形
成包块。

囊肿型重复畸形 MRI 表现为胎儿腹腔内位于消化道旁的圆形或椭圆形囊性灶,T_2WI 呈高信号,T_1WI
呈低信号,根据发生的部位不同而表现不同,与腹腔囊肿鉴别较困难。囊管型重复畸形由于与主肠管相
通,MRI 及超声均较难以发现,发生潴留时可见盆腔内的囊性块。胃重复畸形表现为胃旁的囊性灶。食管
重复畸形表现为纵隔内囊性灶,可向前压迫气管。临床检查中,单凭 MRI 扫描难以区分囊肿型或囊管型
消化道重复畸形(图 7-18~图 7-21)。

五、胎粪性腹膜炎(meconium peritonitis)

出生前的肠穿孔可导致无菌性腹膜炎,可表现为分散于整个腹腔内的点状钙化灶。穿孔后的肠袢局
部闭合可以形成胎粪性假囊肿。超声的主要特征性表现有肠管扩张、胎粪性假囊肿、腹水和羊水过多。超

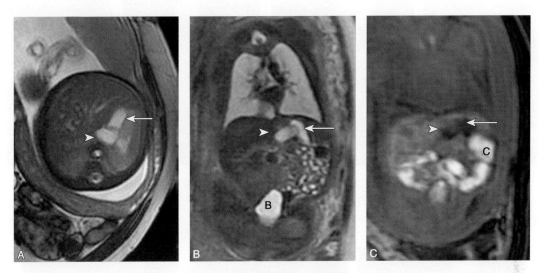

图 7-18　孕 35 周,胎儿胃重复畸形

A. 横断位 T₂WI 示正常胃(中箭)的后内侧可见一高信号的囊性病灶(短箭头);B. 冠状位 T₂WI 示病灶位于胃的内侧并压迫胃;C. 冠状位 T₁WI 示该病灶呈低信号。出生后手术证实为重复胃畸形。(B)膀胱;(C)结肠

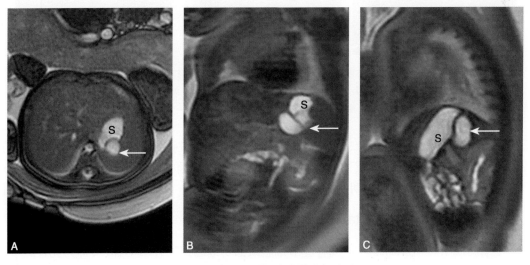

图 7-19　孕 35 周,胎儿胃重复畸形

A. 横断位 T₂WI 示正常胃(S)的后方见一高信号的囊性灶(白箭);B. 冠状位 T₂WI 见该病灶位于胃的下方;C. 冠状位 T₁WI 可见该病灶与正常胃分界清楚。出生后手术证实为重复胃畸形

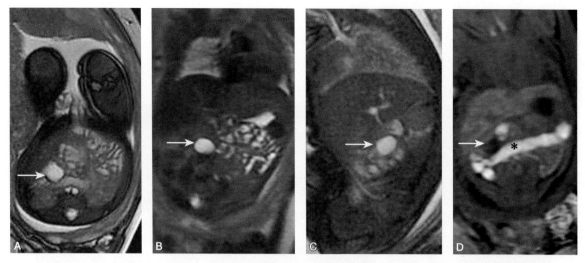

图 7-20　孕 36 周,胎儿肠重复畸形

A~C.横断位、冠状位、斜矢状位 T_2WI 可见结肠旁一高信号灶(白箭),边界清楚,类圆形;D.冠状位 T_1WI 可清楚显示高信号的结肠(*)与病灶的位置关系

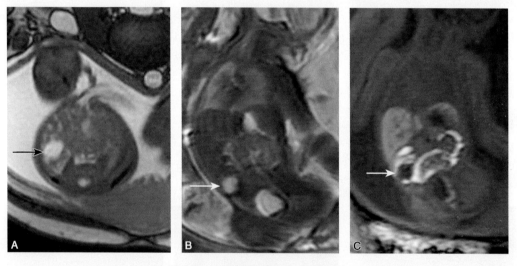

图 7-21　孕 26 周,胎儿肠重复畸形

A~C.横断位 T_2WI、冠状位 T_2WI 和冠状位 T_1WI 见腹腔内囊状信号影(黑箭、白箭), T_2WI 呈高信号, T_1WI 呈低信号;C.矢状位 T_2WI 可明确病灶与结肠间关系

声可提示胎粪性腹膜炎合并的钙化灶,而 MRI 对钙化灶不敏感(图 7-22)。MRI 主要表现为正常的小肠管信号消失, T_1WI 增高,而 T_2WI 信号减低,腹腔内见游离腹水,合并胎粪性假性囊肿时,囊肿呈 T_1WI 低信号, T_2WI 高信号,但如果肠分泌物长期潴留、浓缩或有胎粪混入其内 T_1WI 可呈高信号(图 7-22~图 7-24)。

六、先天性巨结肠(congenital megacolon)

先天性巨结肠是由于先天性肠壁肌间神经节细胞缺如所致肠道发育畸形,故又称为无神经节细胞症,为小儿最常见的结肠病变,我国的发病率约为 1/4000。

由于肠壁肌间神经节细胞缺如使病变肠段不能松弛,呈痉挛状态,粪便通过障碍,近段肠管逐渐扩张和肥厚。多数病例痉挛段肠管限于直肠和乙状结肠远端。少数病例痉挛段较短或较长可累及结肠更高部位,甚至全结肠或小肠均可受累。痉挛段以上肠管神经节细胞稀少为移行段。移行段以上肠管神经节细胞分布正常,肠管明显增厚、扩张,称为扩张段。黏膜常有水肿,有时发生溃疡和坏死,肠管扩张加重可致肠穿孔及腹膜炎。

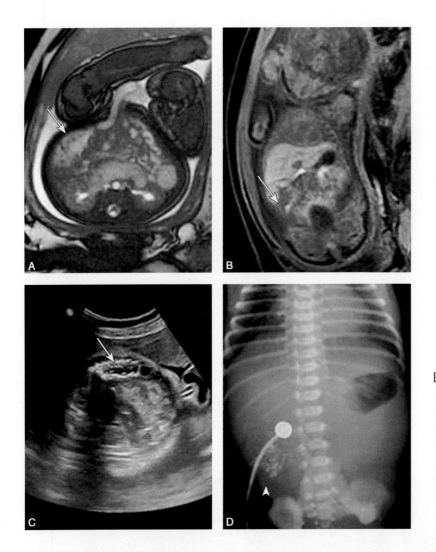

图 7-22　孕 33 周,胎儿胎粪性腹膜炎
A. 横断位 T$_2$WI 显示肝下缘肠区(长箭)片状异常信号影,T$_2$WI 呈高信号,其内夹杂斑点状低信号;B. 冠状位 T$_1$WI 呈低信号(长箭);C. 超声声像图提示腹腔内同一位置的片状钙化灶(长箭);D. 出生后腹部片平片可见右下腹部钙化灶(短箭头)

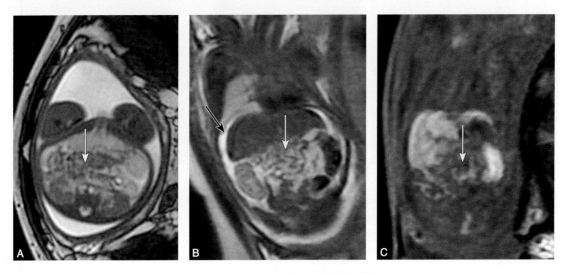

图 7-23　孕 29 周,胎儿胎粪性腹膜炎
A. 横断位 T$_2$WI 显示小肠(白箭)排列紊乱,边界模糊,信号异常,部分肠管 T$_2$WI 信号减低;B. 冠状位 T$_2$WI 同样见小肠肠管(白箭)排列异常,肠管间隙模糊,肝缘旁可见腹水(黑箭);C. 冠状位 T$_1$WI 见小肠(白箭)信号增高

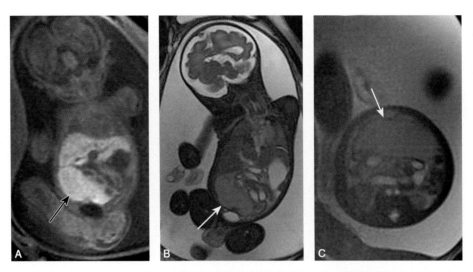

图 7-24　孕 31 周,胎儿胎粪性腹膜炎伴假性囊肿形成

A~C.冠状位 T_1WI,冠状位和横断位 T_2WI 提示胎儿右下腹一巨大囊肿影(箭),T_2WI 呈低信号,T_1WI 呈稍高信号

产前超声对其诊断较困难,主要表现为肠管扩张,当无明显肠管扩张时超声更无法诊断。超声很难区分先天性巨结肠的肠管扩张与其他原因所致的肠管扩张,产前超声很难对本病做出准确诊断。胎粪 T_1WI 呈高信号,胎儿 MRI 检查中可清楚显示。运用多方位重建(MPR)、容积再现(VR)及最大密度投影(MIP)等结肠三维成像技术可清楚显示结肠轮廓,因而 MRI 在诊断先天性巨结肠方面有较大优势。典型的先天性巨结肠 MRI 表现与病理解剖一致,可分为痉挛段、移行段及扩张段三部分(图 7-25)。

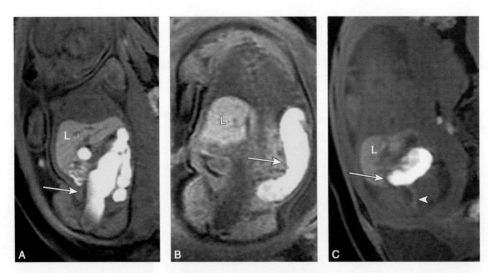

图 7-25　胎儿先天性巨结肠

A.孕 39 周胎儿冠状位 T_1WI 显示乙状结肠及直肠明显增粗(白箭),结肠袋不明显,横径约 3.2cm;B.孕 39 周胎儿,冠状位 T_1WI 见乙状结肠及降结肠明显增粗(白箭),结肠袋消失,横径约为 2.9cm;C.孕 25 周胎儿,冠状位 T_1WI 见乙状结肠明显增粗(扩张段,长白箭),直肠明显变细(痉挛段,短箭头)。(L)肝脏

痉挛段:肠管管径均在正常以下,边缘呈花边状,锯齿状或僵直。

移行段:位于痉挛段及扩张段之间,多呈漏斗状或环形狭窄后突然扩张。少数呈袖筒状。

扩张段:移行段以上肠管明显扩张,结肠袋减少,黏膜增厚。

第三节 胎儿泌尿生殖道疾病

超声是肾脏异常的最好评估手段。但是,当羊水偏少(严重过少)或母体体质所限时 MRI 能在诊断方面发挥重要作用。

一、肾积水(hydronephrosis)

肾积水由梗阻性病变和非梗阻性病变引发,常见的原因包括:肾盂输尿管连接处梗阻、膀胱输尿管反流、膀胱输尿管连接处梗阻、后尿道瓣膜及重复肾梗阻。目前肾积水的诊断标准尚有争论,目前多采用下述标准(即符合下述任何一条者考虑肾盂积水),但该标准敏感性高,特异性低:①小于 33 周,肾盂前后径大于 4mm,33 周以后肾盂前后径大于 7mm;②肾盂扩张前后径/肾脏前后径大于 0.28;③肾盏扩张。

目前在胎儿肾积水的诊断标准上仍存有争议,但是对于一些诊断的基本原则仍有以下共识:①肾盂扩张小于 4mm,大多数胎儿为正常胎儿;②肾盂扩张为 5~10mm,或者膀胱扩张、输尿管扩张、肾盏扩张或仅显示肾盏的肾盂扩张,应在以后的妊娠过程中随访观察监测;③如果肾盂扩张在 10mm 内,肾盂/肾脏前后径比例小于 0.5,且无其他异常发现,那么产后出现相关疾病的可能性较低;④肾盂扩张大于 10mm,出现肾脏病理情况的可能性增加,产后应行肾功能检查和膀胱尿路造影,以除外梗阻和膀胱输尿管反流;⑤产后随访原则:最好于产后 5~7 天进行,此时新生儿不受母体黄体酮类激素影响而致平滑肌松弛,其轻度肾盂扩张可消失,出生后 48 小时内由于新生儿轻度脱水,出生后立即检查可出现假性结果。

扩张的肾集合系统在 T_2WI 上呈高信号,肾实质呈等低信号,因此容易诊断(图 7-26)。冠状位和横断位最容易显示。磁共振尿路造影运用厚层扫描(20mm)能清楚地显示输尿管全程(图 7-5)。

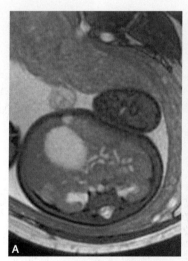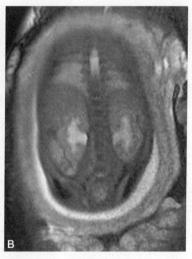

图 7-26 孕 35 周,胎儿右侧肾盂扩张和轻度肾积水
A、B. 横断位 T_2WI 和冠状位 T_2WI 提示肾盂扩张,约 7mm,冠状位显示肾盏轻度扩张

严重的胎儿肾积水,肾盂、肾盏及输尿管全程均可明显扩张,T_2WI 呈高信号,肾实质可明显受压变薄、萎缩(图 7-27、图 7-28)。胎儿肾积水的最常见原因是肾盂输尿管连接部梗阻。在此情况下,输尿管不扩张,肾盂、肾盏与输尿管的比例失调(图 7-29)。随着梗阻程度的进展,时间的延长,肾小管逐渐扩大,导致肾发育不良,肾皮质和髓质内可见囊肿形成。此类梗阻性囊肿一般体积较小,大小相仿,囊肿间液体相通,一般位于肾周边,梗阻严重时可以位于肾实质中央位置(图 7-30)。

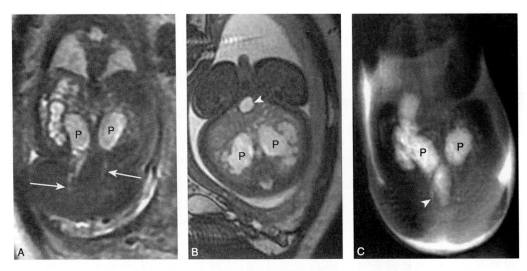

图 7-27 孕 24 周,胎儿肾盂、肾盏及输尿管全程扩张、积水

A、B. 冠状位及横断位 T₂WI 提示双侧肾盂(P)、肾盏及输尿管全程扩张,肾实质受压变薄;C. MRU 能清楚显示扩张的肾盂、肾盏、输尿管与膀胱(箭头)的位置关系

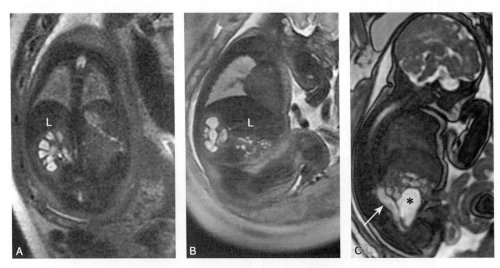

图 7-28 孕 36 周,胎儿右肾盂及右侧输尿管扩张

A~C. 冠状位(A)和矢状位(B、C)T₂WI 提示右肾盂、肾盏明显扩张,右侧输尿管全程扩张(箭),膀胱(∗)显示。(L)肝

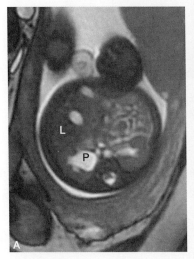
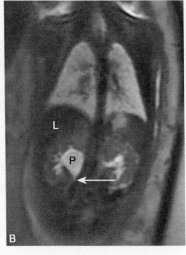

图 7-29 孕 33 周,胎儿肾盂输尿管连接部梗阻

A、B. 横断位和冠状位 T₂WI 提示扩张的肾盂(P)与肾盏及输尿管近端(箭)不成比例。(L)肝

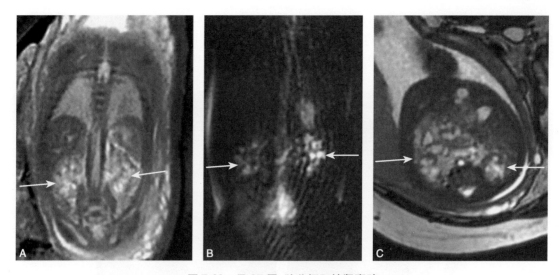

图 7-30 孕 27 周，胎儿梗阻性肾囊肿
A～C. 冠状位（A）T$_2$WI、MRU（B）及横断位（C）T$_2$WI 均显示扩张的肾盏（白箭）呈囊状且各囊间相通

二、肾脏囊性疾病（renal cystic disease）

种类较多，共同特点为出现覆盖上皮细胞的囊肿，包括一组不同源疾病，但形成囊肿的最基本原因有两类，即梗阻和遗传。肾脏囊性疾病的分类目前多采用 Potter 分类法，Potter 分类法虽然不够完善，但它包括了绝大多数肾脏囊性疾病，分类如表 7-5。

表 7-5 肾囊性疾病的 Potter 分类

分类	名称	分类	名称
Ⅰ 型	常染色体隐性遗传性多囊肾（婴儿型）	Ⅲ 型	常染色体显性遗传性多囊肾（成人型）
Ⅱ 型	多囊性发育不良肾	Ⅳ 型	梗阻性囊性发育不良肾

（一）多囊肾

1. **常染色体隐性遗传性（婴儿型）多囊肾**［autosomal recessive（infantile）polycystic kidney disease，ARPKD］（Potter Ⅰ 型） 又称婴儿型多囊肾。是一种遗传性疾病，肾集合管囊状扩张，呈放射状排列。由于本病肾内囊肿极小，超声无法识别这些囊性结构，仅表现肾脏增大，回声增强。MRI 表现为双肾体积对称性、

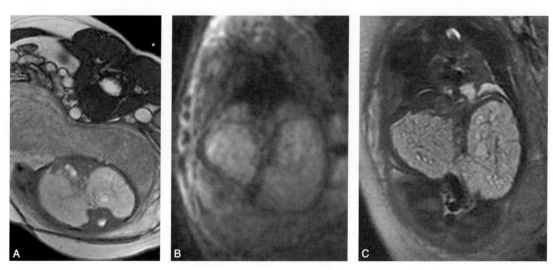

图 7-31 孕 31 周，胎儿 ARPKD
A～C. 横断位（A）T$_2$WI、冠状位（B）DWI、冠状位（C）T$_2$WI 提示双肾增大，T$_2$WI 信号增高。DWI 信号偏低，提示肾功能减低，此病例合并羊水过少

均匀性增大,皮髓质结构和肾盂肾盏系统不能分辨,肾脏内见 1～2mm 小囊状结构,T_1WI 呈低信号,T_2WI 呈高信号,偶可发现 8～10mm 囊样结构,病变晚期可合并羊水过少(图 7-31、图 7-32)。本病的预后与肾脏病变程度有关,围生期即有严重肾病者多数在新生儿期即死亡。

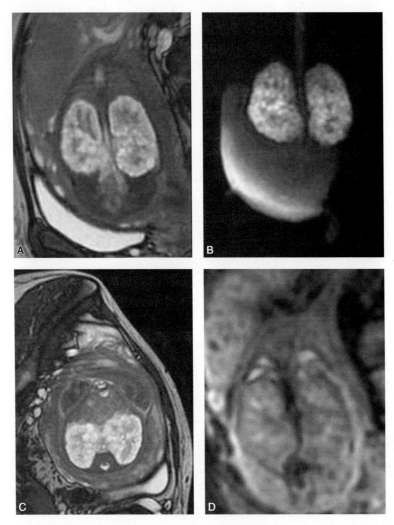

图 7-32　孕 25 周,胎儿 ARPKD

A～D. 冠状位(A)T_2WI、冠状位(B)MRU、横断位(C)T_2WI 和冠状位(D)
DWI 提示双肾增大,T_2WI 信号增高,MRU 能清晰显示病变轮廓。DWI 信
号偏低,提示肾功能减低,此病例也合并羊水过少

　　2. 常染色体显性遗传性(成人型)多囊肾[autosomal dominant(adult)polycystic kidney disease,ADPKD](Potter Ⅲ型)　是一种显性遗传性疾病,即成人型多囊肾,已知致病基因发生在 16 对染色体上。临床多在成人期发病,开始出现症状的年龄平均为 40 岁,表现为高血压和肾衰竭,也可发生在小儿及胎儿,尤其是有家族史者,但肾脏症状较 ARPKD 明显偏轻,主要表现为:①ADPKD 肾脏体积远没有 ARPKD 肾脏体积大;②ADPKD 肾髓质无明显增大;③ADPKD 不引起胎儿肾功能不全,羊水量在正常范围内,ARPKD 常在 24 周后出现羊水量的中-重度减少。ADPKD 患者一方的父母常有此病,怀疑 ADPKD 时父母双方均需要检查,如若一方还有此病,则对本病的诊断很有作用。该囊肿性疾病也常见于肝脏。影像学表现与 ARPKD 相似,双肾体积增大,肾髓质体积不增大。MRI 对于此病诊断及鉴别较困难需结合遗传病史。

　　(二)　多囊性发育不良肾(multicystic displastic kidney,MCDK)(Potter Ⅱ型)
　　多囊性发育不良肾是较常见的肾囊性疾病,发病率约为 1/3000,本病无遗传性,男性多见,多发于单侧肾脏。多囊性发育不良肾表现为肾脏体积增大,肾脏基本形态消失,由大小不一,数量不等的囊腔构成,犹如葡萄串状,可伴有肾盂及输尿管闭锁、扩张或发育不良。MRI 表现为肾脏内多发、随机分布的大小不等的囊性灶(图 7-33～图 7-35)。此类囊肿在 T_2WI 上呈高信号且不与肾盂肾盏系统相通,各囊间互不相通。肾实质呈"小岛"样分布于囊肿之间。囊肿较大时肾脏正常轮廓消失,双侧发病时合并羊水过少或膀胱不显示。对于一些超声检查难以诊断的 MCDK,胎儿 MRI 往往能发挥作用。单侧 MCDK,如若对侧肾脏发育正常,预后好,双侧 MCDK 易导致胎儿死亡。

（三）其他囊性肾疾病

1. 梗阻性囊性发育不良肾(obstructive cystic dysplasia kidney)(Potter Ⅳ型)　梗阻性囊性发育不良肾是由于早孕期及中孕早期肾梗阻所致。此类肾脏囊性疾病继发于肾积水,为肾积水后期表现,影响双肾;如果梗阻发生在肾盂输尿管连接处或输尿管下段可仅影响单侧肾。此类囊肿较小,大小相仿,分布于肾周边,且囊肿、肾盂、肾盏和输尿管间互相交通,有严重肾积水时,肾实质往往受压伴发育不良,肾内可出现钙化灶,肾周可出现积液(图 7-30)。

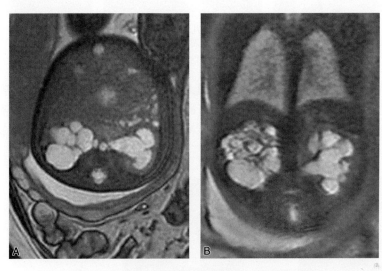

图 7-33　孕 37 周,胎儿右侧 MCDK 伴左肾积水

A、B. 横断位(A)和冠状位(B)T_2WI 图像显示双侧肾脏体积增大,右侧肾脏内可见多发、随机分布的大小不等的囊性灶,未见正常肾盂;左侧肾盂肾盏扩张

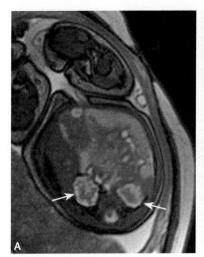
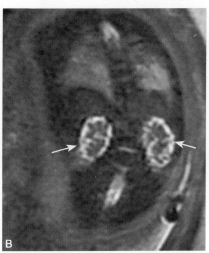
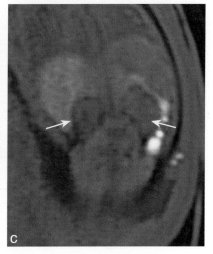

图 7-34　孕 39 周,胎儿双侧 MCDK

A、B. 横断位(A)和冠状位(B)T_2WI 图像显示双侧肾脏体积缩小,内见多发高信号的囊性灶(白箭),多分布于肾脏周边,未见正常肾盂;C. 冠状位 T_1WI 见肾脏内囊性灶呈低信号

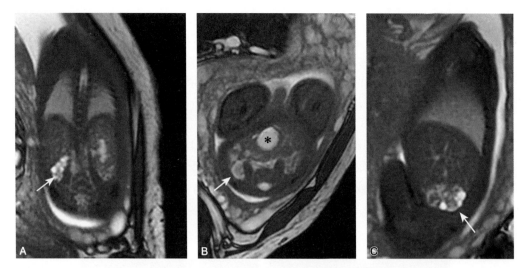

图 7-35　孕 28 周,胎儿右侧 MCDK 伴异位肾
A~C. 冠状位(A)、横断位(B)和矢状位(C)T₂WI 图像显示右肾体积明显缩小,肾脏内可见多发大小
不等的高信号囊性灶,肾位置明显偏低,肾门与膀胱(*)位于同一水平线

2. 单纯性肾囊肿(simple renal cysts)　多见于成人,胎儿很少发现。是发生在正常肾皮质内的单房性囊性病变,可为孤立性或多发性,分布于单侧或双侧肾内。肾囊肿大小悬殊,囊内含有浆液性液体,壁较薄,与肾盂肾盏间无沟通。出生后临床通常无症状。MRI 表现为类圆形的囊性信号,边界清楚囊壁薄,呈长 T₁ 长 T₂ 信号(图 7-36)。

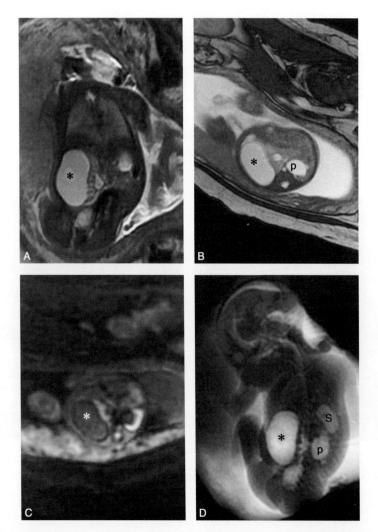

图 7-36　孕 26 周,胎儿单纯肾囊肿
A、B. 冠状位(A)和横断位(B)T₂WI
显示右肾可见一囊性灶(*),肾实质
受压,T₂WI 呈高信号,合并左侧肾盂
扩张;C. 横断位 DWI 信号未见明显
增高,受压肾实质信号正常,呈高信
号;D. 冠状位 MRU 可以清楚显示囊
肿(*)及左侧扩张的肾盂。(P)肾
盂;(S)胃

三、肾发育不全、异位肾(renal agenesis and ectopic kidney)

　　肾发育不全是由于胚胎期输尿管芽分支和后肾原基数量不足,肾叶数目和每叶所含肾单元数量减少而肾单元及导管分化正常,肾外形正常,体积只是正常肾的1/2或更小。肾可以位于肾窝或者盆腔内。双侧肾发育不全是一种致命的疾病,但单侧肾发育不全不影响预期生存时间。双肾发育不全导致的羊水过少时,超声检查往往受限。此种情况下,胎儿 MRI 可以提供帮助,主要表现为患肾均匀性缩小,约为正常肾的1/2或者更小,常伴有输尿管变细,或者合并输尿管异位开口等畸形。双肾发育不全时膀胱不显示,胎儿往往合并有严重的羊水过少或偏少。此疾病可合并 VACTERL 综合征(脊柱、肛门、心脏、气管、肾和肢体异常)。因此当一侧肾不显示时,应当对胎儿做整体评估。

　　异位肾为胎儿肾自盆腔上升和旋转过程中的发育障碍,成熟的肾未能上升至肾窝内,位于髂内或者腰部。越过中线至对侧为交叉异位肾,它可以与对侧肾融合。少数异位肾可位于胸腔内,形成胸内异位肾。异位肾多伴旋转不良,输尿管及血管异常。异位肾时,肾脏在肾窝中不显示,肾上腺呈扁平形"卧位"状态(图7-37)。此时,可使用 MRI 来辨别异位肾的位置,尤其是磁共振 DWI 序列能清楚显示肾脏轮廓(图7-37、图7-38),有利于肾发育不全和异位肾的诊断。

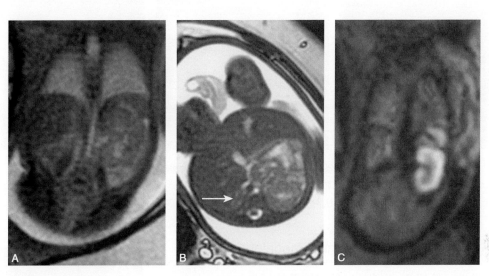

图7-37　孕27周,胎儿右肾缺失

A、B. 冠状位(A)和横断位(B)T₂WI仅左肾可见;C. DWI能清晰显示左肾轮廓,右肾未见显示。注意"横卧"的肾上腺(图B中白箭所示)

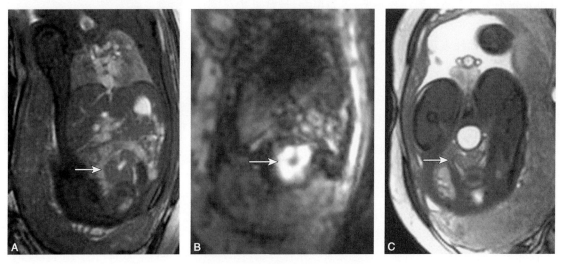

图7-38　孕32周,胎儿盆腔异位肾

A、B. 冠状位(A)T₂WI和冠状位(B)DWI显示肾脏位于盆腔内;C. 横断位 T₂WI显示肾脏位于膀胱后方

四、肾盂及输尿管重复畸形（pelvouerteral duplication）

肾盂及输尿管重复畸形为常见的泌尿系先天畸形之一，为胚胎期输尿管芽过度分支异常。10%～42%的病例并发其他泌尿系畸形，有家族史倾向。患肾较长，表面常有凹痕。重复肾盂连接的输尿管常合并开口异位、输尿管囊肿及膀胱输尿管反流、输尿管膀胱连接部狭窄。患儿出生后临床多无症状，有并发症时可产生发热、血尿、脓尿、腹痛、滴尿等症状，合并积水时腹部可及包块。MRI 冠状位及 MRU 扫描尤其有帮助。MRI 扫描可显示两个分离的肾盂系统及两个输尿管，合并积水时肾盂及输尿管可见明显扩张（图 7-39～图 7-41）。

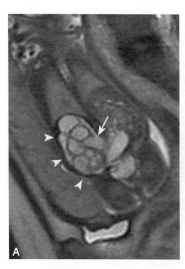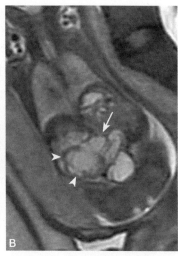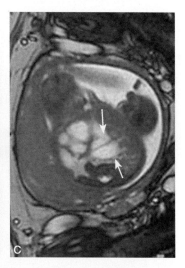

图 7-39　孕 24 周，胎儿重复肾盂输尿管畸形
A. 冠状位 T_2WI 可见右肾上组肾盂扩张（长箭），多个肾盏明显扩张（箭头），肾皮质受压变薄；B. 冠状位 T_2WI 可见下组肾盂（长箭）扩张；C. 横断位 T_2WI 见右侧双输尿管明显扩张（箭），呈前后平行排列

五、先天性巨输尿管（congenital megaloureter）

也称原发性巨输尿管，功能性巨输尿管及输尿管松弛。是输尿管功能性梗阻。病变部位无任何器质性梗阻因素存在，无膀胱输尿管反流，也无神经源性膀胱所致的输尿管病理改变，组织学局部可见肌纤维发育不全及萎缩。男性较多见，多为单侧，最常见于左侧。可自行好转。

MRI 扫描无特异性表现，横断位扫描可见输尿管扩张，有时合并肾盂积水，但病变输尿管远端输尿管管径可正常或狭窄。MRI、MRU 直接冠状位扫描可显示输尿管全貌，扩张部位程度（图 7-42）。

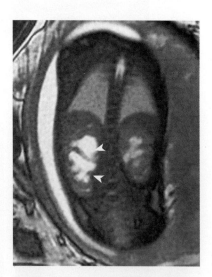

图 7-40　孕 34 周，胎儿重复肾盂伴梗阻
冠状位 T_2WI 右肾可见上下两组独立肾盂（白箭头）

六、后尿道瓣膜（posterior uretharl valve）

后尿道瓣膜畸形仅发生于男性胎儿，是引起小儿后尿路梗阻的常见原因。后尿道瓣膜是两侧叶片状瓣膜从前列腺尿道部远侧至尿道外括约肌之间向尿道内扇形生长，典型的表现为中间仅留一裂隙样开口。约半数病例合并膀胱输尿管反流。出生后症状主要表现为排尿困难、滴尿、尿失禁，可继发尿路感染，肾功能不良。典型的 MRI 表现为后尿道扩张，膀胱扩张及输尿管积水性肾病（图 7-43、图 7-44）。双肾可有不同程度的积水，肾积水常以肾盏扩张为著，肾实质变薄。冠状位 MRI 或 MRU 可清楚显示扩张的肾盂及输尿管。

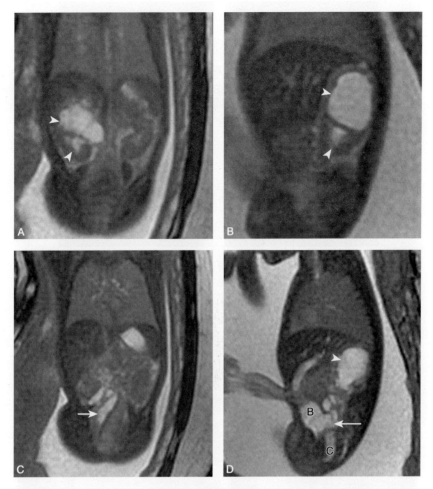

图 7-41　孕 24 周,胎儿重复肾盂输尿管畸形伴上组肾盂及输尿管扩张、积水

A、B. 冠状位和矢状位 T_2WI 见两组肾盂(短箭头),其中上组肾盂明显扩张、积水,肾皮质受压变薄;C. 冠状位 T_2WI 见右侧输尿管明显扩张(箭);D. 矢状位 T_2WI 可清晰显示膀胱(B)与扩张的输尿管末端(长箭)位置关系,以及扩张的上组肾盂(短箭头)。(C)直肠

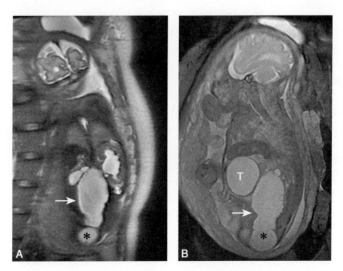

图 7-42　孕 33 周,胎儿先天性巨输尿管

A、B. 冠状位和矢状位 T_2WI 显示右侧输尿管(白箭)明显扩张,其内充满尿液,膀胱(*)可见。T. 胃肠道来源良性肿瘤

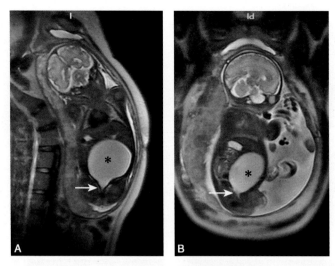

图 7-43　孕 31 周,胎儿后尿道瓣膜
A、B.冠状位和矢状位 T_2WI 可见扩张的膀胱(*)和扩张的后尿路(箭)

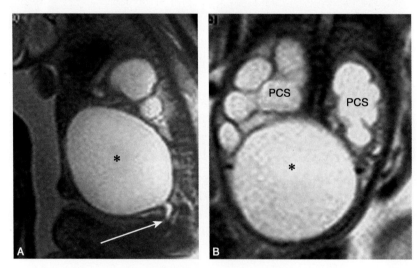

图 7-44　孕 27 周,胎儿后尿道瓣膜
A、B.矢状位和冠状位 T_2WI 可见扩张的膀胱(*),重度肾盂积水和扩张的肾盂、肾盏系统(PCS)及扩张的后尿路(白箭)

七、马蹄肾(horseshoe kidney)

为融合肾(fused kidney)中最常见类型,系胚胎早期肾胚上升时发生融合,常并发旋转异位或交叉异位。马蹄肾 90% 为两肾下极横过中线,形成肾实质或纤维性峡部,少数为上极融合。马蹄肾可压迫血管,易受损伤,易发感染、肾盂积水、结石和肿瘤等。

马蹄肾在横断位 T_2WI 或 DWI 序列上显示较佳,于肾下极见肾实质或纤维组织构成的肾峡部,位于主动脉和下腔静脉的前方,呈带状横过中线(图 7-45)。

八、泄殖腔畸形(cloacal malformation)

泄殖腔畸形是胎儿尿路梗阻的少见原因。形成原因是胚胎期泄殖腔分裂失败导致消化道、泌尿道、生殖道直接相通,形成了单一的会阴开口。此类畸形常发生于女性,男性少见。女性患者伴有双侧肾积水,膀胱显示不清,同时可见来自盆腔的囊性肿块时应考虑此疾病(图 7-46)。结肠和泌尿道内见钙化的胎粪有助于此疾病诊断,超声对此类钙化敏感性强于 MRI。

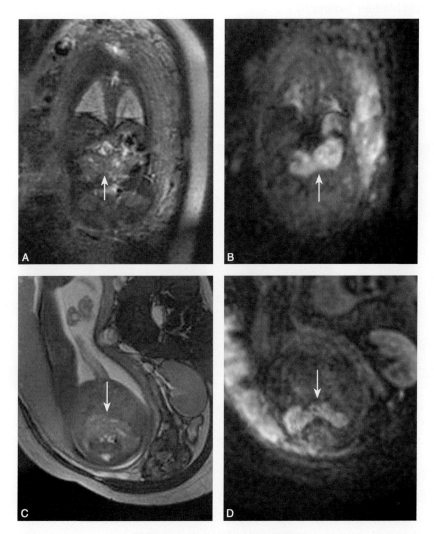

图 7-45　孕 30 周,胎儿马蹄肾

A~D. 冠状位(A)T₂WI、DWI(B)和横断位(C)T₂WI、DWI(D)可见双肾于脊柱前方相连(箭)

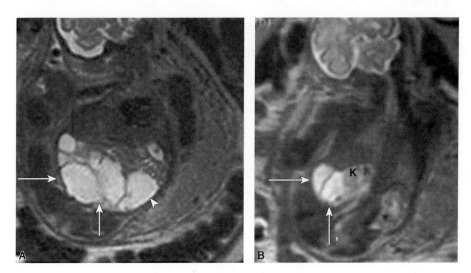

图 7-46　孕 29 周,胎儿泄殖腔畸形

A、B. 冠状位 T₂WI 盆腹腔内见囊性块(箭)与扩张的肠管(箭头)分界不清,该包块包绕肾脏(K)。膀胱未显示。肾(K)内可见肾盂显示但无积水。此胎儿合并重度羊水过少(引自:Deborah Levine. Atlas of Fetal MRI. Florida:Taylor & Francis Group,2015.)

（一）膀胱外翻（bladder exstrophy）

是一类罕见的先天性疾病，其特征为膀胱前壁缺失，后壁外露，膀胱黏膜暴露。膀胱外翻是一种综合性的复杂畸形，其主要特征为下腹壁大面积缺损为膀胱后壁替代，膀胱前壁消失，后壁膨出，其边缘与腹壁融合。耻骨分离，脐明显下移。同时合并生殖器畸形，男性胎儿表现为阴茎海绵体分离、尿道背侧裂、阴茎变短，女性尿道背裂、阴蒂分离。胎儿 MRI 羊水量及肾脏形态正常，而膀胱不能显示，脐下方可见外露的软组织块（图 7-47），应高度怀疑此病。

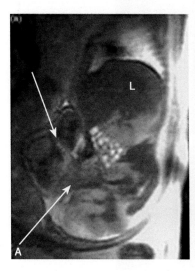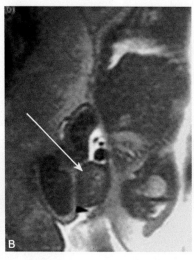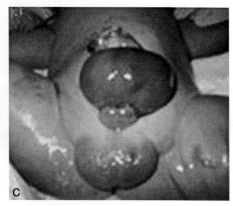

图 7-47　孕 36 周，胎儿膀胱外翻

A、B. 矢状位 T₂WI 显示由脐带下方阴茎原基上方（白箭），前腹壁缺失处突出的软组织肿块（箭）；C. 为出生后照片提示膀胱外翻。(L) 肝（引自：Deborah Levine. Atlas of fetal MRI. Florida：Taylor & Francis Group，2015.）

（二）泄殖腔外翻（cloacal exstrophy）

则有更多的腹腔内脏器外露。泄殖腔外翻是由于胚胎发育第 5 周时泄殖腔膜的连续性遭到破坏而引起的，腹腔内软组织肿块随后由脐下向外膨出（图 7-48）。膀胱缺失，外生殖器伴有畸形，但肾形态往往是正常的，常合并有脊髓栓系，MRI 对脊髓栓系的诊断检出率要优于超声。

九、生殖器异常

产前超声检查是评估胎儿泌尿生殖系统有无异常及并发畸形首选的影像学方法。但在孕妇肥胖、羊水过少、胎儿体位特殊，尤其是在妊娠后期胎儿骨骼重叠遮挡的特殊情况下，可导致超声检查结果出现遗漏和误判，而 MRI 检查不受上述条件影响，其以无放射性损伤、高组织分辨率、多参数、多方位成像等优点，已成为产前检测胎儿发育异常的重要辅助诊断方法。

胎儿外生殖器显像最早见于孕 15 周左右，并可测量阴茎长度。孕 18 周以后阴茎、阴囊已可清晰辨认，可较正确地测量胎儿阴茎、阴囊大小。胎儿生殖腺最初由厚而短的尿生殖系膜悬吊于体腔腰部。自生殖腺尾端到阴囊，有一条长的索状结构，称为引带。生殖腺因胚体生长，腰部自立，引带相对缩短而被牵拉下降。以往教科书都认为第 6 个月时，睾丸位于腹股沟管内口，第 7~8 个月时，睾丸才与它的双层腹膜经腹股沟管降入阴囊。国内有统计认为，胎儿在孕 26 周时 29.4% 的胎儿睾丸已降入阴囊。孕 27 周时约 50% 的胎儿睾丸已降入阴囊。孕 28 周时达 95.7%，孕 29 周时占 97.4%，孕 30 周睾丸正常下降率可达 100%，比以往报道提前了 2~4 周。正常阴茎于 MRI 扫描中表现为远端游离于阴囊之外，阴茎头端上翘，无阴囊包裹及下弯表现。睾丸降入阴囊内后，表现为卵圆形、均匀一致的 T₁WI 及 T₂WI 等信号（图 7-48、7-49）。

如一侧或两侧睾丸停留于腹膜后、腹股沟管或阴囊入口处，停止继续下降即为隐睾，位置不正常的睾丸，尤其位于腹膜后者，发生肿瘤的可能性较大，睾丸肿瘤中 8%~15% 发生于隐睾。虽然胎儿期不能诊断隐睾，有部分小儿可于出生后短期内降入阴囊。但应告知家属，以引起注意。在胎儿期，阴茎及睾丸发育

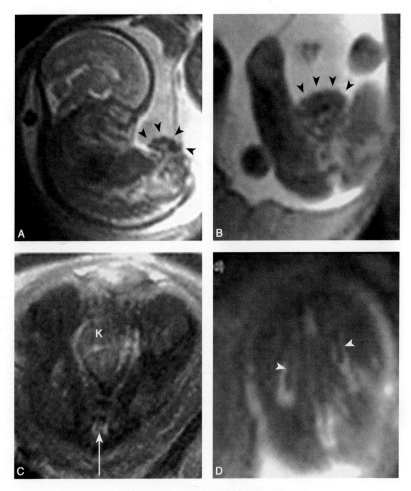

图 7-48　泄殖腔外翻和盆腔肾

A、B. 孕 18 周胎儿矢状位和横断位 T₂WI 显示前下腹壁缺失、泄殖腔外翻形成
肿块(黑色箭头);C. 孕 32 周胎儿横断位 T₂WI 显示盆腔肾(K),脊髓栓系(长
箭),羊水过少;D. 冠状位 T₂ 加权图像显示线状肾上腺,由于肾窝肾脏缺如
(白色短箭头)。"横卧"的肾上腺、盆腔肾、脊髓栓系超声均未提示(引自:
Deborah Levine. Atlas of fetal MRI. Florida:Taylor & Francis Group,2015.)

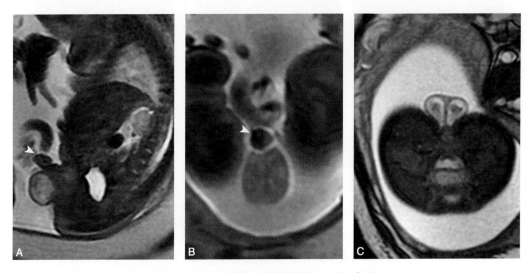

图 7-49　孕 28 周,正常男性胎儿 MRI 表现

A. 矢状位 T₂WI 见阴茎正常大小且"上翘"(白箭头);B. 冠状位 T₂WI 见阴茎外露(白箭头),未被包裹;
C. 横断位 T₂WI 显示阴囊完整,无分离

异常虽不如其他畸形多见,但出生后可影响排尿、性交、生育等功能,所以应予以重视。

（一）尿道下裂（hypospadias）

尿道下裂是由于胚胎发育第5~12周睾丸发育不全导致其产生的雄激素的缺乏,而使左右尿道褶不能正常融合。某些情况下,末端器官对雄激素不应答也可能是原因之一。目前认为,遗传和环境因素同时作用导致了尿道下裂的发生。尿道下裂是男性泌尿系统常见的先天性畸形,临床表现为异位尿道开口,阴茎短小向腹侧弯曲,阴囊分离,腹侧包皮因未能在中线融合,故呈 V 形缺损,包皮系带缺如,全部包皮转至阴茎头背侧呈帽状堆积。根据尿道口的解剖位置,可分为阴茎头型、阴茎体型、阴茎阴囊型、会阴型。其中会阴型尿道下裂尿道外口位于会阴部,阴囊分裂,发育不全,阴茎短小且弯曲,常误诊为女性。会阴型尿道下裂超声中典型的表现为"郁金香征"实为腹屈短小的阴茎,镶嵌于分离的"花瓣状"阴囊的声学表现,MRI也可清晰显示（图7-50~图7-52）,尿道下裂常由染色体异常引起,往往合并生殖器的其他畸形（图7-53）。

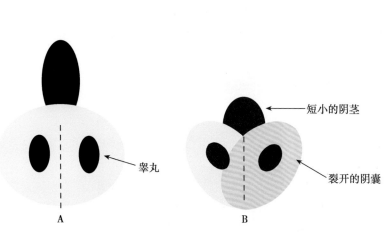

图7-50　正常男性胎儿生殖器（A）和尿道下裂畸形（B）的"郁金香征"示意图

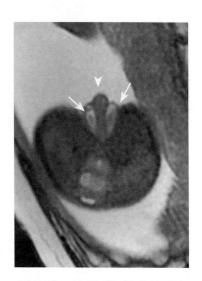

图7-51　孕28周,尿道下裂胎儿"郁金香"征

MRI 横断位 T₂WI 见短小的阴茎（白箭头）被分离的阴囊（白箭）包裹组成的"郁金香"征

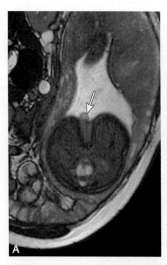
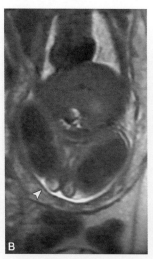
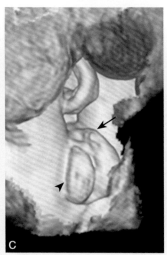

图7-52　孕34周,胎儿尿道下裂

A. 横断位 T₂WI 见阴茎短小（白箭）;B. 冠状位 T₂WI 显示分离的阴囊（白箭头）;C. MRI 三维重建显示阴茎短小（黑箭）,阴囊分离（黑箭头）,阴囊包裹阴茎

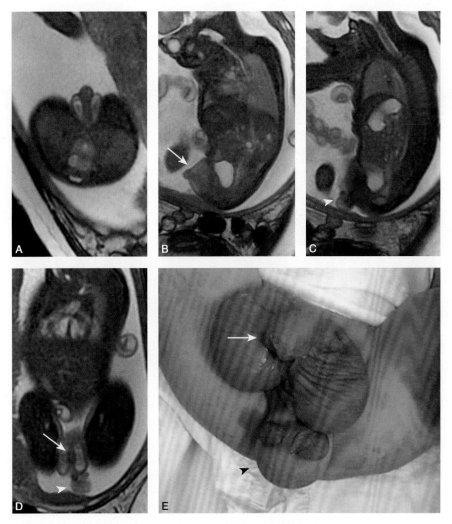

图 7-53　孕 28 周,胎儿生殖器畸形

A. 横断位 T_2WI 显示为典型的"郁金香"征;B. 矢状位 T_2WI 阴茎(白箭)短小且向腹侧弯曲;C. 矢状位 T_2WI 可见第二套生殖器官(白箭头);D. 冠状位 T_2WI 可同时显示两套生殖器官(白箭头、白箭);E. 出生后图片见两套发育畸形的生殖系统(黑箭头和白箭分别为两套不同的外生殖器),阴囊分离,阴茎头向腹侧弯曲,腹侧无包皮及系带缺如,阴茎背侧被头巾样包皮覆盖

(二) 睾丸鞘膜积液(hydroceles)

　　胚胎期睾丸下降时,附着于睾丸的腹膜也随之下降至阴囊,为两层腹膜构成的盲袋,称为腹膜鞘状突。如腹膜鞘状突闭合不全,与腹腔间隙有一小管相通,就形成交通性鞘膜积液。鞘膜与腹膜一样,也有分泌和吸收功能,正常时分泌吸收相平衡,任何能使鞘膜分泌增多或吸收减少的因素都可引起鞘膜积液。睾丸鞘膜积液时,睾丸周围可见液体包绕,T_2WI 上表现为高亮的液体信号,与呈中等信号的睾丸形成明显对比。通常合并有腹水和全身水肿(图 7-54)。阴囊疝可以用 MRI 评估(图 7-55)。

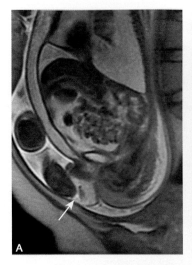
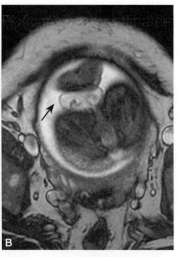
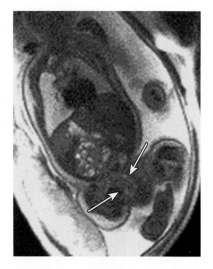

图 7-54　孕 35 周,胎儿全身水肿合并睾丸鞘膜积液

A. 矢状位 T_2WI 可见大量腹水和皮肤增厚,胸腹腔积液,腹水包绕小肠,肠管内信号降低,可见鞘膜积液(白箭);B. 盆腔横断位 T_2WI 可见双侧睾丸鞘膜积液(黑箭)包绕睾丸

图 7-55　孕 36 周,胎儿腹股沟疝

冠状位 T_2WI 图像显示右下腹部肠管疝入右侧腹股沟,与腹股沟疝的诊断一致

第四节　腹膜后肿瘤

腹膜后出现肿瘤时,首先应当分清肿块来源。胎儿最常见的肾实质肿块是中胚层肾瘤。肾上腺最常见的肿瘤是神经母细胞瘤。除此之外,膈下或横膈内肺隔离征同样也能表现为邻近后腹膜区域的占位灶,需要与肾上腺来源肿块相鉴别。

一、先天性中胚层肾瘤(congenital mesoblastic nephroma)

也称胎儿间叶性错构瘤,是胎儿出生 1 周以内最常见的原发肿瘤,为良性肿瘤,预后良好。肿块往往较大,多为实性、边界清楚,肿块血供丰富,组织学由片状或螺旋状的结缔组织组成。往往引起羊水过多。

先天性中胚层肾瘤在影像方面无法与肾母细胞瘤相鉴别,但肾母细胞瘤极少发生于胎儿。当肾内发现实性占位灶时,首先考虑中胚层肾瘤。MRI 诊断肿瘤与肾脏关系时优于超声(图 7-56、图 7-57)。

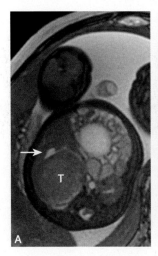
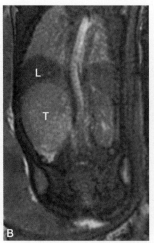
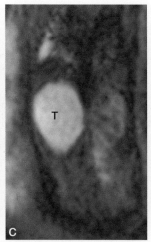
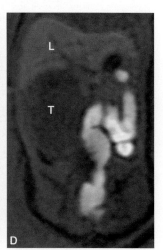

图 7-56　孕 39 周,胎儿中胚叶肾瘤(实性成分为主)

A、B. 横断位和冠状位 T_2WI 可见一来源于右肾的肿瘤(T),呈中等信号;右肾正常肾组织受压(图 A 白箭);C. 冠状位 DWI 信号可见明显增高;D. 冠状位 T_1WI 肿瘤呈低信号,肿瘤边界较清楚,肝脏(L)上抬。中胚叶肾瘤是最常见的先天性肾肿瘤,此病例已经组织学验证

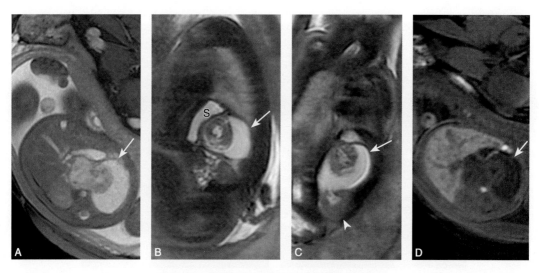

图 7-57 孕 37 周,胎儿中胚叶肾瘤(囊实性)

A~C. 横断位、矢状位和冠状位 T$_2$WI 见左肾(白箭头)及胃(S)之间可见一囊实性块(白箭),囊性部分呈高信号,实性部分呈偏高信号;D. 横断位 T$_1$WI,囊性部分呈低信号,实性部分呈等信号

二、肾上腺神经母细胞瘤(adrenal neuroblastoma)

是一种由恶性神经母细胞组成的肉瘤,起源于肾上腺髓质的神经嵴细胞。它是胎儿和新生儿期最常见的恶性肿瘤。肾上腺神经母细胞瘤形态不规则,表面呈结节状,外被血管丰富的结缔组织包膜。切面呈灰白的髓样组织,间有出血、坏死及钙化。神经母细胞瘤恶性度高,发展快,早期突破包膜侵犯后腹膜组织及器官,侵犯、压迫或包绕输尿管,肾盂及大血管。肿瘤可沿淋巴管转移至局部及远处淋巴结。本病较早出现血行转移至肝、骨等处。

MRI 可表现为肾上腺区均匀或混杂性信号,后者代表肿瘤内出血及坏死,大钙化灶表现为低信号,小钙化灶不易分辨。T$_1$WI 时肿瘤信号与肾髓质相仿,稍低于肌肉、肝和肾皮质,T$_2$WI 信号比肝稍高和肾相仿。由于 MRI 可多方位成像且软组织分辨率高,对病变部位、范围显示较 B 超更清楚,有利于出生后手术进路及手术方式的选择。发生肝内转移时,T$_1$WI 呈低信号,T$_2$WI 呈高信号(图 7-58~图 7-60)。此外,肾上腺常见的疾病还包括肾上腺出血,肾上腺出血的 MRI 特征性表现与血液产物各期变化特征相符合。文献报道胎儿肾上腺占位多为肾上腺神经母细胞瘤,神经母细胞瘤囊变时与肾上腺出血鉴别较困难。

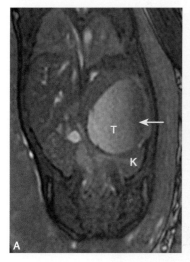
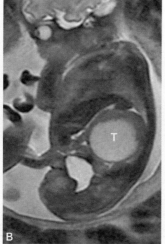
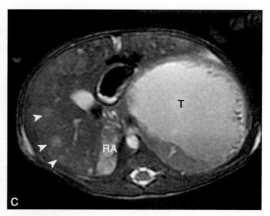

图 7-58 孕 37 周,胎儿囊性神经母细胞瘤

A、B. 冠状位和矢状位 T$_2$WI 图像可见一边界清楚的囊性肿块(T),左肾(K)上极受压,囊内可见液-液平面(白箭,此液-液平面为母体扫描时水平面),提示囊内出血;C. 出生后行 MRI 扫描 T$_2$WI 可见肝内转移瘤(白箭头)及右肾上腺(RA)转移。组织学检查提示囊性神经母细胞瘤

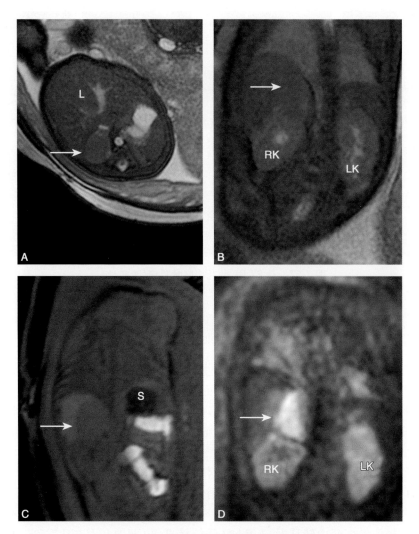

图 7-59　孕 37 周,胎儿实性神经母细胞瘤
A、B. 横断位和冠状位 T₂WI 图像,右肾(RK)上方可见一类圆形实性灶(白箭),呈中等均匀信号;C. 冠状位 T₁WI 图像,病灶(白箭)呈中等均匀信号;D. 冠状位 DWI 图像,病灶呈明显高信号。(L)肝;(LK)左肾;(RK)右肾;(S)胃

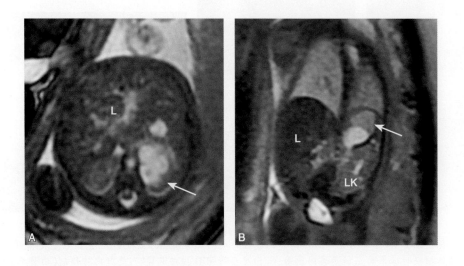

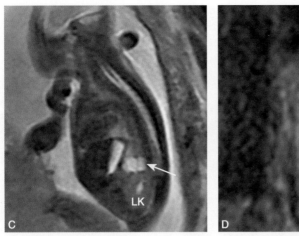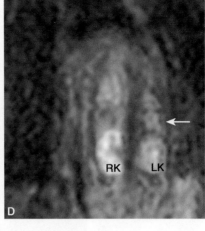

图 7-60　孕 26 周,胎儿囊实性神经母细胞瘤

A~C. 横断位、冠状位和矢状位 T₂WI 图像,左肾(LK)上方与膈肌之间可见一囊实性病灶(白箭),囊性部分呈高信号,实性部分呈均匀性中等信号,肾脏轻度受压;D. 冠状位 DWI 图像,病灶实性部分呈轻度偏高信号。(L)肝;RK(右肾)

三、腹膜后畸胎瘤(teratoma)

在胎儿和儿童腹膜后肿瘤中,畸胎瘤发病率仅次于肾胚胎瘤(又称肾母细胞瘤或 Wilms 瘤)和神经母细胞瘤,位于第三位。多数为良性,恶性占 3%。女孩多于男孩。

肿瘤多有压迫征象,位于右侧者可压迫肝右叶后方,肾可有移位,位于左侧者可压迫脾外移或肾后移。肿块边界清楚,呈圆形或类圆形。其内可见脂肪、水、软组织、骨骼及钙化灶。MRI 对脂肪、软组织及液体显示良好,但对骨骼及钙化显示不敏感。结合 CT 及 B 超可提高诊断率(图 7-61、图 7-62)。

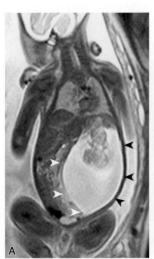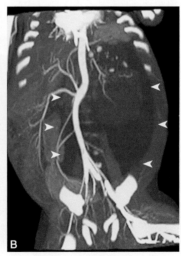

图 7-61　孕 33 周,胎儿腹膜后畸胎瘤

A. 胎儿 T₂WI 扫描左侧腹部可见一巨大囊实性肿瘤(白箭头),左肝及肠管受推压,其内可见大量液体;B. 出生后 CT 扫描可见肝、肠管、腹主动脉均受压移位,肿块内可见钙化灶。手术病理证实为腹膜后畸胎瘤(病例图片由上海儿童医学中心放射科董素贞教授提供)

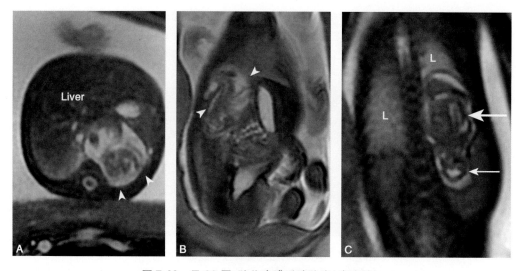

图 7-62　孕 28 周,胎儿腹膜后畸胎瘤(寄生胎)

A、B. 横断位和矢状位 T_2WI 图像显示胎儿左肾后上方可见一囊实性块(白箭头),其内信号混杂;
C. 冠状位 T_2WI 囊块内可见胎头(细白箭)及脊柱(粗白箭)。(Liver)肝;(L)肺

四、肺叶外型肺隔离症(extralobar pulmonary sequestration,ELS)

肺隔离症是一种少见的先天性发育异常,其特点是一部分支气管肺段由异常的体动脉供血,可分为叶内型(intralobar pulmonary sequestration,ILS)和叶外型(ELS),ILS 与周围肺组织有共同的脏层胸膜,与正常支气管可有病理性相通,其静脉血注入肺静脉;ELS 由独立的脏层胸膜包绕,与正常肺组织分离,与支气管不相通或少量相通,形成无功能肺组织,其供血变异程度较大,静脉血直接回流到邻近的体循环或门静脉。ILS 较常见,ELS 多位于下叶肺与膈肌之间,尤以左下叶后基底段多见,ELS 中 10%~15% 位于膈肌下方,右下肺 ELS 较少见。表现为下叶肺及膈肌之间或膈肌下方的 T_2WI 高信号灶,边界清楚,信号强度介于羊水和正常肺组织之间(图 7-63)(详见胸部 MRI 章节)。超声与磁共振可见显示来自于腹主动脉的血管供血。

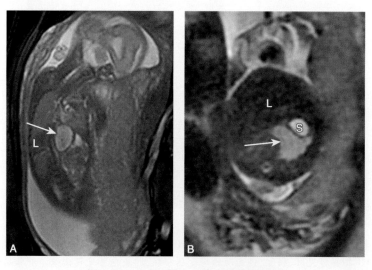

图 7-63　孕 24 周胎儿肺外型肺隔离征

A、B:冠状位(图 A)与横断位(图 B)T_2WI,左上腹部、膈肌下方见一高信号病灶(白箭)。(L)肝;(S)胃。出生后证实为肺叶外型肺隔离症

第五节　胎儿盆腹腔囊性病变

发现盆腔囊肿时,应考虑胎儿性别及与邻近器官的关系。腹部囊肿性病变主要为卵巢囊肿、肠系膜囊肿、胆总管囊肿、肠重复囊肿及脐尿管囊肿、卵巢畸胎瘤等,卵巢囊肿最为常见。MRI 依据囊肿部位、大小、信号特点等做出囊肿来源的初步诊断。

一、卵巢囊肿(ovarian cyst)

最为常见,女性胎儿出现盆腔囊肿,应考虑来源于卵巢可能。卵巢囊肿多位于下腹部,膀胱与肾之间,呈 T_1WI 低信号,T_2WI 高信号特点(图 7-64)。较小的囊肿直径约 2~3cm,产后由于失去母体雌激素的作用,通常自行消失,较大者不能自行消失。MRI 有时可发现囊内存在液-液平面,提示囊内液体成分不同或伴陈旧性出血可能。

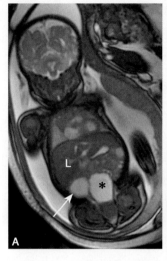
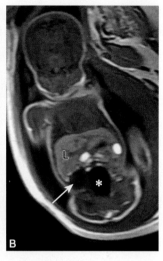

图 7-64　孕 34 周,胎儿卵巢囊肿

A、B. 冠状位 T_2WI,T_1WI 于盆腔内膀胱(*)右侧可见一囊性灶(箭),T_2WI 呈高信号,T_1WI 呈低信号。(L)肝脏

二、肠重复囊肿

即囊肿型肠重复畸形,为腹腔内次常见的囊性疾病,影像学表现详见囊肿型肠重复畸形。肠重复囊肿多为单房肿块,多在中、晚孕期发现,肠重复囊肿不需要宫内治疗,出生后无症状,也不需要急诊治疗。

三、先天性胆总管囊肿(congenital choledochocyst)

为胎儿常见的右腹部包块,病因不清。MRI 表现为右上腹部胆总管区囊状长 T_1 长 T_2 信号病变,边界清楚,肝门区及肝内胆管也可伴有扩张,胰腺头部受压,部分病例胰腺导管可有增宽,出生后 MRCP 不使用造影剂即可三维显示肝内外胆管及胆总管扩张情况(图 7-65)。

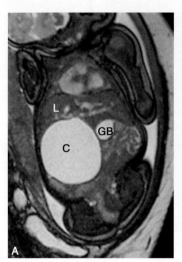
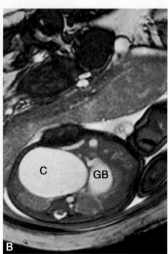

图 7-65　孕 34 周,胎儿先天性胆总管巨大囊肿

A、B. 冠状位,横断位 T_2WI 肝门区可见一类圆形囊性占位灶(C),肝脏(L)受推压,横断位扫描可清楚显示囊肿与胆囊(GB)间位置关系。尸检证实为胆总管囊肿

四、脐尿管囊肿（urachal cyst）

　　产前诊断最常见的脐尿管畸形是脐尿管未闭，是膀胱前上中线部位的囊肿，表现为脐带根部一囊肿和膀胱相通，因此也叫脐尿管囊肿或尿囊。囊肿可破裂至羊水内或脐带内，也可持续至妊娠晚期。脐尿管囊肿应与脐膨出、脐带囊肿相鉴别，单纯脐带囊肿不与膀胱相通；脐膨出内容物内含有肠管，因此容易鉴别（图 7-66）。

五、卵巢畸胎瘤（ovarian teratoma）

　　卵巢畸胎瘤发生于女性胎儿，诊断此疾病前需首先确定胎儿性别，其表现为盆腔内的囊性或囊实性病灶。超声可初步判断卵巢畸胎瘤的部位、大小、囊实性，但超声检查受视野、软组织结构回声、孕妇脂肪组织厚度等影响，同时位于盆腔内的肿瘤较小时超声显示困难。MRI 为多参数扫描，视窗较大，软组织对比度高，无放射性损害，不受羊水过少影响，弥补了超声的不足。超声检查显示表现为盆腔内双侧附件区不同回声的由囊性或囊实性组成的混合性肿物。MRI 检查表现为位

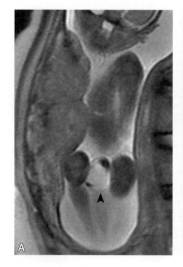
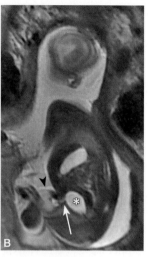

图 7-66　孕 27 周，胎儿脐尿管囊肿

A、B. 冠状位 T$_2$WI 和矢状位 T$_2$WI 见下腹壁前方囊性块（黑箭头），呈高信号，位于脐血管间。该囊性灶通过一管状结构（白箭）与膀胱（＊）相连，与单纯脐带囊肿不同；该囊内未见肠管，因此可以排除脐膨出

于盆腔附件区的大小不等的囊性或囊实性包块，边界光滑，单纯囊性畸胎瘤大多表现为均匀长 T$_1$ 长 T$_2$ 信号，囊内偶可见液平；囊实混合性畸胎瘤呈混杂信号改变，可包含多种组织成分，如不规则囊性、实性、脂肪、钙化或骨化、牙齿等组织，肿瘤的囊性区大多呈均匀长 T$_1$ 长 T$_2$ 信号，脂肪组织呈短 T$_1$ 长 T$_2$ 信号，钙化或骨化呈长 T$_1$ 短 T$_2$ 信号。MRI 的优势在于可以清晰地显示肿块与盆腔、腹腔及脊柱的关系（图 7-67~图 7-70）。

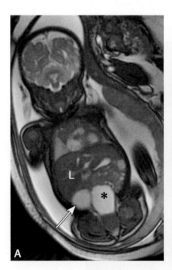
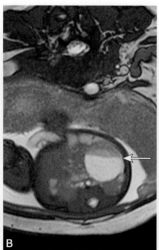
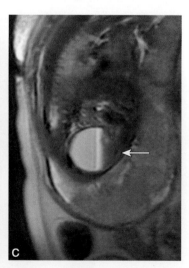

图 7-67　孕 32 周，胎儿卵巢畸胎瘤（囊性）

A. 女性胎儿，冠状位 T$_2$WI 图像膀胱（＊）右侧见一类圆形高信号的囊性病灶；B、C. 横断位和矢状位 T$_2$WI 图像显示囊内可见液平面，液平面与母体扫描平面相平行。（L）肝

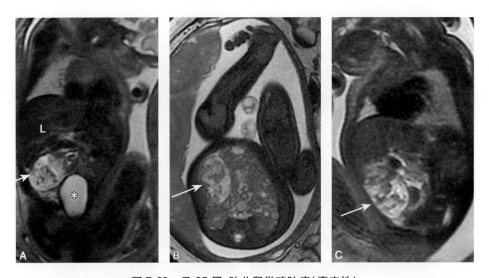

图 7-68　孕 35 周,胎儿卵巢畸胎瘤(囊实性)

A~C.女性胎儿,冠状位、横断位和矢状位 T$_2$WI 图像显示膀胱(*)右侧见一类圆形囊性病灶,边界清楚,囊内信号混杂。(L)肝

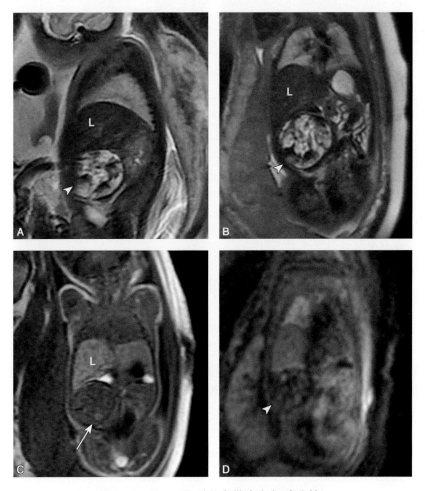

图 7-69　孕 35 周,胎儿卵巢畸胎瘤(囊实性)

A、B. 矢状位和冠状位 T$_2$WI 图像可见胎儿右肾前下方可见一囊性混杂占位灶,囊内大部分呈高信号;C. 冠状位非抑脂 T$_1$WI 图像可见斑片状脂肪信号(白箭);D. 冠状位 DWI 图像,病灶信号呈低信号

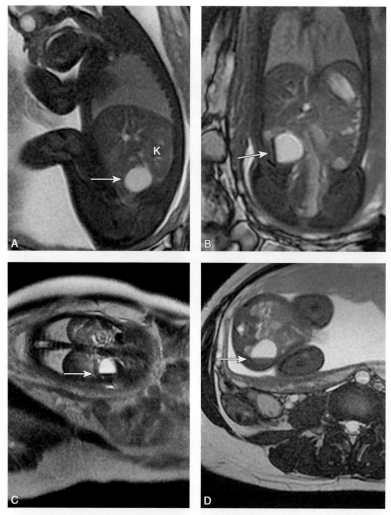

图 7-70　孕 31 周,胎儿卵巢畸胎瘤(有液平)

A、B. 胎儿矢状位和胎儿冠状位 T_2WI 图像可见胎儿右肾(K)前下方可见一囊性块,囊内可见液平面;C、D. 母体矢状位及横断位 T_2WI 图像见囊内液平面与母体扫描平面相平行,囊内液体由于成分不同,上层为高信号,下层为低信号

第六节　前腹壁缺陷

前腹壁缺陷(ventral body wall defects)是人类主要先天性畸形的一种,各疾病间的表现差异较大,但是都有共同特点——单个或多个脏器由前腹壁缺损处疝出。其发病率为 1/2000,主要包括的疾病为腹壁裂及脐膨出。其他罕见畸形包括心脏异位和 Cantrell 五联征、肢体体壁综合征、膀胱和泄殖腔外翻。目前认为前腹壁畸形(除脐膨出外)都有一个共同的胚胎学发生机制,即:胚胎发育第四周,外侧壁褶皱发育异常导致腹腔、盆腔未能完全闭合。

一、脐膨出(omphalocele)

也称之为脐疝,是先天性前腹壁发育不全,正中线处脐带周围肌肉皮肤缺损,导致腹膜及腹腔内器官膨出体外。发生率为 0.8/10 000~3.9/10 000,有明显的种族及地理特性。疝出内容物表面覆盖羊膜和腹膜,两层膜之间为华腾胶。疝内容物间为肝或肠管,或二者皆有。

根据脐膨出内容物及腹壁缺损大小将脐膨出分为两种:疝内容物含有肝脏的巨型脐膨出和小型脐膨出。巨型脐膨出:腹壁缺损常大于 5cm,腹腔容量极小,肠管可全部膨出,肝脏、脾脏、胰腺、小肠、胃均可膨出。小型脐膨出：腹壁缺损小于 5cm，仅有肠管膨出。仅有肠管的脐膨出约 60% 合并染色体畸形，主要与 13、18、21-三倍体畸形有关。

脐膨出 MRI 表现为：前腹壁正中线处肌肉及皮肤缺损，并可见向外膨出的包块。包块的内容物依照缺损大小而不同，缺损小者仅含肠管，大者除含肠管外，还有肝脏、脾脏等内容物。膨出包块表面为腹膜或羊膜和腹膜，两层膜之间为华腾胶，这是与腹裂的主要鉴别点。脐带入口位于包块表面，可以为中央顶端，也可以偏向一侧（图 7-71）。

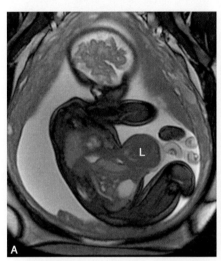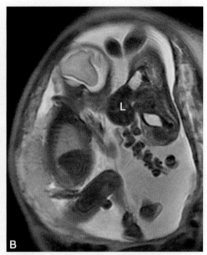

图 7-71　孕 35 周，胎儿巨大脐膨出和孕 28 周双胎其中一胎巨大脐膨出
A. 35 周，胎儿巨大脐膨出；B. 28 周双胎其中一胎巨大脐膨出；矢状位 T_2WI 可见前腹壁一较大覆膜结构，其内含有肝（L）。MRI 可清晰显示腹壁缺损及疝出的肝组织位置及体积

脐膨出与多种先天性综合征相关，脐膨出即使核型正常也有高达 88% 的胎儿合并有先天性心脏病、生殖泌尿道畸形、神经管畸形、肠管旋转不良。如：Beckwith-Wiedemann 综合征和 Cantrell 五联征。由于脐膨出常合并三倍体畸形，发现脐膨出时常需要行染色体检查。脐膨出的预后取决于缺损的大小和有无合并其他畸形相关，如果不合并其他畸形，有肝疝入者生存率较无肝疝入者明显降低，如果合并其他畸形或染色体异常或二者均存在，则病死率高达 80%～100%。脐膨出的超声检出率很高，MRI 则能清楚显示脐膨出所疝出的内容物及腹腔内各个重要器官间的相对位置，对胎儿预后及出生后的手术治疗有重要指导作用。

二、腹裂（gastrochisis）

也称为内脏外翻。是与腹腔脏器（如肠管）外翻有关的一种先天性畸形，其发生往往与过早怀孕及孕期使用药物有关。腹裂发生于前腹壁脐带插入点的一侧（通常是右侧）。腹裂往往不合并其他畸形，少数情况下合并先天性心脏病、心脏异位、神经管和膈肌缺损。腹裂与非整倍体和染色体核型异常相关联较罕见。

产前超声可在 12 周前诊断腹裂，由于腹裂为非覆膜畸形，AFP 比脐膨出高。腹裂为腹壁全层完全缺陷，长度常为 2.0～2.5cm，常位于脐带右侧，少数位于左侧。腹裂主要表现为肠外翻并漂浮于羊水中，如果疝出物表现为实质器官合并无腹膜结构，往往是脐膨出伴破裂。腹裂疝出的肠管数量相差较大，胎儿腹围偏小。小肠与大肠的鉴别可由 T_1WI 信号判断。

腹裂 MRI 表现为：脐带入口右侧腹壁连续性中断，约为 2.0～2.5cm，少数位于脐带左侧。胃肠等腹腔内脏器外翻至胎儿腹腔外，其表面无腹膜覆盖。腹腔内容物外翻至腹腔外，腹腔空虚，腹围小于孕周。脐带入口位置正常，通常位于突出物的左前腹壁。外翻肠管局部可有扩张、管壁增厚、盘曲，常合并羊水过多（图 7-72 和图 7-73）。腹裂的预后总体是好的，有 85%～97% 的新生儿可存活。但往往合并宫内发育迟缓和胃肠道症状（肠闭锁、肠炎、穿孔及腹膜炎），肠管壁增厚及肠管盘曲往往提示宫内肠梗阻。

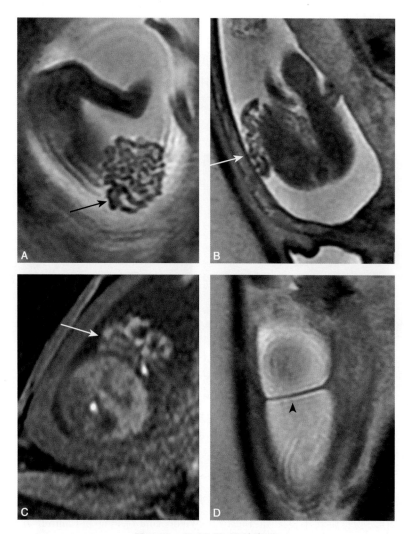

图 7-72 孕 23 周,胎儿腹裂

A、B. T$_2$WI 见游离漂浮于羊水的小肠肠管(黑箭、白箭);C. T$_1$WI 小肠肠管呈高信号,提示肠管有炎症、变性;D. 母体矢状位 T$_2$WI 见连于子宫前后壁的宫腔粘连带,此胎儿腹裂的形成或许与此病变相关

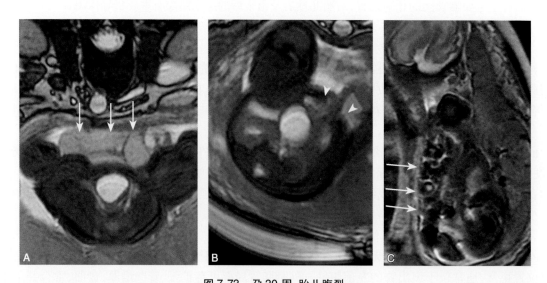

图 7-73 孕 30 周,胎儿腹裂

A、B. 横断位 T$_2$WI;C. 矢状位 T$_2$WI 可见前腹壁缺损(短箭头之间),肠管(长箭)由缺损处疝出。注意小肠肠管异常信号,T$_2$WI 信号均呈低信号,代表肠管变性

与其他腹壁缺损畸形不同,腹裂与染色体畸形或其他结构性畸形无关,但肠闭锁、肠旋转不良例外,在这种情况下病死率将增加。大部分情况下腹裂可以修复,长期来看预后较好。腹裂时肠管信号会产生异常改变,比如游离漂浮的小肠肠管在 T_2WI 上呈低信号(图 7-73),和(或)T_1WI 呈高信号(图 7-72)。MRI 能辨别信号较佳的扩张肠管,因此可能决定是否让肠管信号较好的胎儿尽早分娩,促使疾病向好的方向转归。脐膨出及腹裂的鉴别,见表 7-6。

表 7-6　脐膨出及腹裂的鉴别

	脐膨出	腹裂
覆膜	有	无
内容物	肠管及肝脾肾等脏器	多数仅为肠管
脐带	位于肿块表面	多数位于肿块左侧
肠管	正常	管壁增粗/肠梗阻
腹水	有	无
AFP	正常	升高
裂孔	大	小,多为 2~2.5cm
羊水	无影响	多
合并染色体或其他畸形	常合并其他畸形	较少合并其他畸形
预后	差	好

第七节　肝 脏 疾 病

肝内钙化灶是胎儿肝脏最常见的病理表现,肿瘤、感染或血管侵犯均可引起。超声可以显示小钙化灶,而 MRI 不敏感。胎儿 MRI 可全面评估肝肿瘤。无创式 BOLD($T_2{}^*$)MR 可诊断血色素沉着症,肝和脾表现为低信号(图 7-74)。胎儿肝脏肿瘤主要有肝血管内皮细胞瘤和肝母细胞瘤。

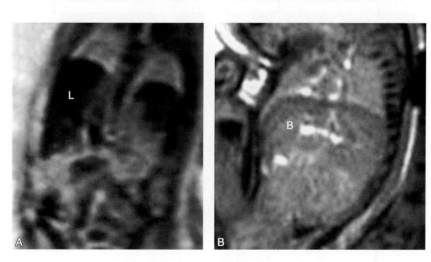

图 7-74　血色素沉着症
A. 冠状位 T_2WI,胎儿患有血色素沉着症;B. 冠状位 T_2WI,胎儿无血色素沉着症。注意肝(L)内弥漫性 T_2WI 低信号,与肝内铁质沉着表现相一致(引自:Deborah Levine. Atlas of fetal MRI. Florida:Taylor & Francis Group,2015.)

一、肝血管内皮细胞瘤(hepatic hemangioendothelioma)

以血管内皮细胞异常增殖为特点的先天性良性肿瘤,具有血管内皮细胞增殖和增生后自然消退的生物学特性。肿瘤边界清楚,但无包膜,病变由大小不等的血管构成,血管内壁可见肿胀增生的血管内皮细胞,血管周围有少许或疏松或致密的纤维组织间质支持,这些血管可出现血栓并导致梗死,继发纤维化和钙化。

胎儿及新生儿肝脏肿瘤 60.3% 以上为血管内皮细胞瘤。孤立性(单发)血管内皮细胞瘤和多发血管内皮细胞瘤(包括实体弥漫性血管瘤病)存活率分别为 86% 和 71%。血管内皮细胞瘤的发病机制目前并不明确,良性的血管内皮细胞瘤虽然通常在 1 岁以后自行消退,常采用保守治疗,但当心脏高搏出量至心力衰竭或者消耗性凝血病威胁生命时,需要采用动脉栓塞或结扎后手术切除。

MRI 拥有较好的软组织对比度,能鉴别胎儿腹部肿块的脏器来源及与周边脏器之间的关系。肝血管内皮细胞瘤通常表现为:T_1WI 呈均匀低信号,T_2WI 呈均匀性高信号。当肝内血管内皮细胞瘤体内有不同程度的出血和坏死时,在 MRI 上表现出明显的不同,即 T_1WI 序列上为不均匀低信号肿块,边界清楚,其内可见点、片状高信号影,其内高信号对出血具有一定的定性诊断作用,在 T_2WI 序列为不均匀高信号(图 7-75)。这正弥补了超声检查仅能显示出高回声、低回声或混合回声肿块不足之处,无法明确出血、坏死状态。

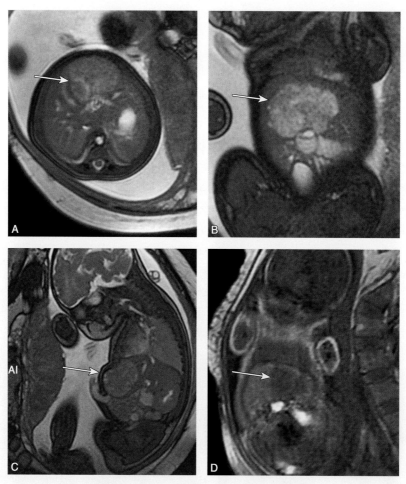

图 7-75　孕 37 周,胎儿肝血管内皮细胞瘤

A~C. 横断位、冠状位及矢状位 T_2WI;D. 冠状位 T_1WI 见肝左叶一类圆形占位灶(白箭),边界较清楚,信号较均匀,其内未见明显坏死、出血,T_1WI 呈低信号,T_2WI 呈偏高信号。出生后病理证实为肝血管内皮细胞瘤

肝脏血管内皮细胞瘤最主要的是与肝母细胞瘤鉴别。肝母细胞瘤多表现为肝脏内较大的实性结节,内部常合并出血,较早地发生全身(骨、脑、胎盘等)转移可能,预后较差。另外,MRI 还有助于观察肿瘤周围血管的情况,明确有无血管侵袭,发现血管内瘤栓。这些征象在超声上准确进行鉴别还是非常困难的。

二、肝母细胞瘤（hepatoblastoma）

为小儿最常见的肝胚胎性恶性肿瘤，在胎儿肝脏肿瘤中位居第二位。肝母细胞瘤多数为实性肿块，可间有囊性病变，肿瘤可发生出血、坏死、钙化。肿瘤周边肝组织正常，但可有假包膜。肝外转移多见于肝门淋巴结、肾上腺，经血液转移至肺、中枢神经系统和骨骼等部位。

MRI 是最佳方法，主要优点是无辐射、无创伤，对软组织分辨率高，且能多方位成像，能明确肿瘤的位置、大小、形态、范围及周围结构情况，对肿瘤的分期更准确。MRI 平扫可见肝脏内实性肿块，呈圆形、椭圆形或分叶状。肿瘤界限较清晰，T_1WI 多为低等信号，体积较大的肿瘤因中心坏死、出血，表现为混杂信号，中央夹杂斑片样或点状高信号或更低信号。可见完整或不完整的环形假包膜结构，为正常肝组织受压所致（图 7-76）。T_2WI 可见瘤内多发细小囊状高信号影，周围有低或等信号线样间隔，似"石榴样"改变，可为瘤内坏死、液化、出血或瘤内扩张的血窦所致。MRI 检查对肿瘤扩散和转移的观察具有优势，对确定肿瘤分期、制定出生后治疗方案具有重要意义，但 MRI 对肿瘤内钙化显示不如 CT 敏感。

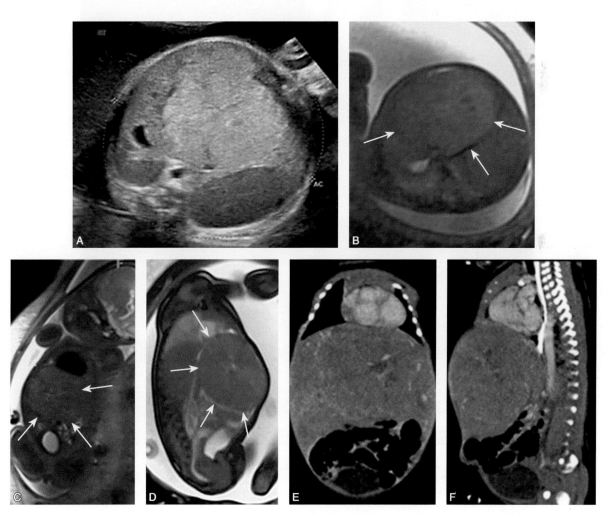

图 7-76 胎儿肝母细胞瘤
A. 产前 B 超横断位显示肝左叶一巨大稍高回声的占位灶；B~D. 横断位、冠状位、矢状位 T_2WI 见肝左叶一类圆形巨大占位灶（白箭），周边有假包膜，边界清楚，T_2WI 呈稍低信号，信号较均匀；E、F. 出生后 CT 增强扫描冠状位、矢状位肝左叶肿瘤内可见血管影显示，膈肌上抬，腹腔内充气肠管受推压下移

三、永久性右脐静脉（persistent right umbilical vein）

胚胎早期脐静脉有两条，随着胚胎的发育，整个右脐静脉及左脐静脉的近心段逐渐萎缩消失，只有左脐静脉的远心段保留并增粗，入肝并与左门静脉相连形成正常的脐静脉。穿行于肝内的微血管逐渐合并

扩大而成一条静脉导管,汇入肝静脉。由于各种原因导致左脐静脉阻塞并萎缩,而保留右脐静脉,则形成永久性右脐静脉,虽然静脉导管不受影响,但右脐静脉与右门静脉相连,因此脐静脉血管入肝后的肝内血流途径发生改变。脐静脉血流由右门静脉经左门静脉进入静脉导管。

MRI 诊断永久性右脐静脉主要根据脐静脉、胆囊、胃三者关系及脐静脉汇入门静脉的位置来确定,正常左脐静脉的胎儿胆囊位于脐静脉右侧,脐静脉在胆囊与胃之间(图 7-77)。永久性右脐静脉特征为:胎儿胆囊位于脐静脉与胃之间(图 7-78)。永久性右脐静脉与右门静脉相连,正常左门静脉无脐静脉相连。

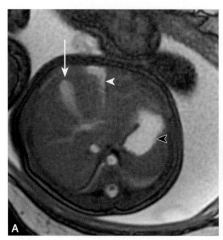
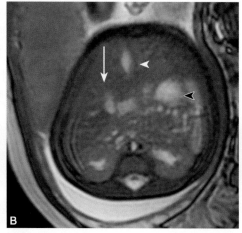

图 7-77 正常胎儿脐静脉与胃泡及胆囊关系
A. 孕 35 周胎儿横断位 T_2WI 显示脐静脉(白箭头)位于胆囊(白箭)及胃泡(黑箭头)之间;B. 孕 34 周胎儿横断位 T_2WI 同样显示脐静脉(白箭头)位于胆囊(白箭)及胃泡(黑箭头)之间

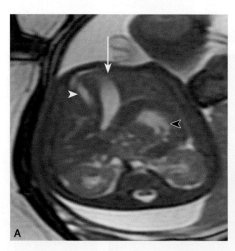
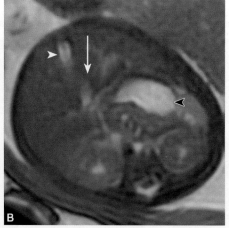

图 7-78 永久性右脐静脉
A. 孕 26 周胎儿横断位 T_2WI 显示胆囊(白箭)位于脐静脉(白箭头)及胃泡(黑箭头)之间;B. 孕 28 周胎儿横断位 T_2WI 同样显示胆囊(白箭)位于脐静脉(白箭头)及胃泡(黑箭头)之间

第八节 胎 儿 腹 水

胎儿腹水(ascites)可由多种疾病形成,也可孤立发生,引起的原因有肿瘤(如肝脏恶性肿瘤),胃肠道疾病(肠炎、肠梗阻、肠穿孔),泌尿系统疾病(后尿道瓣膜畸形)等。也可继发于全身性的胎儿水肿。胎儿水肿可分为免疫性水肿和非免疫性水肿两大类。免疫性水肿主要是由于血型不合导致的胎儿贫血引起的,占胎儿水肿的 10%~20%。引起非免疫性胎儿水肿的原因较多,其中较常见的为胎儿心脏畸形、心律失常、染色体异常、血液病、遗传性疾病及感染。腹水时 T_2WI 可见肠管漂浮于高信号的羊水中,大量腹水时腹腔脏器、肠管和肠系膜均集中于腹中部。此时,小肠 T_2WI 信号可减低,T_1WI 信号增高,提示肠管病变(图 7-79)。

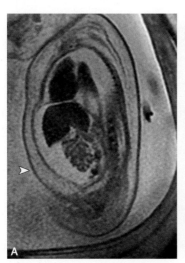
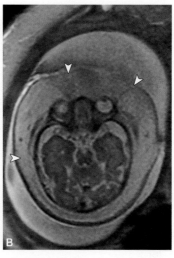

图 7-79　孕 36 周,胎儿全身水肿
A. 矢状位 T_2WI 显示胎儿全身皮下组织肿胀(白箭头)。胸腹腔大量积液,胸腔积液压迫双肺,腹水包绕小肠,肠管内 T_2WI 信号降低;B. 头颅横断位 T_2WI 颜面部水肿尤为明显(白箭头)

小　结

　　虽然超声是诊断胎儿盆腹腔疾病的首选方法及主要手段,但 MRI 作为超声检查的重要辅助诊断方法,可进一步明确病变部位及特征。MRI 无电离辐射,视野大,具有极高的软组织分辨率,且不受孕妇肥胖、羊水量、胎儿体位、含气器官和骨骼的影响,可精确进行多切面的扫描,同一切面可显示胎儿多个部位。胎儿 MRI 还可多方位、多参数、多平面成像,具有强大的后处理能力,能够对胎儿内脏器官进行后期三维成像及体积测量,其准确度明显优于 B 超。MRI 还可行功能成像如磁共振波谱成像(MRS)、弥散成像(DWI),可用于评价各个器官功能、发育及代谢水平。MRI 图像受检查操作者技术水平影响较小,能很好显示较大病变和周围组织的关系,胎龄越大,检查效果越好,在一定程度上可弥补超声在这些方面的不足,并提供更多的胎儿影像学信息。随着 MRI 检查技术的发展,在胎儿盆腹腔疾病的应用有着良好的发展前景。

(李奎　张晓丹)

参 考 文 献

[1] Deborah Levine. Atlas offetal MRI. Florida：Taylor & Francis Group,2015.

[2] 孙国强. 实用儿科放射诊断学. 北京：人民军医出版社,2011.

[3] 李胜利. 胎儿畸形产前超声诊断学. 北京：人民军医出版,2014.

[4] Levine D,Stroustrup Smith A,Barbaras L,et al. Compendium of fetal MRI(image). Available from：Beth Israel Deaconess Medical Center Radiology Department website,http：//bidmc. harvard. edu/fetalatlas/,2004.

[5] Levine D. Ultrasound versus magnetic resonance imaging in fetal evaluation. Topics in Magnetic Resonance Imaging Tmri,2001, 12(1)：25-38.

[6] 单明,孙博,卢再鸣,等. 单发婴儿型肝脏血管内皮细胞瘤的 CT 与 MRI 表现. 中国医学影像技术,2013,29(8)： 1331-1335.

[7] 薛潋滟,朱铭,钟玉敏. 儿童肝母细胞瘤的 CT、MRI 诊断. 中国医学计算机成像杂志,2011,17(5)：425-428.

［8］ 孙子燕,夏黎明,韩瑞,等.胎儿结肠三维磁共振成像研究.放射学实践,2011,26(1):1216-1220.

［9］ 李旭,胡克非,朱铭,等.胎儿肾上腺占位的 MRI 表现特征.中华放射学杂志,2015,49(11):863-867.

［10］ Ji E K,Yoon C S,Pretorius D H. Prenatal diagnosis of an inguinoscrotal hernia:sonographic and magnetic resonance imaging findings. Journal of Ultrasound in Medicine Official Journal of the American Institute of Ultrasound in Medicine,2005,24(2):239-242.

［11］ Parulekar S G. Sonography of normal fetal bowel. Journal of Ultrasound in Medicine Official Journal of the American Institute of Ultrasound in Medicine,1991,10(4):211.

［12］ Goldstein I,Reece E A,Yarkoni S,et al. Growth of the fetal stomach in normal pregnancies. Obstetrics & Gynecology,1987,70(4):641-644.

［13］ Alhussein H A,Graham E M,Tekes A,et al. Pre-and postnatal imaging of a congenital hepatoblastoma. Fetal Diagnosis & Therapy,2011,30(2):157-159.

［14］ Shinmoto H,Kuribayashi S. MRI of fetal abdominal abnormalities. Abdom Imaging,2003,28(6):877-886.

［15］ Launay S,Cuilleret V,Boyer C,et al. Magnetic resonance imaging applications in obstetrics. J Gynecol Obstet Biol Reprod(Paris),2003,32(3ptl):205-220.

［16］ Tongsong T,Wanapirak C,Sirichotiyakul S,et al. Prenatal sonographic markers of trisomy 21. J Med Assoc Thai,2001,84(2):274-280.

［17］ Shyu MK,Shih JC,Lee CN,et al. Correlation of prenatal ultrasound and postnatal outcome in meconium peritonitis. Fetal Diagn Ther,2003,18(4):255-261.

［18］ Sergent F,Marret S,Verspyck E,et al. Management of meconium peritonitis:a remarkable case of idiopathic meconium peritonitis diagnosed antenatally. J Gynecol Obstet Biol Reprod(Paris),2003,32(6):575-581.

［19］ Warne S,Chitty LS,Wilcox DT. Prenatal diagnosis of cloacal anomalies. BJU Int,2002,89(1):78-81.

［20］ Chaubal N,Dighe M,Shah M,et al. Calcified meconium:an important sign in the prenatal sonographic diagnosis of cloacal malformation. J Ultrasound Med,2003,22(7):727-730.

［21］ Lee EH,Shim JY. New sonographic finding for the prenatal diagnosis of bladder exstrophy:a case report. Ultrasound Obstet Gynecol,2003,21(5):498-500.

［22］ 崔爱平,孙红,裘灵巧.男性胎儿生殖器超声测值及临床意义.中国超声医学杂志,2004,20(11):865-867.

第 8 章

胎儿四肢、脊柱、脊髓的MRI

随着磁共振成像技术的发展,MRI可提供胎儿更加全面的结构信息。目前,MRI在胎儿中枢神经系统异常中的诊断最有价值,在中枢神经系统,在脑室扩大、胼胝体发育不全和后颅窝畸形的诊断中最有优势,此外,在胎儿胸部和其他系统畸形诊断中逐渐显示优势。MRI还能准确测量胎儿器官体积和重量,可以评估胎儿生长受限。一些MRI新技术如弥散WI成像、磁共振波谱和功能成像也逐渐应用于胎儿,可以提高我们对胎儿在子宫内代谢和发育信息的认识。本文将详细介绍胎儿四肢、脊柱和脊髓MRI的扫描技术及临床应用。

第一节　胎儿四肢、脊柱和脊髓 MR 扫描技术

一、检查现状

胎儿的肢体和脊柱可通过实时的超声检查进行筛查。超声检查能检查出部分脊柱或四肢方面形态结构明显改变的畸形,包括部分肢体或骨骼缺如、四肢短小、脊柱裂等,随着三维超声技术的日益成熟,利用三维表面成像,重建胎儿表面及骨骼立体图像,对脊柱和四肢进行直观多方位的显示,能确切地对脊柱或四肢方面结构形态的异常提供诊断依据。骨骼系统的骨化部分在声像学影像上显示高回声,并在整个妊娠期内可以清楚地显示。但孕妇过度肥胖、胎儿过大、羊水过少等因素影响超声检查对四肢及脊柱的显示。与此相反,MRI不受这些因素的影响,可清晰显示胎儿四肢形态(图 8-1)。而且随着 MRI 检查技术的不断发展,一些快速成像序列,如单次激发快速自旋回波(single shot fast spin echo,SSFSE)序列、稳态采集快速成像(fast imaging employing steady state acquisition,FIESTA)序列,平面回波成像(EPI)技术等已经运用到胎儿产前诊断中。四肢和脊柱畸形可以清晰地显示出来。因此,MRI 对胎儿肌骨系统异常的评价有很大的价值。

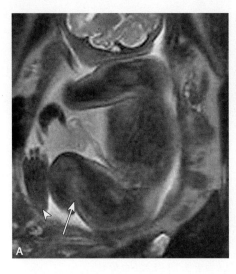
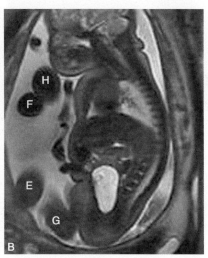

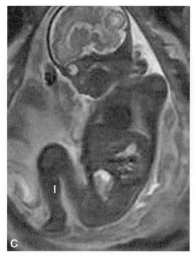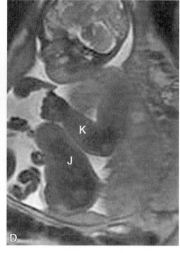

图 8-1 SSFSE 序列连续矢状位层面显示胎儿四肢的情况

孕 33 周，注意四肢位置的重叠。A. 左腿（白箭）和右足（白箭头）在矢状位图像上同时显示出来；B. 四肢显示得比较杂乱，一张图像上显示了一部分结构（H. 左上肢；F. 右上肢；E. 右下肢；G. 左下肢）；C、D. 四肢部分显示（I、J. 右下肢；K. 右上肢）

二、肌肉骨骼系统扫描技术

MRI 对四肢扫描需要连续层面的图像来显示整个肢体（图 8-2）。如果肢体运动到成像层面以外，就完全不会显示出来。如果肢体在连续的影像层面内运动，部分肢体可能会多次显示，或显示不同的位置（图 8-3）。检查者要谨慎些，避免混淆肢体邻近的组织结构。例如脐带弯曲的部分（图 8-3、图 8-4）或者与胎盘相邻的静脉（图 8-5）。

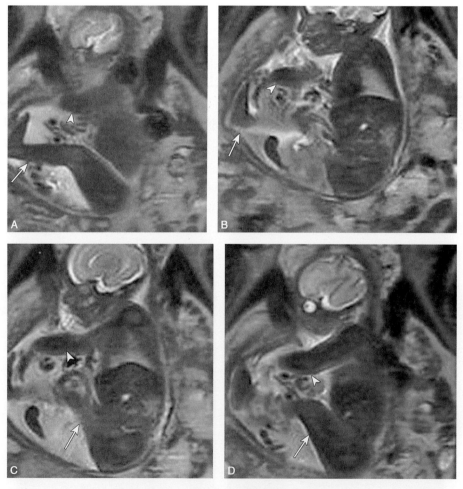

图 8-2 SSFSE 序列评估胎儿四肢

孕 30 周，显示了胎儿上肢（白箭头）和下肢（白箭）

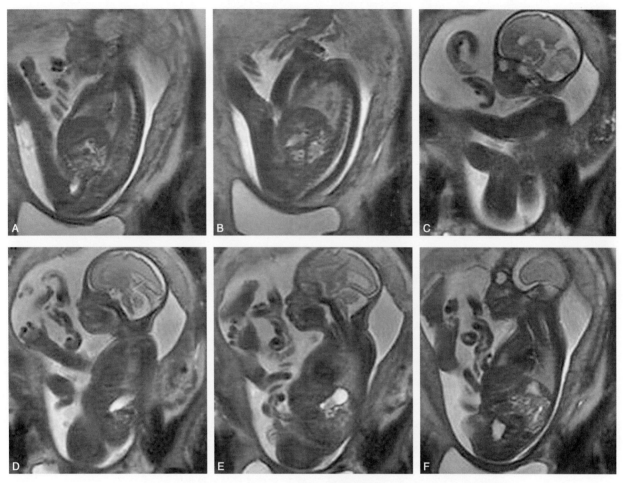

图 8-3　胎儿四肢连续显像
孕 30 周，SSFSE 序列四肢的表现如图所示，注意脐带血管与手指、足趾信号相似

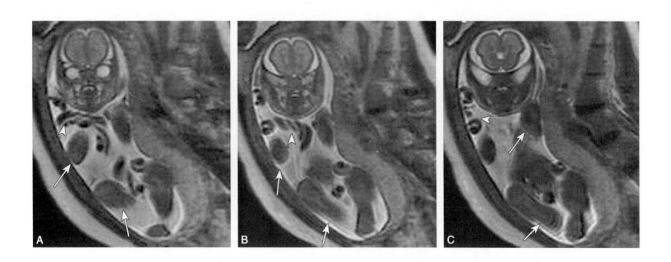

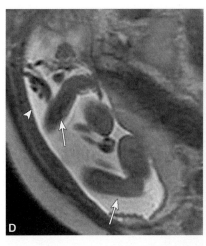 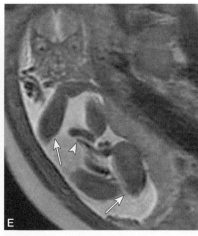 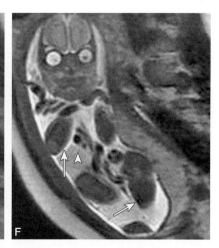

图 8-4 脐带也会成为评估四肢的干扰因素

孕 32 周,显示了胎儿脐带及四肢在 SSFSE 序列的表现。注意脐带(白箭头)的信号与四肢(白箭)的信号相近

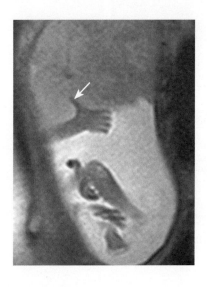

图 8-5 部分容积均化

图中有部分容积均化的 T_2WI 图像,显示了胎盘的静脉(白箭)邻近胎儿的手,就像是过伸的拇指

T_2WI 成像是胎儿诊断中一个很重要的序列,可清楚地显示四肢形态。因为一些小的钙化灶在 T_2WI 成像难显示,骨质的异常可能会漏检(图 8-6)。

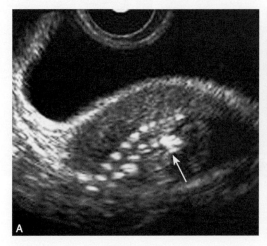 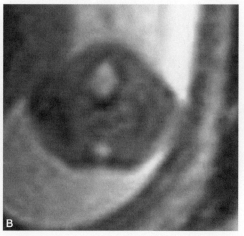

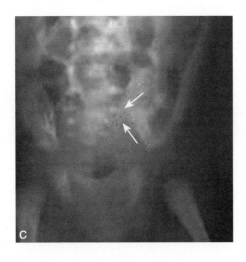

图 8-6　脊柱骨骺发育异常
孕 19 周，T_2WI 影像对钙化灶显示不清楚。A. 轴位声像图显示钙化灶（白箭）毗邻脊柱；B. 在相同的位置轴位 T_2WI 成像未显示钙化灶。胎儿的其他结构显示正常；C. 胎儿出生后行 X 线摄影显示脊柱周围小的钙化灶（白箭）

　　为更好地显示整个肢体，可以用重 T_2WI 厚层（大于 20mm 层厚）扫描（图 8-7）。T_1WI 可以用来显示和量化皮下脂肪（图 8-8）。突出骨骼的显示，可用特殊序列如频率空间水激励成像来评估骨骼的解剖（图 8-9）。

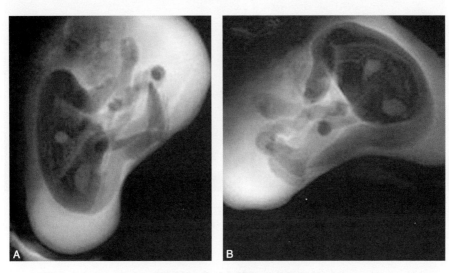

图 8-7　胎儿四肢厚层成像
孕 25 周，T_2WI 厚层成像（层厚为 5cm）能够满足在一幅图像上显示大部分四肢结构

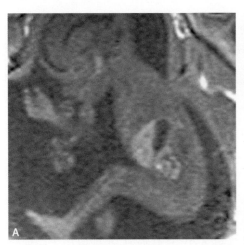
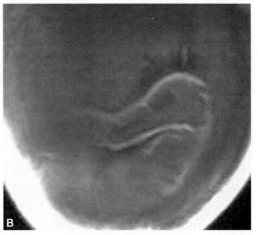

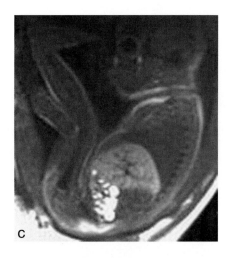

图 8-8　四肢的 T$_1$WI 图像

A. 孕 24 周，B、C. 孕 29 周。注意妊娠晚期皮
下高信号的脂肪

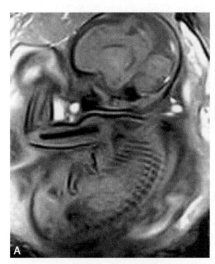
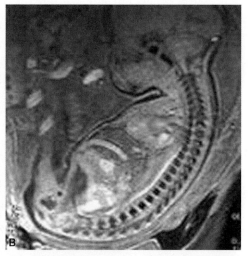

图 8-9　胎儿水激励序列成像

孕 32 周，注意骨形态的显示为低信号，比普通的 T$_2$WI 显示得更好

第二节　胎儿四肢、脊柱和脊髓正常解剖 MRI

一、正常四肢磁共振成像

图 8-10 和图 8-11 显示了在妊娠中期和妊娠晚期的正常上肢的表现。图 8-12 至图 8-13 显示了正常下肢的表现。四肢的显示依赖于周围的羊水量。在妊娠晚期，由于羊水量减少，四肢的细微结构尤其是足部显示欠佳。股骨的骨干和骨骺端在孕 18 周时可显示。骨骺显示的信号强度与周围羊水的信号强度相似或略低一点（图 8-14）。

二、正常脊柱磁共振成像

胎儿脊柱生长发育与体节和脊索密切相关，可分成 3 个时期。第一时期为膜内成骨期；第二时期为软骨化骨期，此时脊索降解退化为髓核；最后一个时期为软骨骨化期，开始于胚胎期，一直持续到 25 岁左右。在胚胎期末，可以看到三个骨化中心，椎体、左右锥弓各一个。腰椎椎体在脊柱中最大，也是脊柱畸形的好发部位，研究腰椎的生长发育更有意义。

由于 X 线仅能分辨骨化中心，不能良好地反映椎体实际大小，且有辐射，不能应用于产前检查；超声软组织分辨率及空间分辨率相对较低，图像质量受诸多因素影响，对脊柱疾病的敏感性及特异性不高。近年

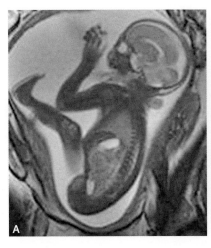
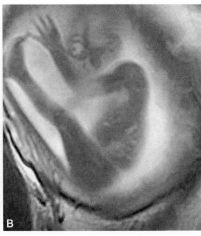
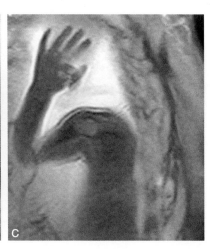

图 8-10　正常的手臂

T₂WI 在孕周为 23 周(图 A)、24 周(图 B)和 30 周(图 C)的成像。图 A 中手通常处于轻微的弯曲状态。但有时手指会展开,如图 B,C。注意随着孕周的增大,上臂的肌肉组织显示得越明显

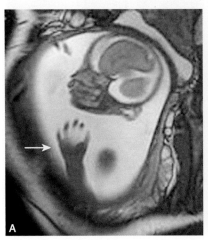
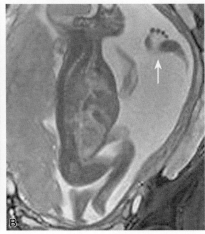
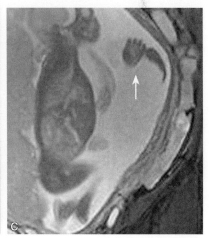

图 8-11　正常的手

A. 孕 23 周,胎儿手指及手掌清晰可见(白箭);B、C. 孕 28 周,T₂ 连续层面示手指及手掌(白箭)

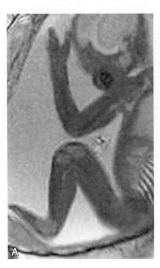
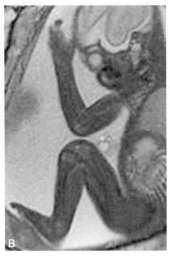

图 8-12　胎儿正常下肢

孕 27 周。FIESTA 序列示胎儿正常下肢。浅表结构的观察通常是依赖于周围羊水的量。可观察足与足踝正常的位置关系。注意早期妊娠胎儿的皮下脂肪相对较少

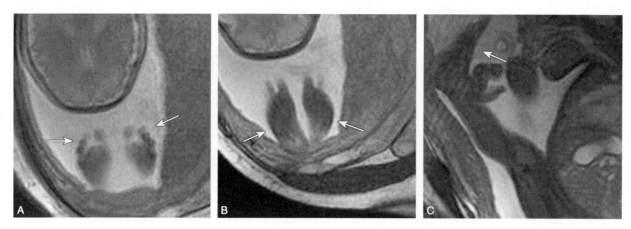

图 8-13 正常下肢

孕 31 周,FIESTA 序列示胎儿正常的双足。A. 可见脚掌(白箭);B. 可见双脚足趾(白箭),C. 足矢状位(白箭)

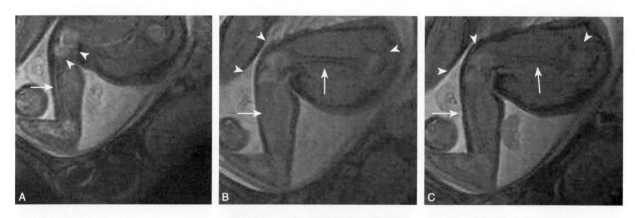

图 8-14 正常的股骨胫骨及其骨骺

孕 26 周胎儿下肢 FIESTA 序列 WI 成像,注意骨干(白箭)的信号略低于周围的肌肉组织。骨骺(白箭头)的信号略高

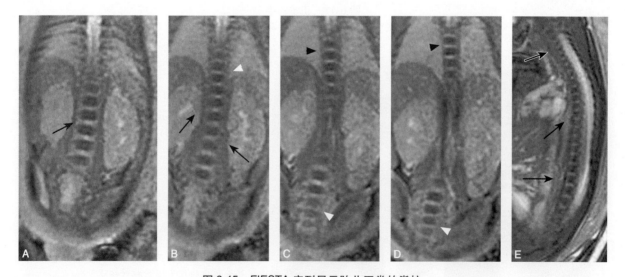

图 8-15 FIESTA 序列显示胎儿正常的脊柱

孕 35 周。A. 示正常的腰椎(黑箭);B. 示正常的胸椎(黑箭)、腰椎(白箭头);C、D. 示正常的胸椎(黑箭头)、骶尾椎(白箭头);E. 脊柱的矢状位成像,示颈椎、胸椎及腰椎(黑箭)

来开始广泛应用于胎儿领域的磁共振具有显示范围广,软组织分辨率高,不受母体肥胖、羊水情况影响等优势,在应用于中枢神经系统、胸腹部疾病及宫内胎儿脊柱发育的诊断中取得了一定的成果的研究,目前,通过胎儿标本进行高场 MRI 的研究已经取得了一些成果,其不受宫内扫描的限制,所获图像质量清晰,可以准确地显示胎儿的发育特征,为 MRI 诊断宫内胎儿疾病提供基础知识。脊柱脊髓的成像磁共振检查比超声检查更直观(图 8-15～图 8-17)。因而,脊髓畸形在磁共振检查中能很好地进行评估。脊柱后方的软组织分布在上部的颈区、腰区并且集中在骶区。正常的胎儿脊柱有缓和的胸椎后凸和腰椎前凸。尤其是在妊娠晚期,胎儿的位置使脊柱曲度很难评估。由于这些因素,全部的脊柱很难在一张图像上显示出来。脊柱的线性排列在磁共振成像在矢状位和冠状位显示得最清楚。脊髓圆锥一般在肾门水平(图 8-16)。

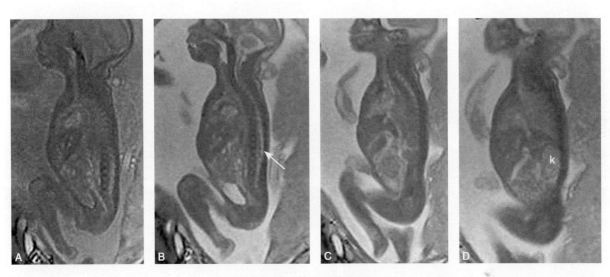

图 8-16　胎儿正常脊柱
孕 24 周,FIESTA 矢状位成像示正常的脊柱形态。注意脊髓圆锥箭在肾脏(k)平面

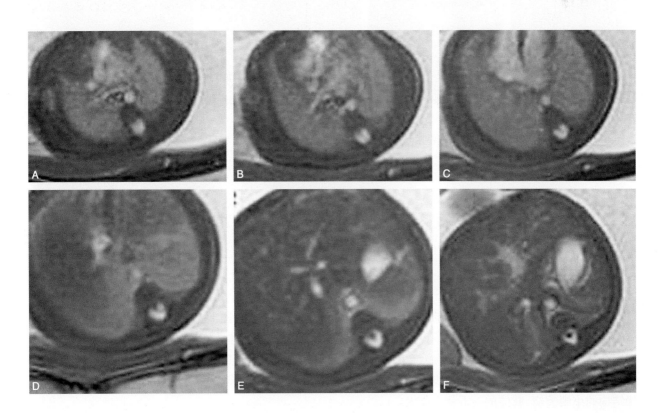

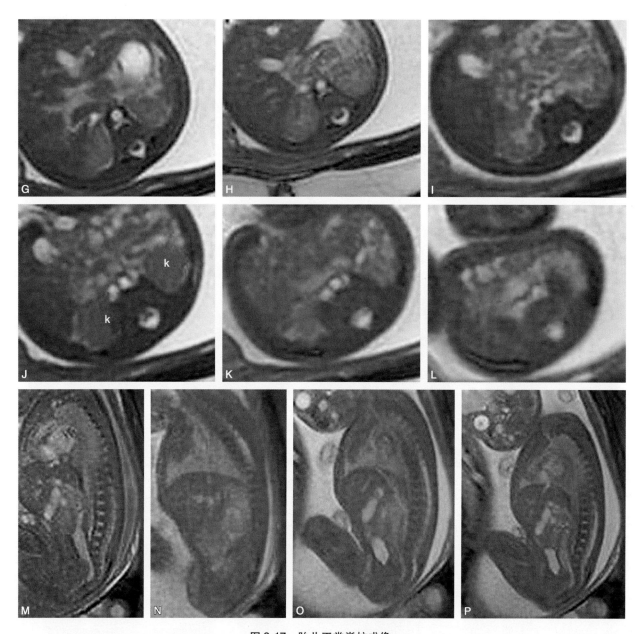

图 8-17　胎儿正常脊柱成像

孕 31 周,在横断位(图 A~图 L)成像注意脊髓的表现,注意肾门 K(图 J)水平有膨大的脊髓圆锥。FIESTA 矢状位(图 M~图 P)显示正常的脊柱形态

第三节　胎儿骨骼肌肉系统异常 MRI

一、四肢异常

(一)肢体截断

肢体截断,肢体缺失或者畸形的肢体往往是孤立存在的(图 8-18,图 8-19)。这些病变几乎在声像学检查中能够轻易地排查。这些异常有可能是由缺氧、药物、激素、病毒性感染、照射、高血糖症,或者是羊膜带综合征等因素引起。当带状结构缠绕束缚四肢时就会发生羊膜带综合征(图 8-20)。它会导致一些骨组织、软组织的坏死。在磁共振检查中,它很容易会被漏掉,因为只有部分肢体能够看得到。有时由于带状结构的束缚缠绕,肢体的远端就会膨大。

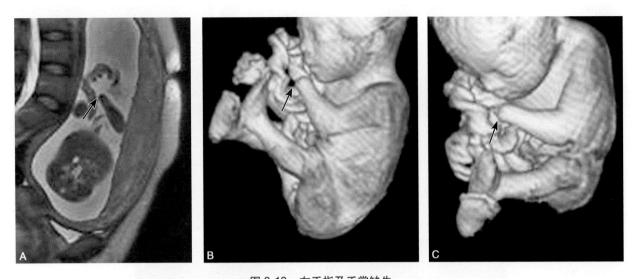

图 8-18　左手指及手掌缺失

孕 23 周。T_2WI 序列(图 A)示胎儿左前臂远端手掌缺失(黑箭)。3D-FIESTA 序列重建后的图像图 B,C 也清晰显示(黑箭)

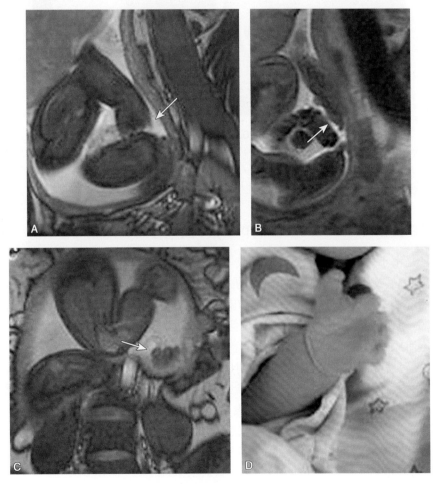

图 8-19　左手手指部分指节缺失

孕 36 周。FIESTA 序列(图 A,C)及 SSFSE 序列(图 B)示胎儿左手手指缺失畸形(白箭)。图 D 为胎儿出生后照片示左手手部分指节缺失

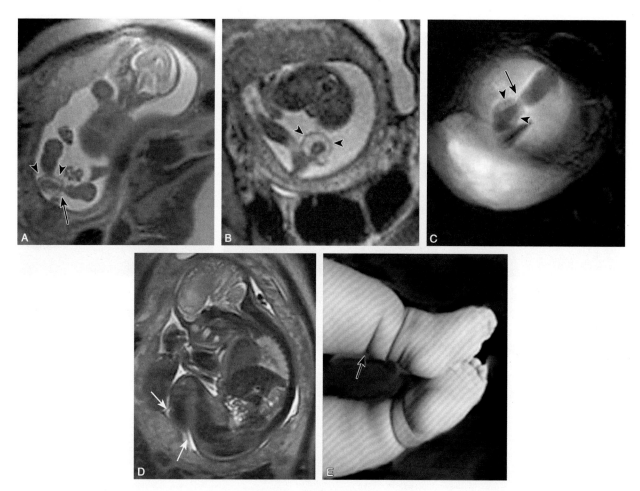

图 8-20　羊膜带综合征

A～C. 为孕 20 周的胎儿，矢状位(图 A)和轴位(图 B)T₂WI 薄层成像显示位于绕紧的带状结构(黑箭)下方肿胀的软组织结构(箭头)，矢状位厚层成像(图 C,20mm 层厚)更进一步显示了环状缩窄;D. 孕 35 周胎儿,SSFSE(图 D)羊膜束带(白箭)缠绕胎儿右下肢。E. 胎儿出生后 4 个月的照片，见右下肢异常皮纹(黑箭)

附：羊膜带综合征(amniotic band syndrome,ABS)

羊膜带综合征是由于羊膜破裂,羊膜回缩形成羊膜带,羊膜带缠绕或粘连胚胎或胎体某一部分,引起胎儿受累,器官出现分裂或发育畸形或肢体截断的一组复合畸形,即羊膜变形、粘连、肢体残缺复合畸形,常为全身多发性畸形,常见有肢体畸形、头面部畸形、脊柱畸形、胸腹裂等。临床上其发病率低,发生率为1:15 000～1:1200。ABS 畸形可出现在妊娠的任何时间,病因目前尚未完全清楚,但通常发生在孕早期,考虑与妊娠早期不明原因的羊膜破裂而绒毛膜完整、遗传物质的异常等因素有关,因为这时羊膜与绒毛膜是不同实体,羊膜更容易破裂。有报道发现孕早期口服避孕药、腹部外伤可能会产生羊膜带综合征,孕前盆腔炎病史、孕早期阴道流血及上呼吸道感染发热史可能与该病有关。羊膜带综合征畸形的特点是多发性不对称性畸形,胎儿畸形严重程度与羊膜早破发生的时间及受累的部位有关,时间越早,畸形越严重。胎儿头面部与羊膜粘连,造成脑膨出;与腹壁粘连,引起腹壁缺损和腹裂、内脏外翻,腹腔内极度空虚,引起脊柱侧凸;羊膜缠绕胎肢体、手指和足趾,可发生各种肢体畸形。

(二) 骨骼发育不良

骨骼发育不良能通过声像图进行评估,因为声像图能得到长骨的长轴图像,能够精确地测量长骨的长度。现在,磁共振是否对软骨发育不全的诊断有所帮助还不确定,虽然有文章称磁共振成像在软骨发育不全诊断中能够增加诊断信息。

磁共振检查能够显示颈椎椎体不明显的骨化,胸部的发育不全,耻骨的骨化迟缓和大范围的长骨的缩短。在这几种情况下,超声检查只会显示长骨的缩短。最常见的致命性骨骼发育不全是致死性骨发育不全(图 8-21)。最常见的非致命性骨骼发育不全是杂合型骨骼发育不良(图 8-22)。从连续的肺层面中获取肺容积的测量已成为可能。这对于肺发育不良的诊断很有意义。

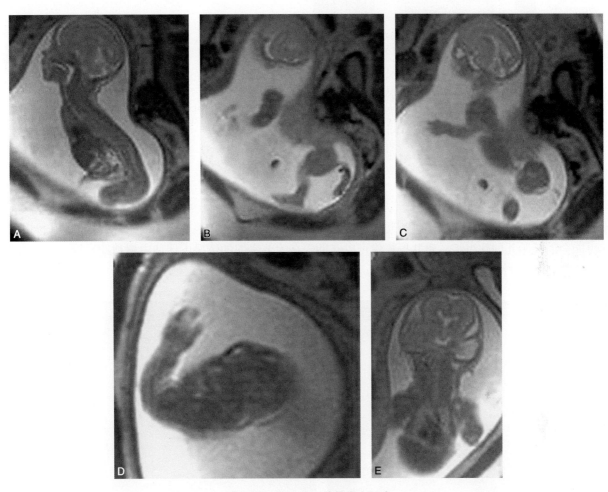

图 8-21　胎儿致死性骨发育不全
孕 20 周。A~C. 矢状位 T_2WI 图像显示了小的胸腔,稍微大点的头部额头隆起并伴有严重的短肢;D. 轴位 T_2WI 图像显示手臂的短肢;E. 胸部的冠状位 T_2WI 成像显示成钟形的胸腔,心脏占大多数的胸腔空间

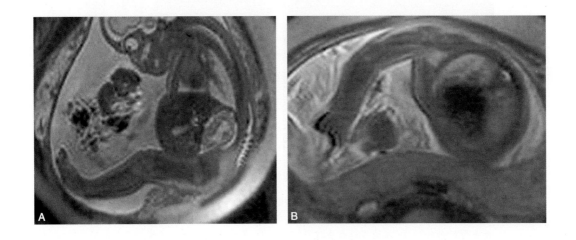

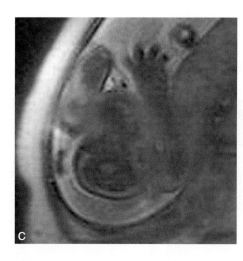

图 8-22　杂合型软骨发育不良
孕 34 周。A、B. T_2WI 示肢体的缩短；C. T_2WI
示三叉指

（三）关节异常

1. 关节挛缩　关节挛缩是源于宫内胎儿运动的减少，由于感染、神经组织及肌肉组织发育异常等因素所导致。实时的胎儿成像能够进行肢体运动的观察。当四肢保持在一个固定的位置，可能会引起痉挛，并可能会消耗胎儿的软组织。磁共振成像可以有助于在关节挛缩的情况下评估中枢神经系统的异常和胎儿位置的显示（图 8-23、图 8-24）。

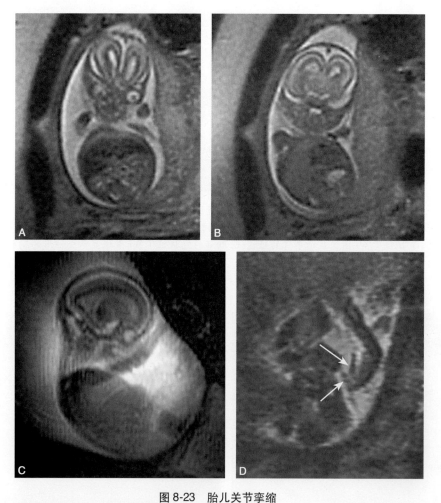

图 8-23　胎儿关节挛缩
孕 19 周。A、B. 冠状位显示萎缩的肌肉组织；C. 厚层（25mm 层厚）重 T_2WI 图像显示手臂的伸展位置（在检查过程中保持不动）；D. 手的图像显示了手腕和手指的弯曲（白箭）

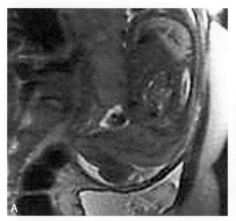
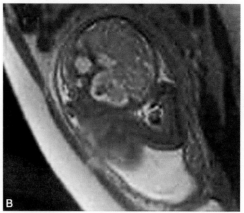
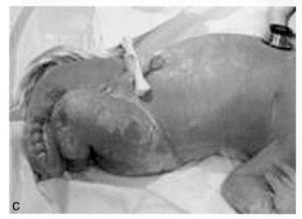

图 8-24　胎儿关节挛缩

孕 30 周。A. 矢状位显示胎儿臀伴有腿的弯曲和畸形足；B. 显示肘关节和腕关节弯曲的位置；C. 为胎儿出生后的下肢异常（引自：Deborah Levine. Atlas of fetal MRI[M]. Taylor and Francis；2005-05-16.）

2. 关节反弓畸形　关节呈反弓状态（图 8-25）。

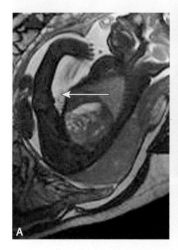
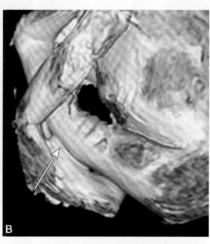
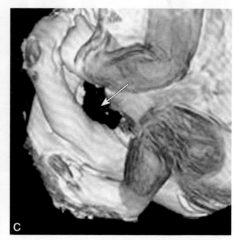

图 8-25　左膝关节呈反弓状态

孕 34 周。A. FIESTA 序列示左下肢矢状位呈反弓状态（白箭）；B、C. 3D-FIESTA 序列重建后的图像，膝关节反弓可清晰显示（白箭）

（四）手的异常

手指弯曲是指一个或者多个手指的弯曲。如果严重的情况，就会出现手指的重叠和全部手指紧握。这可能跟染色体异常有关，如 18-三体综合征。在这种异常中典型的握拳在超声检查中能明确显示。但是，如果在磁共振检查中手指不能完整地显示出来，这种异常就会有所怀疑（图 8-26）。手位置异常也出现在关节挛缩中（图 8-23、图 8-24）。手形态的异常也常见，如多指（图 8-27）、少指（图 8-28）。

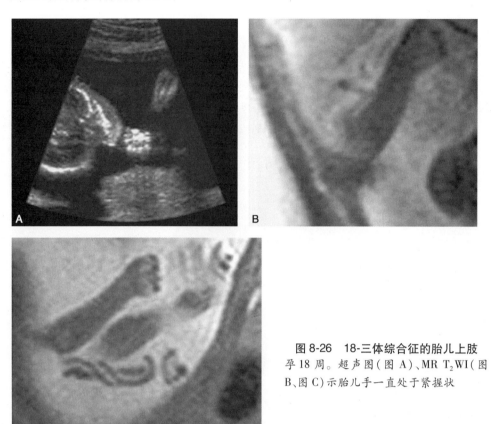

图 8-26　18-三体综合征的胎儿上肢
孕 18 周。超声图(图 A)、MR T$_2$WI(图
B、图 C)示胎儿手一直处于紧握状

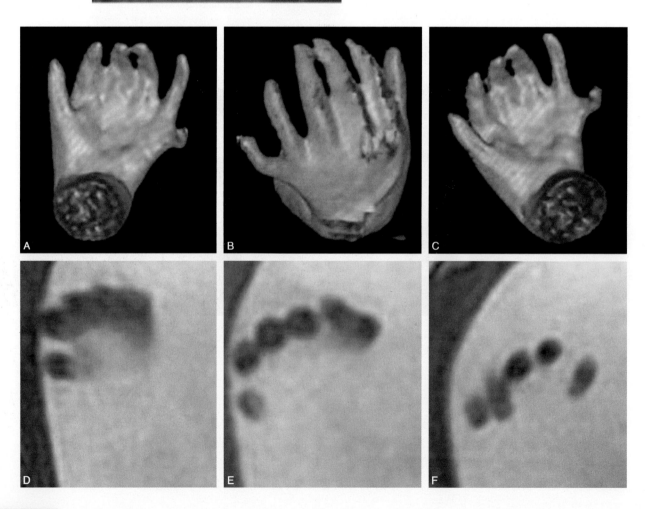

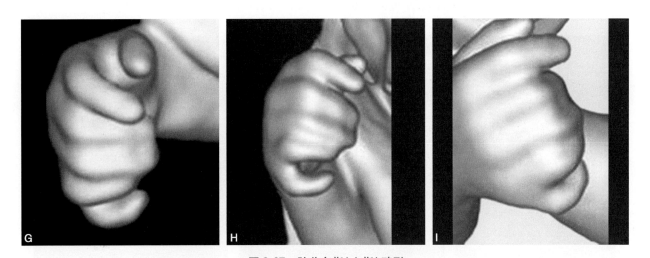

图 8-27　胎儿多指(六指)畸形

A~C. 孕 29 周,为 3D-FIESTA 扫描重建后的图像,比较直观显示六指;D~F. 孕 26 周,患侧手指的 T_2WI 横断位显示多指;G~I. 孕 26 周,此胎儿 3D-FIESTA 扫描重建后的图像,可清晰显示六指

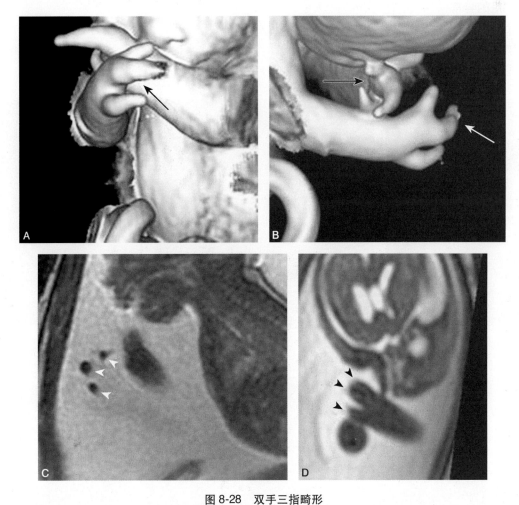

图 8-28　双手三指畸形

孕 28 周。A、B. 3D-FIESTA 序列扫描重建后的图像,三指畸形清晰可见(黑、白箭);C. 手指 SSFSE横断位(白箭头)显示三指畸形;D. 2D-FIESTA 斜冠状位(黑箭头)显示三指畸形

（五）并指（趾）

并指（趾）是指手指（足趾）的融合，包括骨或者软组织的融合（图 8-29）。

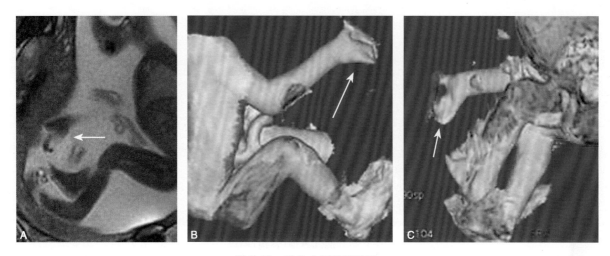

图 8-29　胎儿右手并指畸形
孕 25 周。A. FIESTA 序列示手指并拢（白箭）；B、C. 为 3D-FIESTA 重建后的图像，并指可清晰显示（白箭）

（六）足的异常

畸形足可能是偶然发生或者与神经源性畸形有关，如神经管缺陷，也可能是外在原因引起，如羊水过少。在妊娠晚期很难评估脚的位置关系。当下肢骨与足底不垂直时可确诊，足内翻为最常见类型（图 8-30）。有些畸形足也会伴发其他畸形，如腓骨缺如（图 8-31），单发畸形较常见（图 8-32）。

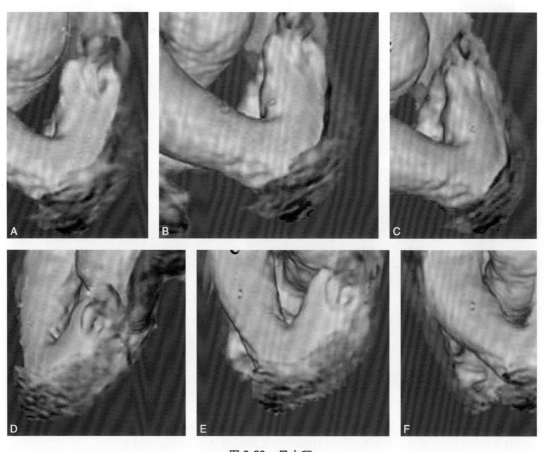

图 8-30　足内翻
孕 32 周 3D-FIESTA 扫描重建后的图像，足部向内侧过屈状态的内翻足

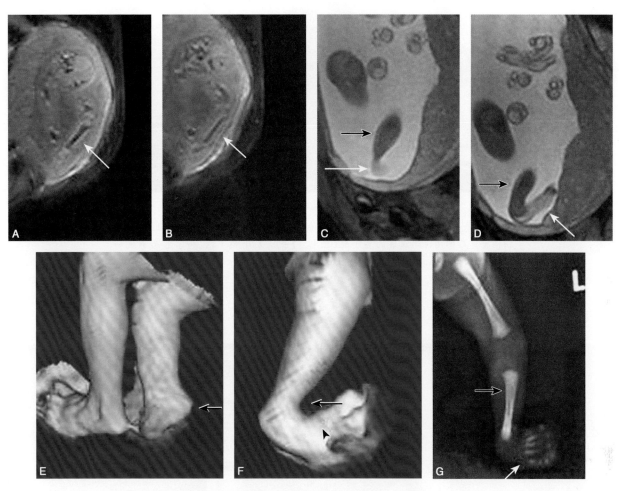

图 8-31　胎儿左腓骨缺失、足外翻并缺趾畸形

孕 26 周，A、B. DWI 示左胫骨（白箭），未见左腓骨显示；C、D. T$_2$WI 示左小腿（黑箭）与左脚（白箭）位置异常；E、F. 3D-FIESTA 序列重建图像示左足外翻及缺趾（黑箭）；G. 为胎儿出生后的 X 线图像，胫骨可见（黑箭），未见腓骨，左足外翻，四跖骨及足趾骨显示（白箭）

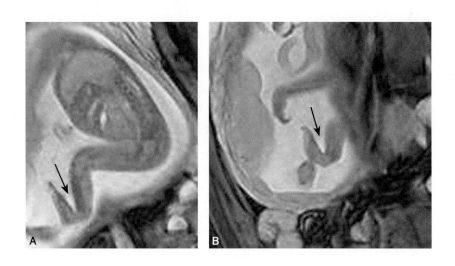

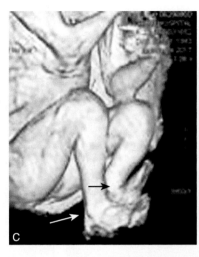
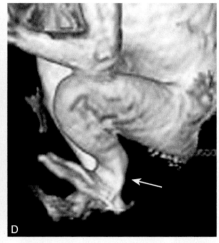

图 8-32　胎儿左小腿下段及脚掌发育畸形

孕 24 周。A、B. FIESTA 示左小腿与脚掌成角约 25°（黑箭）；C、D. 3D-FIESTA 序列
扫描重建后的图像示正常的右小腿（图 C，白箭），左小腿下段、脚掌形态不规则，
胫腓骨下段弯曲（图 C 黑箭，图 D 白箭）

（七）四肢骨骼骨折

胎儿生长发育异常也会引起骨折（图 8-33），最常见的原因为成骨发育不全。

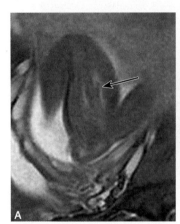
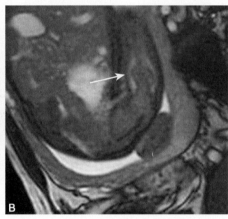
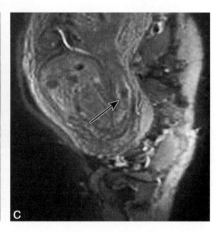

图 8-33　双侧股骨骨折

孕 30 周。FIESTA 序列（图 A、B）、EPI 序列（图 C）图像。A. 示左侧股骨长约 50mm，其上段骨髓腔信号连续性中断、
可见横行 T_2WI 低信号影（黑箭）；B、C. 显示右侧股骨中上段骨皮质骨折处见隆起的骨痂形成（图 C 中黑箭），周围
软组织内见片状 T_2 高信号水肿影（图 B 中白箭）

（八）软组织肿瘤

　　磁共振成像能够显示软组织肿瘤的情况，如四肢淋巴管瘤（图 8-34），血管瘤（图 8-35，图 8-36）。胎儿
淋巴管瘤（cystic hygroma，CH）是由于妊娠早期淋巴管发育异常或阻塞，淋巴液回流障碍大量积聚在皮下
脂肪层而形成的组织肿胀及囊性包块，最常发生于胎儿颈部，35%～50% 的病例合并胎儿染色体异常，若合
并其他器官畸形可能伴发 Noonan 综合征、Fryns 综合征、Neu-Laxova 综合征等，大多数病例孕期进展为全
身水肿或胎死宫内。淋巴管瘤发生部位除胎儿颈部，也可能发生在富含淋巴管的腋下、胸腹部、四肢，甚至
纵隔、大网膜和肠系膜，但这些部位的淋巴管瘤发生率仅占 5%。胎儿囊性淋巴管瘤 MRI 所见为囊状长 T_1
长 T_2 信号，其中可有分隔，呈多囊状表现，信号均匀或不均匀，瘤体大小不等。先天性血管瘤是血管瘤的
一种少见亚型，该病在婴幼儿相对多见，发病率为 4%～10%。根据内皮细胞特性，血管异常先天性血管瘤
分为两种类型：血管肿瘤和血管畸形。血管肿瘤以婴幼儿血管瘤的（infantile hemangioma，IH）最为常见，可累
及任何器官，但多见于皮肤和皮下组织，60% 位于颈后区及头皮部位。而胎儿先天性血管瘤（fetal congen-

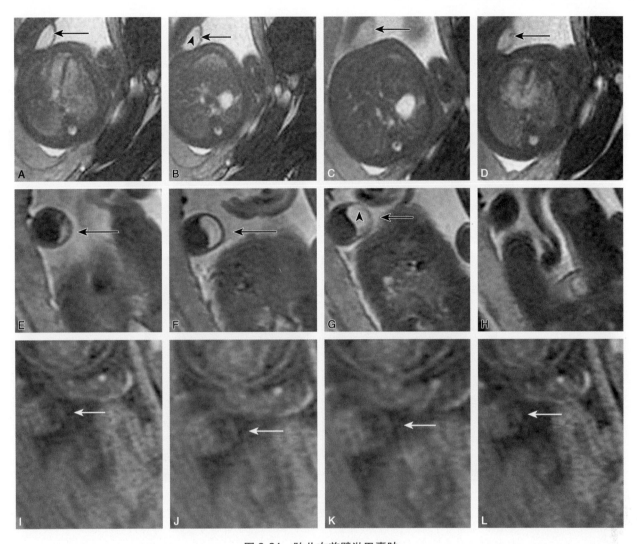

图 8-34　胎儿右前臂淋巴囊肿

孕 27 周。手臂 FIESTA 斜冠状位(图 A~D),SSFSE 横断位(图 E~H),LAVA 序列成像(图 I~L)显示右前臂内侧囊性块,肿块在 T₂WI 为高信号(黑箭),T₁WI 为低信号(白箭),内见分隔(黑箭头)

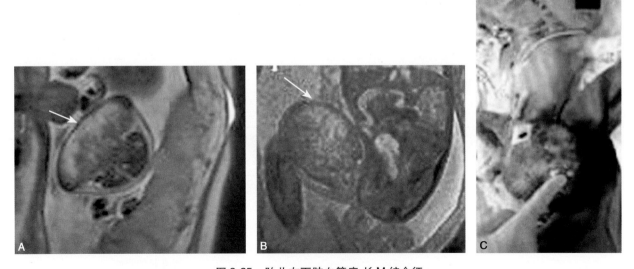

图 8-35　胎儿左下肢血管瘤,K-M 综合征

孕 30 周。A. 左下肢轴位 SSFSE 显示左下肢皮下软组织肿块,大小 7.1cm×4.1cm×7.3cm,呈混合等高信号(白箭);B. FIESTA 压脂序列肿块呈混杂信号;C. 为孕 38 周剖宫产术后新生儿照片,见左下肢血管瘤(大小约为 10cm×11cm),血管瘤破裂持续出血,新生儿凝血功能障碍,全身散在淤紫,血小板减少,末梢灌注差

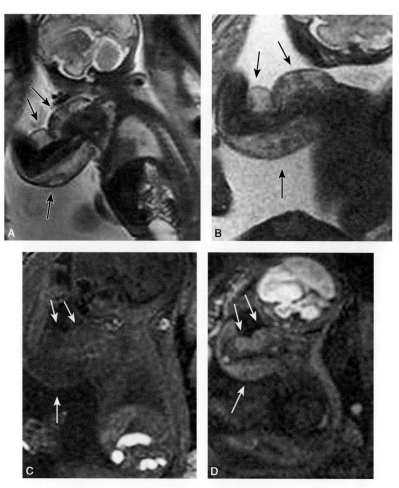

图 8-36　胎儿左上肢血管瘤

孕 33 周。A、B. T_2WI 示胎儿左上臂皮下异常信号占位（黑箭），最厚处达 2.1cm，呈高信号、信号不均匀（黑箭）。C. T_1WI 压脂呈低信号表现（白箭）；D. DWI 呈稍高信号（白箭）

ital hemangioma，FCH）为 IH 的一种类型，是一种相对少见的疾病，孕早期生长相对较缓，孕 24 周以前很难发现，孕中晚期后若肿瘤生长迅速，形成隆起于皮肤的肿块，此时才有可能在超声检查时被发现。超声声像图特点包括：肿瘤呈实质性高回声，类似胎盘样回声，分布均匀或轻微不均匀，其内不存在囊性结构，瘤体内血流丰富。

二、脊柱异常

（一）脊柱闭合不全（表 8-1）

表 8-1　脊柱闭合不全常见影像学分类

开放型脊柱闭合不全	闭合型脊柱闭合不全	
	伴皮下肿块	无皮下肿块型
脊髓脊膜膨出	脂肪瘤伴硬膜缺损	背部肠瘘
脊髓膨出	脂肪脊髓脊膜膨出	脊髓纵裂
半脊髓脊膜膨出	脂肪脊髓裂	皮肤窦道
半脊髓膨出	脊膜膨出	硬膜内和终丝脂肪瘤
	脊髓囊样膨出	终丝牵拉
		异常长的脊髓
		连续性终室
		神经管原肠囊肿
		尾部退化综合征

1. 开放型脊柱闭合不全(open spinal dysraphism,OSD) 这类疾病的共同病理特点是患者背部中线处缺乏皮肤筋膜、肌肉和骨组织,神经组织或脊膜直接暴露。最常见的类型是脊髓脊膜膨出。

组织胚胎学:胚胎发育中,自妊娠第三周起,原始神经外胚层开始发生皱折、卷曲,并与皮肤外胚层分离,最后在中线部位逐渐形成从头侧向尾侧走行的原始神经管。在某些病理因素的干扰下,这个发育过程中断,神经外胚层不能完成卷曲,且不能与皮肤外胚层分离,中胚层结构移行到神经管后方的过程发生障碍,结果导致皮肤、皮下结构及神经管裂开,中线部位缺乏骨、软骨、肌肉等中胚层成分,神经结构裸露。病理上,膨出的神经组织表面仅由一层菲薄的间充质形成的膜覆盖,其中央有一原始的神经沟与其上方闭合的神经管中央沟相交通。根据其裂开的神经管处所裸露的结构成分,病变又可分为脊髓膨出及脊髓脊膜膨出,前者膨出的成分主要为脊髓及神经组织,后者除脊髓和神经组织外,尚有脊膜和脑脊液。如果合并有脊髓纵裂Ⅱ型,分裂的一根或两根脊髓都可以发生脊髓脊膜膨出,此时称为偏侧脊髓脊膜膨出,此种情况占脊髓裂畸形中的 8%~45%。开放型椎管闭合不全好发于腰骶部背部中线附近,其次为胸腰段,而颈段和上胸段罕见。外观表现为背部肿块,无皮肤覆盖。若膨出的脊髓表面呈现紫红色的肉芽面,又称脊髓外翻。临床上病变的神经损害症状较严重,常伴有双下肢功能障碍、足畸形、膀胱及肛门括约肌功能障碍、脊柱畸形等。

(1) 脊髓脊膜膨出(myelomeningocele,MMC)(图 8-37):是胚胎期的神经管闭合发生障碍导致椎板融合不全,脊髓和(或)神经根自骨裂处膨出的先天发育畸形,常伴有局部脂肪异常增生,也称脂肪瘤型脊髓脊膜膨出,其临床症状有不同程度的双下肢无力和大小便功能障碍,如不及时治疗或手术方式不当会严重影响患儿的生活质量。在常规 MRI 检查中,以 GE1.5T 为例,常用序列为 SSFSE 薄层,FIESTA special 压脂

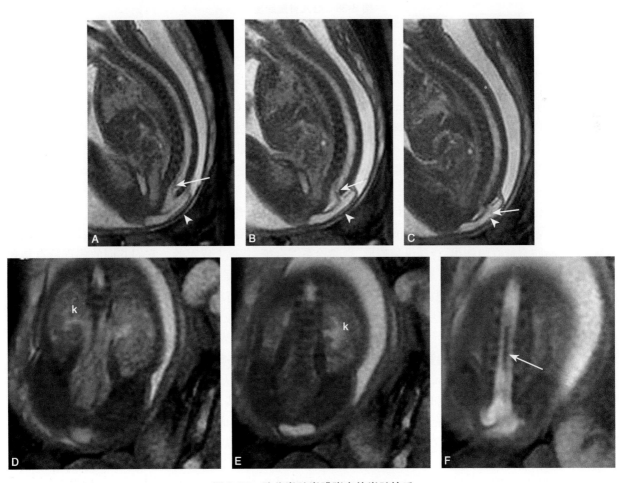

图 8-37 胎儿脊髓脊膜膨出伴脊髓栓系

孕 25 周。FIESTA 序列矢状位(图 A~图 C)及冠状位(图 D~图 F)显示骶尾部 0.7cm×1.9cm×3.7cm 长 T_2 囊性块(白箭头)突出体表,表面可见皮肤缺损,内见条状脊髓影(白箭)达骶尾部

序列负间隔屏气扫描,矢状位、轴位显示较好。

(2) 脊髓膨出(myelocele):此型最为严重,也较少见。特点是脊髓、神经组织从中线疝出,暴露在皮肤表面,周围皮肤缺如。除椎管和脊膜敞开外,脊髓有时也可完全裂开成为双重脊髓畸形。病变部位可见脑脊液逸出,可并发局部出血。脊髓膨出(图 8-38)不同于常见的脊髓脊膜膨出,该病基板腹侧的蛛网膜下腔不扩张,因此基板与皮肤表面平齐或呈漏斗状。这是一种极少见畸形,仅占 1.2%。常规扫描 T₂ 矢状位显示效果好。

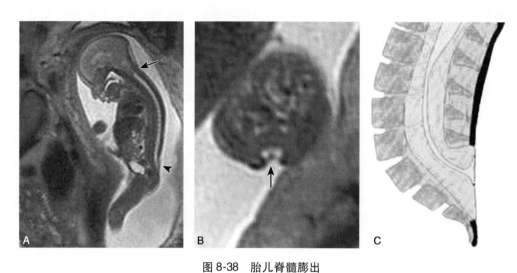

图 8-38　胎儿脊髓膨出

孕 23 周。SSFSE 矢状位(图 A)及轴位(图 B)表现。矢状位(图 A 黑箭头)及轴位(图 B 黑箭)示腰骶部皮肤缺损,脊髓从中线疝出,疝出物与皮肤持平。图 C 为矢状位示意图[引自:A. Zugazaga Cortazar,C. Martín Martinez,C. Duran Feliubadalo,et al. Magnetic resonance imaging in the prenatal diagnosis of neural tube defects. Insights into Imaging,2013,4(2).]

(3) 半脊髓脊膜膨出(hemimyelomeningocele)及半脊髓膨出(hemimyelocele):是一种极罕见的畸形,是脊髓裂与开放型椎管闭合不全联合畸形,是原肠胚与初级神经胚形成期的混合畸形,胚胎期在病理因素的作用下脊髓从基板不同部位裂开,一侧的半髓无神经胚形成,即为半脊髓脊膜膨出或半脊髓膨出,其神经组织发育缺陷呈明显非对称性。偏侧脊髓脊膜膨出可能是脊髓脊膜膨出的一种特殊类型。当 MRI 见脊髓裂,且伴一侧脊髓脊膜膨出时即可诊断。MRI 能显示基板与神经根的关系,在对畸形详细评价、鉴别诊断方面具有重要价值。常规行 T₂WI 轴位和矢状位扫描。半脊髓脊膜膨出畸形非常罕见。

2. 闭合型脊柱闭合不全(closed spinal dysraphism,CSD)　闭合型脊柱闭合不全为一组疾病总称,包括脊膜膨出、脂肪脊髓脊膜膨出、脊髓纵裂畸形、脊髓栓系综合征、背侧上皮窦等。它们共同的病理特点是脊柱背侧闭合不全,病变部位没有暴露神经组织,被覆皮肤完整。根据临床上患者背部有无肿块,病变又可分为皮下肿块型和无皮下肿块型。此组病变有不同的胚胎发生和病理基础。脊柱内脂肪瘤是由于在初级神经胚形成时,邻近的皮肤外胚层过早地与之分离,造成间充质异位于神经管内,为神经管背侧诱导而形成脂肪,并局部阻止了神经胚继续发育。如果发育中皮肤外胚层在某一点与神经外胚层不能正常分离,造成了局限性粘连,脊髓被发育的脊柱包埋,这样形成了由上皮内衬的窦道,即为上皮窦。正常胚胎第 3 周,外胚层细胞进入原条,从 Hensen.s 结向位于头侧的前脊索盘移行,从而形成脊索。在病理因素干扰下,原始外胚层与内胚层发生粘连,此时可造成脊索围绕粘连处开裂,向头侧延伸,诱导其背侧的神经外胚层产生两条半脊髓。粘连周围的间充质迁移入两条半脊髓的间隔中,形成纤维性、软骨性或骨性的隔刺,此即形成脊髓纵裂畸形。由于脊索又同时诱导椎体的形成,因此,脊髓纵裂患者常伴有脊柱和椎体的畸形,包括半椎、蝴蝶椎、脊柱侧凸等。

(1) 脂肪脊髓脊膜膨出(lipomyelomeningocele):脂肪脊髓脊膜膨出(图 8-39)是一组包括脊椎、脊髓畸形合并椎管或腰背部皮下脂肪瘤,即脊柱裂、脂肪脊髓脊膜膨出、脊髓纵裂、皮下瘘管和毛发斑等组成的一组综合征。脂肪脊髓脊膜膨出基板是节段性的,朝向脂肪瘤一侧的基板可以不对称性地变形、伸直或旋

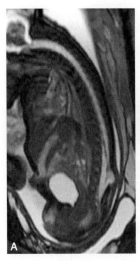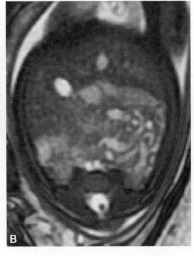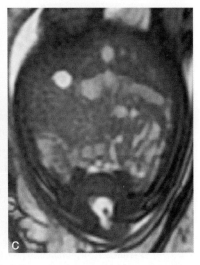

图 8-39　胎儿脂肪脊髓脊膜膨出

孕 31 周。T$_2$WI 矢状位(图 A)、横轴位(图 B、图 C)示蛛网膜下腔扩张,基板-脂肪瘤界面经骨性缺损膨出到椎管外,表面皮肤完整

转,而脊膜朝相反的方向膨出。从后方发出的神经根一般较长,而位于脂肪瘤侧的神经根靠近神经鞘和神经孔发出,它们较短且压迫脊髓。基板下方的脊髓正常且位于椎管内,膨出的脊髓可以被纤维束固定在畸形表面。常见 MR 征象为脂肪瘤常位于圆锥、终丝的背侧,见于椎管内或外,多数从椎管外穿过脊膜囊与圆锥相连;脂肪瘤常把脊髓栓系到硬膜囊后部,圆锥低位,蛛网膜下腔扩大,部分棘突、椎板缺如。如果考虑到胎儿的治疗,脂肪脊髓脊膜膨出的诊断是十分重要的,因为脂肪脊髓脊膜膨出在产前的修复是禁忌证。

(2) 脂肪脊髓裂(lipomyeloschisis):脂肪脊髓裂是包括脊椎、脊髓畸形合并椎管或腰背部皮下脂肪瘤的一组疾患。MRI 可以清晰显示骨缺损和皮下脂肪都突入椎管并紧贴脊髓。基板是终末型的,若仅一侧神经板不成熟分离,基板将是偏位的,基板-脂肪瘤界面延伸达几个椎体平面,如图 8-40 所示。

(3) 脊髓末端囊样膨出(terminal myelocystocele):这是一种罕见 CSD,皮下肿块位于骶尾部,它含有一个由室管膜包绕的囊,囊是由宽大扩张的终室从后脊柱裂孔膨出而形成的,与远端脊髓相连的扩张的蛛网膜也导致脊膜膨出,示意图如图 8-41 所示。

(4) 非脊髓末端囊状膨出(nonterminal myelocystocele):常见颈脊髓囊样膨出,它在形态学上与脊髓末端囊样膨出的区别在于脊髓积水从背侧伸展部分突进脊膜膨出内。这种畸形内衬有上皮组织,其胚胎学起源很难判定,可能是神经管发育早期 CSF 动力学失衡的结果。非脊髓末端囊状膨出如图 8-42 所示。

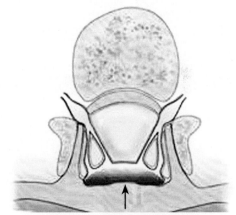

图 8-40　脂肪脊髓裂示意图

示基板-脂肪瘤界面位于椎管内(箭头)(引自:Rufener SL, Ibrahim M, Raybaud C. Congenital spine and spinal cord malformations—pictorial review. AJR: American Journal of Roentgenology: Including Diagnostic Radiology, Radiation Oncology, Nuclear Medicine, Ultrasonography and Related Basic Sciences, 2010, (3 Suppl.):S26-37.)

(5) 脊膜膨出(meningocele):脊膜膨出是常见的神经系统发育畸形,由于脊柱和颅骨发育缺陷、裂孔(脊柱裂或颅裂),脊膜从裂孔中膨出形成囊性肿物则为脊膜膨出(图 8-43),多在患儿背部正中有一圆形或椭圆形膨出物,基底转宽,表面有疏密不一的长毛和(或)异常色素沉着。特点是脊膜通过骨缺损处向外膨出形成囊性肿物,囊内含脑脊液,或同时含脊髓及神经。男、女发病率相等。可发生于从鼻腔到骶尾部的中枢神经系统的任何部位,腰骶部最常见。根据脊膜膨出方向不同,病变又可分为后膨出、前膨出、脊

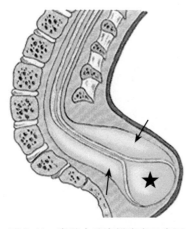

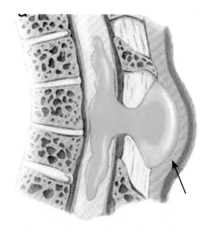

图 8-41 脊髓末端囊样膨出示意图
可见扩张的中央管（五星）疝入到扩张的蛛网膜下腔（黑箭）（引自：Rufener SL，Ibrahim M，Raybaud C. Congenital spine and spinal cord malformations—pictorial review. AJR：American Journal of Roentgenology：Including Diagnostic Radiology，Radiation Oncology，Nuclear Medicine，Ultrasonography and Related Basic Sciences，2010，（3 Suppl.）：S26-37.）

图 8-42 非脊髓末端囊状膨出示意图
矢状面上表现为中央管扩张经脊柱后方骨质缺损膨出（黑箭）（引自：Rufener SL，Ibrahim M，Raybaud C. Congenital spine and spinal cord malformations-pictorial review. AJR：American Journal of Roentgenology：Including Diagnostic Radiology，Radiation Oncology，Nuclear Medicine，Ultrasonography and Related Basic Sciences，2010，（3 Suppl.）：S26-37.）

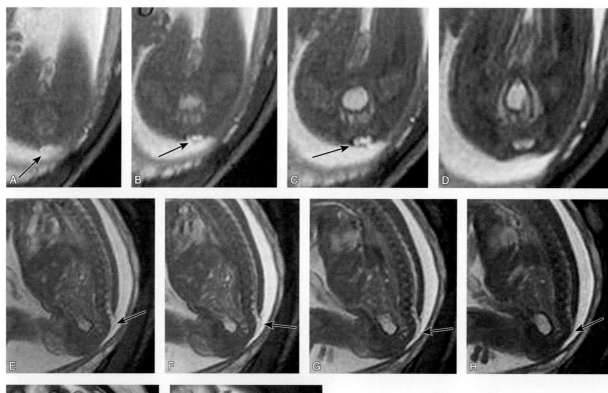

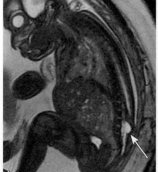

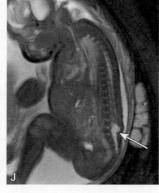

图 8-43 脊膜膨出
A～H. 孕26周，胎儿脊膜膨出，SSFSE 横断位（图 A～图 D），FIESTA 矢状位（图 E～图 H）示脊柱腰骶部后缘不连续（黑箭），局部见轻度膨隆 T₂WI 高信号影，与椎管相通，后缘见薄层样皮肤组织覆盖（黑箭）。I、J. 孕32周，胎儿闭合性脊柱裂伴脊膜膨出，脊髓栓系，体部矢状位 FIESTA（图 I）及 FIESTA 压脂序列（图 J）示胎儿下腰部椎管扩张，脊髓圆锥下移至 L4-L5 水平，终丝变短变粗，直径约 0.9cm，并附着于椎管背侧面，在终丝附着处可见一囊性包块（白箭）自椎管向皮下突出，与椎管相通，大小约 1.1cm×0.7cm×0.7cm，包块突出处局部椎板未见显示，表面皮肤无明显缺损

柱旁膨出、骶椎末端膨出等，但能形成肉眼所见皮下肿块者主要为后膨出。前膨出和脊柱旁膨出主要通过影像学检查发现。

（6）永存终室（persistent terminal ventricle）：胚胎学上，它是在次级神经胚形成期终室不完全退化，保留着脊髓喙中央管的连续性。在 MRI 上表现为脊髓圆锥中囊性结构（图 8-44）。

（7）终丝牵拉综合征（tight filum terminale syndrome，TFTS）：是脊髓受病变终丝（终丝的纤维或脂肪浸润）牵拉造成脊髓缺氧缺血改变，引起大小便功能异常、双下肢畸形及感觉运动功能障碍等一系列神经损害症状的一种疾病（图 8-45）。终丝是从脊髓末端发出的一条丝状物，向下延续，穿出硬脊膜，固定在尾骨上。终丝组织成分为室管膜及神经胶质细胞，直径约 0.5mm，当终丝被脂肪浸润或纤维变性时，终丝增粗，直径大于 1～1.5mm，并且牵拉脊髓，产生终丝牵拉综合征。

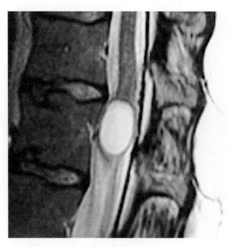

图 8-44　永存终室

T_2WI 矢状位示脊髓圆锥中高信号的囊性结构（引自：courtesy A. G. Osborn，Salt Lake City，UT，USA.）

终丝牵拉综合征的圆锥可以低位也可以在正常位置，二者的临床表现及治疗效果极为相似。许多具有典型临床表现的终丝牵拉综合征患儿，例如存在有神经损害症状，腰骶部有隐性脊柱裂皮肤特征性表现，并伴有脊柱裂，MRI 显示终丝被脂肪浸润，此时，圆锥无论是低位还是在正常位置，诊断都比较容易，对于这一类病儿应该给予积极手术治疗。然而，有时当终丝仅被纤维和少量脂肪组织浸润时，MRI 很难分辨出已被脂肪组织浸润的终丝，如果圆锥又在正常位置，MRI 检查则很难发现有病变存在时，终丝牵拉综合征的诊断就比较困难。Khoury 认为，终丝纤维变性的诊断有时确实困难，但临床上可根据其他检查来推断。如尿失禁患者，B超及静脉肾盂造影等检查排除了泌尿系统本身疾病，尿流动力学检查提示为神经性膀胱，结合隐性脊柱裂本身的一些特点，如脊柱隐裂、背部腰骶皮肤特征性改变等，可考虑终丝牵拉综合征。

TFTS 的终丝病变类型在 MRI 主要表现为终丝增粗或脂肪变性，终丝的上述改变与 TFTS 的发生关系密切。手术切断病变终丝对改善症状有积极意义。MRI 和尿流动力学在 TFTS 的诊断中是关键指标。

（8）硬膜下脂肪瘤（intradural lipoma）：为硬脊膜下腔内局限性的脂肪堆积而形成，与背部皮下脂肪组织不相连。脂肪瘤（图 8-46）通常在脊髓表面生长，也可浸润到脊髓内，对脊髓造成牵拉和压迫。

（9）终丝脂肪瘤（filar lipomas）：是一种在次级神经胚形成期的基本畸形。其特点为终丝纤维脂肪瘤样增厚。它可能由于尾细胞群的残余全能细胞分化为脂肪组织。MRI 上显示在增厚的终丝内有脂肪成

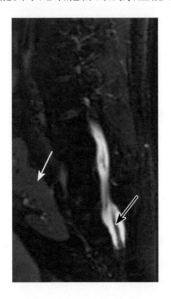

图 8-45　终丝牵拉综合征

T_2WI 矢状位示终丝变粗变短（黑箭）伴脊髓圆锥低位。异位肾可见（白箭）（引自：Rufener SL，Ibrahim M，Raybaud C. Congenital spine and spinal cord malformations—pictorial review.[J]. AJR：American Journal of Roentgenology：Including Diagnostic Radiology，Radiation Oncology，Nuclear Medicine，Ultrasonography and Related Basic Sciences，2010，（3 Suppl.）：S26-37.）

分。因终丝常轻度偏离中线,所以轴位 T_1WI 对诊断最有帮助(图 8-47)。如果没有临床指征证实有脊髓栓系综合征,终丝脂肪瘤也可认为是正常变异。

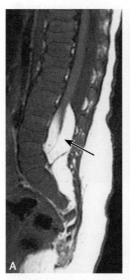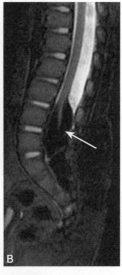

图 8-46　硬膜下脂肪瘤
A. 矢状位 T_1WI 为高信号(黑箭);B. T_2WI 压脂为低信号(白箭)表现。脂肪瘤浸润到脊髓并牵拉脊髓,导致脊髓低位(引自:Rufener SL,Ibrahim M,Raybaud C. Congenital spine and spinal cord malformations— pictorial review. AJR: American Journal of Roentgenology:Including Diagnostic Radiology, Radiation Oncology,Nuclear Medicine, Ultrasonography and Related Basic Sciences, 2010, (3 Suppl.):S26-37.)

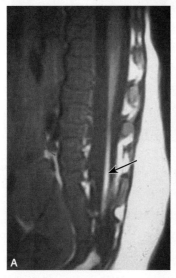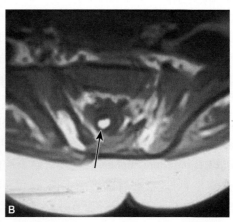

图 8-47　终丝脂肪瘤
矢状位(图 A)及横断面(图 B) T_1WI 上终丝脂肪瘤表现为高信号,伴终丝增厚(黑箭)(引自:Rufener SL,Ibrahim M,Raybaud C. Congenital spine and spinal cord malformations-pictorial review. AJR:American Journal of Roentgenology:Including Diagnostic Radiology,Radiation Oncology,Nuclear Medicine,Ultrasonography and Related Basic Sciences,2010,(3 Suppl.):S26-37.)

(10) 脊髓纵裂(diastematomyelia):是由于脊髓被骨性、软骨性或纤维性间隔以及增粗、变短的终丝所固定,脊柱骨骼的生长速度快于脊髓的生长速度,脊髓的上升受到间隔的阻挡及增粗、变短的终丝的牵拉,引起圆锥位置下降并产生一系列神经功能障碍和畸形(图 8-48)。脊髓纵裂畸形常为先天性脊柱畸形的并发症,术前正确诊断非常重要。这种畸形是以脊髓被纤维性、软骨性或骨性间隔在矢状面上呈节段性分开为特点,且多伴背部皮肤异常和脊柱畸形。也可合并(脊髓)脊膜膨出、脊髓栓系等。在磁共振检查中,脊髓的横断面上可看到纤维环。或者是分开的脊髓或硬膜囊可以显示而不显示半脊髓间的分隔结构。

1992 年,Pang 根据硬膜囊的状况和间隔性质,将脊髓纵裂(SCM)重新划分为两类。

Ⅰ型 SCM:较为少见。临床上常出现脊柱侧凸和脊髓栓系综合征,皮肤上的胎记如血管瘤、色素斑和多毛丛常表示下方为畸形。背部多毛区是Ⅰ型 SCM 可靠的临床诊断标志。一般常合并椎体畸形包括椎

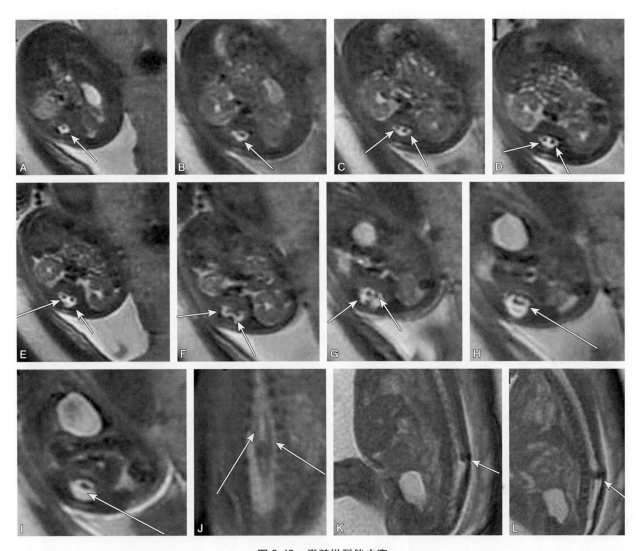

图 8-48 脊髓纵裂伴皮窦

孕 29 周。T₂WI 横断位(图 A~图 I)及冠状位(图 J)可见分离的两个半脊髓(白箭),脊髓圆锥位置低于双肾水平;T₂WI 冠状位(图 J)及矢状位(图 K~图 L)可见高信号影将低信号脊髓一分为二(长白箭),其后方皮下见大小 0.8cm×0.7cm T₂WI 低信号影与椎管相通(白箭)

体融合、蝴蝶椎、半椎和脊柱后裂。放射学上特征表现为骨或骨软骨中间隔分出两个硬膜管,每个管内容纳一侧半脊髓。隔刺可以完整或不完整,且呈矢状位或斜形,一些病例不均等地划分脊髓,所以两个半髓是不对称的。

Ⅱ型 SCM(无间隔的脊髓纵裂):放射学特征为单个硬膜囊包含两个半髓。虽然手术时常可见到纤维间隔,但未发现骨软骨隔刺,这类型患者可出现脊髓栓系症状。纤维间隔很薄,在冠状位和轴位 T₂WI 上显示最佳。

(11)皮肤窦道(dermal sinus):是由上皮覆盖的瘘,它从皮肤表面向内延伸,有时与中枢神经系统和它被覆的硬膜相连,本病很常见(占 CSD 的 23.7%)。多见于腰骶部,偶见于颈部或胸部,体检时可见到中线部位常伴有多毛斑、毛细血管瘤和色素斑。皮肤窦道应与藏毛窦的小凹相鉴别,后者一般靠近肛门且与椎管不相通。胚胎学上认为神经外胚层从皮肤外胚层不完全分离导致皮肤窦道形成。皮肤窦道可开口于蛛网膜下腔导致 CSF 漏,或与肥厚的有纤维脂肪瘤的终丝、低位脊髓圆锥或髓内脂肪瘤相连。它也可起源于脂肪脊髓纵裂畸形上面的皮肤,则此处皮肤被窦道穿破。窦道一般是斜向下走行的。在 T₂WI 正中矢状位上很易识别,表现为皮下脂肪内的线条状低信号(图 8-48)。上行性脊膜性是与硬膜下间隙相连的皮肤窦道的一种并发症,多数合并皮样囊肿,一般位于马尾水平或靠近脊髓圆锥。这种病约占 11.3%,皮样囊肿可能是由于皮肤窦道部分被包裹而形成,其大小随着囊内皮屑的不断堆积而增长。脓肿形成且破入蛛网膜下腔伴化学性脑脊膜炎是另一些脊柱皮样囊肿的并发症。

（12）神经管原肠囊肿（neurenteric cysts）：位于椎管内有肠上皮内衬的囊肿，即称神经管原肠囊肿，它是一种罕见的先天性异常，与脊髓紧密相连，甚至可以完全位于脊髓内。可见于颈椎或腰椎，甚至后颅窝，少数位于延髓后面甚至延髓内。常合并椎体畸形。MRI 上依囊内容物而异，T_1WI 上大多数为等信号或比 CSF 略高信号，在 T_2WI 上为高信号（图 8-49）。目前认为是在胚胎发生的早期（妊娠的前三周），由于脊索、神经管、内胚层和间充质间的整合紊乱而形成。以下理论可进一步说明该病变的形成：内胚层和外胚层的异常粘连并发脊索分裂；脊索分裂成为主要因素；持久性的神经管原肠或副神经管原肠形成。

（13）尾部退化综合征（caudal regression syndrome）：是一种特殊的胎儿畸形综合征，在胚胎 4 周前脊索复合体在成熟过程发生中断，使胎儿骶尾段的脊髓发育障碍，胎儿神经系统及下肢运动受损，导致大小便失禁到完全瘫痪。尾部退化综合征（图 8-50）也称为尾部发育异常，它以一系列的先天畸形为特征，包括全部或者部分骶椎和腰椎发育不全伴盆腔畸形。股骨发育不全，畸形足、下肢屈曲挛缩畸形也很常见。尾部退化综合征少发，尽管在妊娠糖尿病孕妇中其发病率高达 1%。糖尿病患者中高达 14%。与尾部退化综合征相关的包括中枢神经系统、肌肉骨骼、泌尿生殖道等畸形。

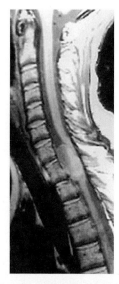

图 8-49 神经管原肠囊肿
T_2WI 矢状位示 C7-T_2 水平椎体与脊髓间硬膜下囊肿（引自：Martin AJ，Penney CC. Spinal neurenteric cyst. Arch Neurol，2001，58：126-127. Copyrighted 2001，American Medical Association）

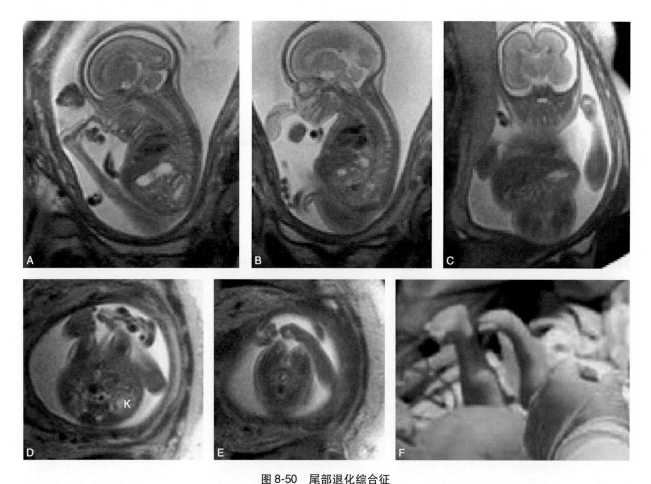

图 8-50 尾部退化综合征
孕 23 周。A～C. T_2WI 矢状位和冠状位显示胎儿躯体的缩短伴下肢肌肉组织萎缩；D、E. 轴位 T_2WI 显示在肾脏水平（K）椎体的存在，然而更近尾部的图像（图 E）显示盆内没有正常骨性结构和软组织；图 F 为出生后的照片（引自：Stroustrup Smith A，Grable I，Levine D. Case 66：caudal regression syndrome in the fetus of a diabetic mother. Radiology，2004，230：229-233. ）

（14）节段脊柱发育不全（spinal segmental dysgenesis）：临床神经放射定义节段性脊柱发育不全（SSD）包括胸或胸腰脊髓发育不全或缺如、下方脊髓和神经根节段性畸形、先天性截瘫或轻瘫、先天性下肢畸形。节段性椎体畸形可累及胸腰段、腰段或腰骶段脊柱。畸形部位的脊髓依病变的严重程度而出现发育低下或缺如，大多数严重病例，畸形尾端出现一膨大的低位脊髓，一直延伸至脊柱和脊髓被一分为二。其他SSD 可出现部分骶尾发育不全或肾畸形等。

（15）脊髓栓系综合征：脊髓栓系综合征是指脊髓受到各种病理因素的纵向牵拉而引起的神经受损的症候群，常有脊髓低位（低于 L1～L2 间隙），可伴有一系列病理变化，如椎管内外脂肪瘤、脊髓脊膜膨出等。

脊髓栓系（图 8-51）可以并发神经管缺陷，脊髓脂肪瘤，脊柱侧凸（图 8-53），椎管狭窄或其他综合征，如泄殖腔外翻（图 8-52）。如果脊髓在肾门以下水平还能发现，就可以确诊脊髓栓系。脊髓栓系的诊断是很重要的，因为通过早期的外科治疗，像无力、失禁和疼痛是可以避免的。

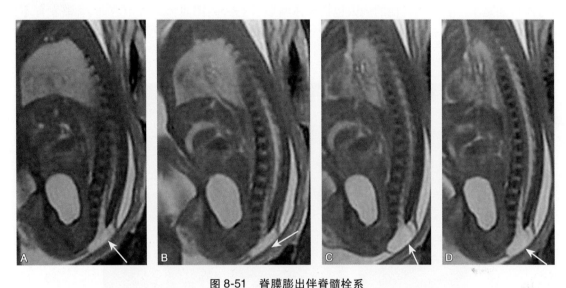

图 8-51　脊膜膨出伴脊髓栓系

孕 31 周。FIESTA 矢状位成像（图 A-D）显示胎儿骶尾椎后缘开放不连续，局部脊膜向后囊样突起，大小约 0.9cm×2.1cm×2.3cm，边缘光整（白箭）。脊髓圆锥位于骶 2 椎体水平

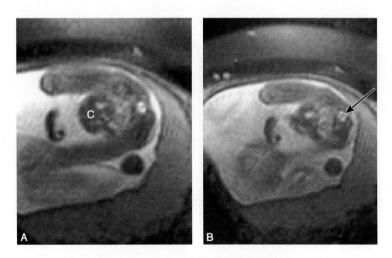

图 8-52　胎儿泄殖腔畸形伴脊髓栓系

孕 20 周。A. T$_2$WI 轴位显示骨盆低位前腹壁的缺陷，向外突出的混杂信号肿块即泄殖腔畸形；B. 显示脊髓圆锥（黑箭）位置低于盆腔水平，即脊髓低位

　　（16）骶骨发育不全：骶骨发育不全可能与尾部退化综合征（图8-50），并腿畸形（血管盗血现象），泄殖腔外翻，或者其他罕见综合征有关。并腿畸形被认为是起因于血管盗血现象导致胎儿骶尾部严重局部缺血造成的。并腿畸形伴发的骨骼系统畸形包括骶尾部发育不全、腰椎发育不全和脊柱末端发育不全。下肢融合成单一肢体或者表现为固定并行的伴功能障碍的下肢。通常，它比正常的下肢有更少的骨骼。并腿畸形由于常有双侧肾缺如或严重肾发育不良，无膀胱存在，严重羊水过少以及肛门生殖器异常，可能是致命的。在这种情况下，磁共振成像对正常颅内解剖和内脏之间的关系的显示很有帮助，尤其是在羊水很少时对并腿畸形的显示。

（二）脊柱侧凸及椎体畸形

　　脊柱侧凸（图8-53）是脊柱曲度的异常侧曲。驼背是脊柱曲度向前向后方的异常曲度，并且可能会伴有脊柱侧凸。脊柱曲度异常起源于脊柱椎体结构畸形。在胎儿中最常见的是与神经管缺陷有关联。轻微的脊柱弯曲可能是单一表现。其他的病因包括椎体畸形（图8-54、图8-55），关节弯曲，骨骼发育不良和羊膜带综合征（图8-20）。脊柱侧凸在磁共振检查中，如果自然的曲度被破坏掉就能够确诊。当羊水的量较少时，诊断时更加谨慎。

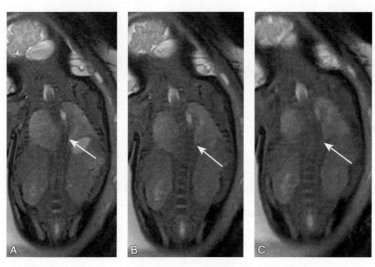

图8-53　胎儿脊柱侧凸
孕34周。FIESTA序列冠状位示胸椎向左侧侧弯（白箭）

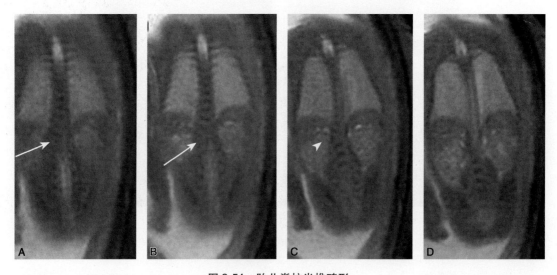

图8-54　胎儿脊柱半椎畸形
孕23+周。FIESTA序列冠状位可见胎儿胸腰段轻度向右侧侧弯（白箭），L1椎体呈三角形改变（白箭头）

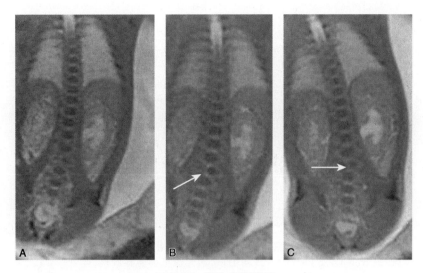

图 8-55　胎儿半椎畸形

孕 32 周。FIESTA 序列显示胎儿 L4 椎体不规则,左半椎体骨化中心显示清楚,右半椎体骨化中心未显示(白箭)

三、骶尾部畸胎瘤

胎儿骶尾部畸胎瘤(sacrococcygeal teratoma)发生在腹膜后,是最常见的胎儿先天性肿瘤之一。根据肿瘤的部位及肿瘤伸向腹腔内的程度,骶尾部畸胎瘤可分为 4 种类型。Ⅰ 型:肿瘤瘤体主要突于体腔外,仅小部分位于骶骨前方(图 8-56)。Ⅱ 型:肿瘤瘤体显著突于体腔外,但也明显向盆腔内生长、伸展(图 8-57)。Ⅲ 型:肿瘤瘤体突于体腔外,但肿瘤的主要部分位于盆腔和腹腔内(图 8-58)。Ⅳ 型:肿瘤仅位于骶骨前方,不向体腔外突出(图 8-59)。这类肿瘤可能是成熟的肿瘤或者是可恶变的未成熟肿瘤。可为囊性或实性,血供丰富。有时较大尺寸的畸胎瘤可能会有出血性改变,还会向骨盆内或者脊柱内扩张,或有可能被盆腔内相邻的骨骼遮盖而影响肿瘤的精确诊断和描述。超声检查和磁共振检查对肿瘤的测量结果很相似。磁共振对于盆内部分肿瘤的评估优于超声检查。此外,磁共振成像可以评估脊柱内的状况,这在超声检查中可能被掩盖。这个检查信息是非常重要的,因为这关系到胎儿出生后对手术方法的选择。胎儿磁共振成像在胎儿出生后手术方案的制定,分娩的方式和时机的选择等方面表现出很大的优势。

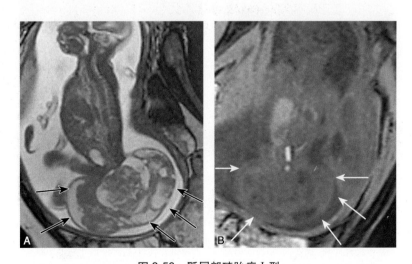

图 8-56　骶尾部畸胎瘤 Ⅰ 型

孕 22 周。FIESTA 序列(图 A,黑箭)及 LAVA 序列(图 B,白箭)示胎儿骶尾部后方(体外),见大小约 6.9cm×6.1cm×10.8cm 肿块,呈分叶状,边界清楚

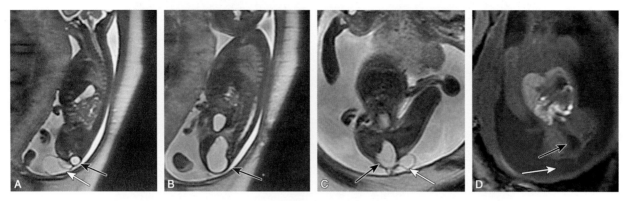

图 8-57　骶尾部畸胎瘤 Ⅱ 型

孕 26 周。SSFSE 序列（图 A、B、C）及 LAVA 序列（图 D）示胎儿骶尾部囊样肿块，体内部分（黑箭）大小约 2.0cm×
2.6cm×3.5cm，体外部分（白箭）约 1.7cm×2.2cm×3.0cm，呈分叶状，SSFSE 序列呈高信号，LAVA 序列呈低信号，可
见分隔，边界清楚，病变位于脊柱前缘

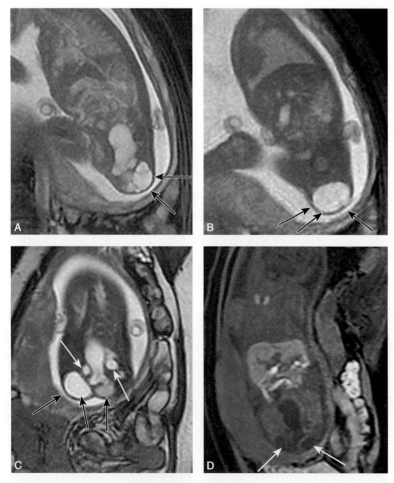

图 8-58　骶尾部畸胎瘤 Ⅲ 型

孕 27 周。FIESTA 序列矢状位（图 A、图 B）及冠状位（图 C）示胎儿骶尾部
见一囊实性肿块影（黑箭）向体外突出，以囊性为主，内见分隔，在臀部形
成一较大肿块，大小为 4.7cm×3.3cm×2.8cm。病灶大部分位于皮下，部分
延伸至盆腔内，达膀胱下方水平（图 C，白箭）。LAVA 序列（图 D）示肿块
低信号（白箭）

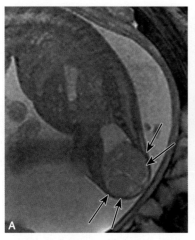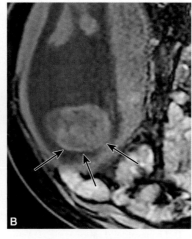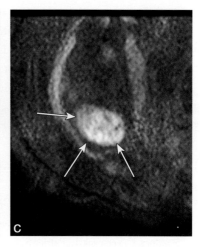

图 8-59　骶尾部畸胎瘤Ⅳ型

孕 27 周. 胎儿骶尾部见大小约 6.2cm×4.3cm×3.8cm 肿块,略呈分叶状,病灶有包膜,其内信号不均匀。FIESTA 序列示肿块等信号和高信号(图 A,黑箭),LAVA 序列示肿块等信号和低信号(图 B,黑箭),DWI 序列示肿块高信号和低信号(图 C,白箭)。病灶呈宽基底与尾部相连,向前方生长

小 结

　　MRI 有良好的软组织对比度,多参数、任意方位成像提供更多信息。容积成像能够直观地显示胎儿体表形态,对胎儿四肢异常诊断有重要的意义。以 GE1.5T 为例,3D-FIESTA 序列扫描胎儿全身,羊水量尚可的条件下,通过后处理重建,可直观显示胎儿的面部、四肢等结构。FIESTA 序列对孕晚期胎儿股骨显示较好;采用 special 压脂、负间隔扫描可用于对股骨测量;LAVA 序列扫描股骨呈低信号,也可对股骨形态有较好的显示。同样对于脊柱脊髓的显示,MRI 也有优势,对脊柱的显示通常是 FIESTA 序列矢状位,冠状位显示较直观;对于神经管发育异常,矢状位 FIESTA 压脂负间隔显示较好。随着磁共振快速成像技术的发展,磁敏感序列也逐渐应用在胎儿骨骼系统成像,2D-SWI 序列利用骨质结构中钙的强烈抗磁性引起组织之间相位变化将骨质结构从周围的软组织中勾画出来,能够直观显示脊柱椎体的形态,而对脊髓脊膜结构形态无法显示。FIESTA 压脂及 2D-SWI 两种序列结合起来,对骨性脊柱和脊髓脊膜先天发育畸形的产前诊断有较高价值。通过产前 MRI 诊断,临床医生可对胎儿四肢、脊柱脊髓畸形严重程度进行评估,有利于产前咨询、产前决策及手术治疗方案的选择。

(颜国辉　孔建春)

参 考 文 献

[1]　李胜利. 胎儿畸形产前超声诊断学. 北京:人民军医出版社,2012:593-594.

[2]　徐加英,张亦青,王晓莹. 胎儿复杂先天性心脏病超声分段诊断价值. 医学影像学杂志,2009,19:402-405.

[3]　刘洪国,超声诊断胎儿多指畸形 1 例. 医学影像学杂志,2009,19(4):784.

[4]　Alamo L,Anaye A,Rey j,et al. Detection of suspected placental invasion by MRI:do the results depend on observer'experience?. Eur J Radiol,2013,82(2):51-57.

[5]　Levine D,Barnes PD,Sher S,et al. Fetal fast MR imaging:reproducibility,technical quality,and conspicuity of anatomy. Radiology,1998,206(27):549-554.

[6]　Levine D,Smith AS,McKenzie C. Tips and tricks of fetal MR imaging. Radiol Clin North Am,2003,41(47):729-745.

[7]　Levine D,Barnes PD,Madsen JR,et al. Fetal CNSanomalies revealed on ultrafast MR imaging. Am J Roentgenol,1999,172(3):813-818.

[8]　Widjaja E,Whitby EH,Palet MNJ,et al. Normal fetal lumbar spine on postmortem MR imaging. American Journal of Neuroradiology,2006,27(3):553-559.

［9］Szpinda M，Baumgart M，Szpinda A，et al. New patterns of the growing L3 vertebra and its 3 ossification centers in human fetu-ses-a CT，digital and statistical study. Medical Science Monitor Basic Research，2013，19（11）：169.

［10］Simon EM. MRI of the fetal spine. Pediatric Radiology，2004，34（9）：712-719.

［11］Griffiths PD，Widjaja E，Paley MNJ，et al. Imaging the fetal spine using in utero MR：diagnostic accuracy and impact on man-agement. Pediatric Radiology，2006，36（9）：927-933.

［12］苗明明，林祥涛，刘树伟. 正常胎儿标本腰椎发育的磁共振研究. 中国临床解剖学杂志，2012，30（2）：185-188.

［13］杨林林，张忠和，高瑾. 20 周至 30 周胎儿脑沟发育标本与宫内 MRI 对照显示. 医学影像学杂志，2012，22（11）：1911-1914.

［14］梁莉，黄桂芳，黄贞，等. 羊膜带综合征相关畸形的相关因素、诊断及处理结果分析. 中国优生与遗传杂志，2013，（01）：37，82-83，135.

［15］吴青青，陈焰. 羊膜带综合征的研究进展. 中华妇产科杂志，2002，37（3）：187-188.

［16］Pedersen TK，Thomsen SG. Spontaneous resolution of amniotic bands. Ultrasound Obstet Gynecol，2001，18（6）：673-674.

［17］Sentilhes L，Verspyck E，Patrier S，Eurin D，Lechevallier J，Marpeau L. ［Amniotic band syndrome：pathogenesis，prenatal di-agnosis and neonatal management］. *J Gynecol Obstet Biol Reprod（Paris）*. 2003；32（8 Pt 1）：693-704.

［18］姜晶，王桂喜，王淑云，等. 羊膜带综合征致胎儿畸形 2 例分析. 中国误诊学杂志，2010，10（33）：8302-8303.

［19］Suzumura H，Kohno T，Nishimura G，et al. Prenatal diagnosis of hypochondrogenesis using fetal MRI：a case report. Pediatr Radiol，2002，32（5）：373-375.

［20］Orioli IM，Castilla EE，Barbosa-Neto JG. The birth prevalence rates for the skeletal dysplasias. J Med Genet，1986，23（4）：328-332.

［21］Coakley FV，Lopoo JB，Lu Y，et al. Normal and hypoplastic fetal lungs：volumetric assessment with prenatal single-shot rapid acquisition with relaxation enhancement MR imaging. Radiology，2000，216（11）：107-111.

［22］Jeanty P，Romero R，d'Alton M，et al. In utero sonographic detection of hand and foot deformities. J Ultrasound Med，1985，4（11）：595-601.

［23］Benacerraf BR，Gelman R，Frigoletto FD Jr. Sonographically estimated fetal weights：accuracy and limitation. Am J Obstet Gy-necol，1988，159（15）：1118-1121.

［24］Wagenvoort AM，Bekker MN，Go AT，et al. Ultrafast scan magnetic resonance in prenatal diagnosis. Fetal Diagn Ther，2000，15（6）：364-372.

［25］Martin WL，Ismail KM，Brace V，et al. Klippel-Trenaunay-Weber（KTW）syndrome：the use of in uteromagnetic resonance ima-ging（MRI）in a prospective diagnosis. Prenat Diagn，2001，21（4）：311-313.

［26］Rossi A，Cama A，Piatelli G，et al. Spinal dysraphism：MR imaging rationale. Journal of Neuroradiology，2004，31（1）：3-24.

［27］Kumar R，Singh SN. Spinal dysraphism：trends in northen India. Pediatric Neurosurgery，2003，38（3）：133-145.

［28］Naidich TP，Zimmerman RA，Mclone DG，et al. Congenital anomalies of the brain and spinal cord. In：At las SW，eds. Magnetic resonance imaging of the brain and spine. New York：Raven Press，1996：1265-1333.

［29］陈君蓉，肖家和. 椎管闭合不全综合征. 华西医学，2006，（01）：172-174.

［30］Pang D，Dias MS，Ahab-Barmada M. Split Cord malformation：Part：A unified theory of embryogenesis for double spinal cord malformation. Neurosurgery，1992，31（3）：451-480.

［31］高元贵. 磁共振成像诊断学. 北京：人民军医出版社，2004：356.

［32］梁洪磊，沈恒. 直视下脑脊（髓）膜膨出切除修补术 110 例临床分析. 新乡医学院学报，2000，17（6）：461-462.

［33］Zugazaga Cortazar. A，Martn Martinez. C，Duran Feliubadalo，C，et al. Magnetic resonance imaging in the prenatal diagnosis of neural tube defects Insights Imaging，2013，4（2）：225.

［34］Rufener Stephanie L，Ibrahim Mohannad，Raybaud Charles A，et al. Congenital spine and spinal cord malformations—pictorial review. American Journal of Roentgenology，2010，194（3 Suppl）：S26-37.

［35］Naidich TP，Mclone DG. Congenital pathology of the spine and spinal cord. In：Taveras JM，Ferrucci JT（eds）. Radiology. Philadephia：JB Lippincott，1986：1-23.

［36］Warder DE，Oakes WJ. Tethered cord syndrome：the low-lying and normal lyposit ioned conus. Neurosurgery，1994，34（4）：597.

［37］Brown E，Matthes JC，Bazan C III，et al. Prevalence of incidental intraspinal lipoma of the lumbosacral spine as determined by MRI. *Spine*，1994，19（7）：833-836.

［38］ GuiffrèR. Intradural spinal lipomas：review of the literature（99cases）and report of an additional case. *Acta Neurochir*（Wien），1966，14（1）：69-95.

［39］ Miller A，Guille JT，Bow en JR，et al. Evaluation and treatment of diast ematomyelia. J Bone joint Surg，1993，75（9）：1308-1317.

［40］ Scotti G，Harwood-Nash DC. Congenital thoracic dermal sinus：diagnosis by computer assisted metrizamide myelography. J Comput Assist Tomogr，1980，4（5）：675-677.

［41］ Barkovich AJ，Edwards MSB，Cogen PH. MR evaluation of spinal dermal sinus tracts in children. AJNR Am J Neuroradiol，1991，12：123-129.

［42］ Elton S，Oakes WJ. Dermal sinus tracts of the spine. Neurosurg Focus 2001；10（1）：e4.

［43］ Tortori-Donati P，Rossi A，Cama A. Spinal dysraphism：a review of neuroradiological features with embryological correlations and proposal for a new classification. Neuroradiology，2000，42（7）：471-491.

［44］ 陈佩文，陈欣林，杨小红，等.尾部退化综合征产前超声诊断并文献复习.中华医学超声杂志(电子版)，2011，8（07）：1535-1542.

［45］ 张迎华，王光彬，马玉香，等.超声与磁共振成像诊断胎儿脊柱与脊髓发育异常的对照研究.中华妇产科杂志，2010，45（3）：174-178.

第 9 章

多胎妊娠 MRI

　　一次妊娠宫腔内同时有两个或者两个以上胎儿时称为多胎妊娠（multiple pregnancy），以双胎妊娠（twin pregnancy）多见。多胎妊娠易发生胎儿发育异常，单绒毛膜双胎还可能合并双胎输血综合征、选择性生长受限等特殊并发症，故多胎妊娠属于高危妊娠范畴，且多胎妊娠的产前影像学检查是不可或缺的。

　　多胎妊娠磁共振成像的特点及成像技术同单胎妊娠一样，多胎妊娠磁共振成像可以弥补超声对多胎胎儿不能完全显示的不足。当对多胎进行 MR 扫描时，留意每个胎儿的各个部位是特别重要的，故扫描、观察影像的 FOV 应适当比单胎妊娠扫描大一些。然而，磁共振成像对独特的多胎妊娠也有一定的适应证，在这章，我们将主要讨论双胎妊娠的磁共振成像，这些理论同样适用于多胎妊娠。

第一节　双胎妊娠的概论

一、双胎妊娠发生率

　　双胎在所有妊娠中发生率约占 1%，近年来，随着促排卵药物及辅助生殖技术广泛开展，多胎妊娠发生率明显增高。双胎妊娠主要的并发症是早产，它的发生率在 54%（相对而言，单胎只有 10%）。由于短的宫颈是早产的预兆，所以当进行 MR 检查时应特别注意观察宫颈结构及宫颈管长度（图 9-1，详见第 11章）。双胎妊娠胎儿生长受限（图 9-2）和胎儿发育异常（图 9-3）的风险要高于单胎妊娠。尽管一致认为，单绒毛膜双胎通常从遗传学上说遗传基因是完全相同的，但当双胎存在发育异常时，在双胎上的畸形是不完全一致的（图 9-4）。

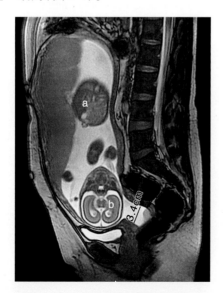

图 9-1　孕 21 周，双胎妊娠宫颈管扩张
宫颈管扩张最宽处约为 3.4cm

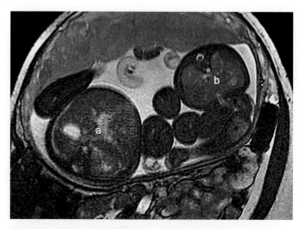

图 9-2　孕 32 周，双羊膜腔单绒毛膜双胎发育不协调
宫体横断位 T_2WI 示双胎 a 孩腹围比 b 孩腹围大

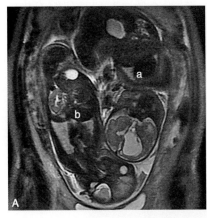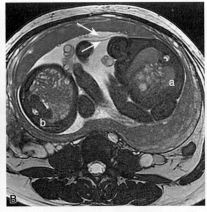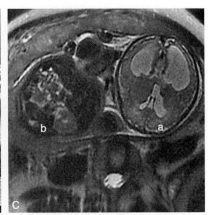

图 9-3 孕 33 周,双绒毛膜双羊膜腔双胎发育不一致,伴一胎儿脑积水

母体宫体冠状位、横轴位 T₂WI(图 A、B、C)示位于母体宫腔左侧胎儿(a)较右侧胎儿(b)大,左侧胎儿(a)双侧侧脑室明显增宽、脑积水。图 B 示呈平行状的双层羊毛膜(白箭)

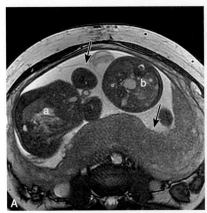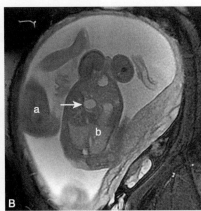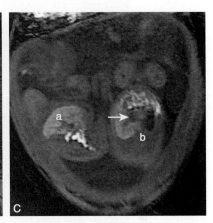

图 9-4 孕 20 周,单绒毛膜双羊膜腔双胎发育不一致,伴一胎儿先天性胆总管扩张

A. 母体宫体横轴位示单一的胎盘及增厚的单层羊膜(黑箭);宫体冠状位 T₂WI(图 B)及冠状位 T₁WI(图 C)示双胎 b 孩扩张的胆总管(白箭)

　　当双胎共享一个胎盘时,除了前面提及的并发症之外,还存在双胎输血综合征的风险。越迟分裂成双胎的,越有可能发生先天性畸形,单绒毛膜双胎有更高的先天性畸形发生率。单绒毛膜双胎除了有上述高的先天性畸形发病率,脐带缠绕的可能性也较高。因此,在妊娠期进行绒毛膜性判断非常重要。

二、羊膜性和绒毛膜性

　　双卵双胎(dizygotic twin)由两个卵子分别受精形成两个受精卵,约占所有双胎妊娠的 2/3,双卵双胎的发生率与孕妇年龄、种族、产次、卵巢过度刺激或体外授精有关。两个卵子分别受精形成两个受精卵,各自的遗传基因不完全相同,故形成的两个胎儿有所区别,如血型、性别等。双卵双胎胎盘多为分离的两个,也可以融合成一个,但胎盘内血流循环各自独立,且胎盘胎儿面见两个羊膜腔,中间隔有两层羊膜、两层绒毛膜。

　　单卵双胎(monozygotic twin)由一个卵子受精后分裂形成两个胎儿,约占所有双胎的 1/3。单卵双胎的遗传基因完全相同,受精卵在早期发育阶段发生分裂的时间不同,可形成 4 种类型:双羊膜囊双绒毛膜单卵双胎、双羊膜囊单绒毛膜单卵双胎、单羊膜囊单绒毛膜单卵双胎、联体双胎。在所有的双胎中,单羊膜囊单绒毛膜单卵双胎约占 1%,双羊膜囊单绒毛膜双胎约占单卵双胎的 2/3。

　　超声可典型地展现双胎的羊膜性和绒毛膜性,磁共振对羊膜性和绒毛膜性的判断也起着重要作用。在 MR 影像上,两个独立的胎盘(图 9-5)、不同的胎儿性别及厚的分开的羊膜证明是双绒毛膜妊娠。通常,双绒毛膜双胎胎盘在宫内相互毗邻,表现为单独的胎盘(图 9-6),虽然叫做"融合胎盘",但是他们不共享血管。在这种情况下,"双峰征"有助于对双绒毛膜双胎的诊断(图 9-7)。在 MR 影像上,有时显示双胎薄的羊膜是非常困难的(图 9-8),与超声一样,孕晚期羊膜囊厚度的评价受胎儿大小和双胎间绒毛膜逐渐变薄的限制。

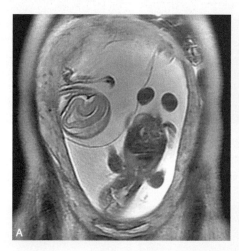
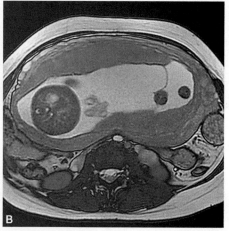

图 9-5　孕 23 周,双羊膜腔双绒毛膜双胎
母体子宫冠状位(图 A)及横断位(图 B)T₂WI 示前壁胎盘及后壁胎盘两个,可见厚的分隔开来的绒毛膜

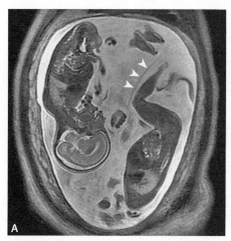
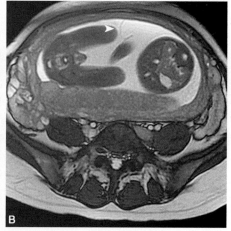

图 9-6　孕 22 周,双羊膜腔双绒毛膜双胎"融合胎盘"
母体子宫冠状位(图 A)、横轴位(图 B)T₂WI 示分隔开来的羊膜囊分隔(箭头),仅有一个单独的胎盘位于子宫后壁,羊膜囊分隔的厚度证明是双绒毛膜双胎。在这个病例上折叠的绒毛膜是正常的现象

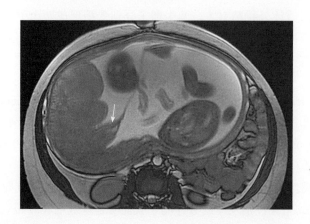

图 9-7　孕 21 周,双绒毛膜双胎的双峰征
宫体横断 T₂WI 显示双胎胎盘双峰征(白箭)

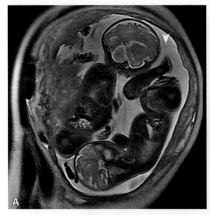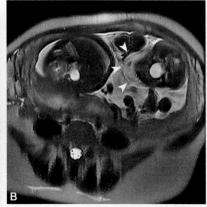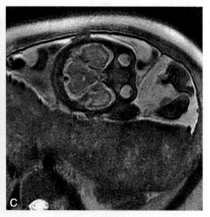

图 9-8 孕 30 周,双羊膜腔单绒毛膜双胎

母体宫体斜冠状位(图 A)和横断位(图 B、图 C)T₂WI,薄的羊毛膜在图 A 上很难形象化,在图 B、图 C 上胎儿运动引起的羊水波动伪影的衬托下,可见羊毛膜贯穿整个子宫(白箭头)

第二节 双胎妊娠的并发症

一、双胎常见并发症

(一) 双胎之一死亡

在孕早期双胎中一胎死亡较常见,有报道表明,有 21% 的双胎,其妊娠早期超声证实为双胎,随后双胎之一消失。如果发生在妊娠早期,一胎灭亡一般对这次妊娠没有影响。双胎之一死亡很少发生在单绒毛膜双胎中。在 MR 影像上,一个空囊或者一个小的胎儿可能被认为是双胎之一死亡(图 9-9)。妊娠中晚期,如果双胎之一死亡(图 9-10),存在双胎发生畸形的风险增加,例如"双胎栓塞综合征"等。

(二) 双胎生长不协调

双胎生长不协调可发生在所有类型的双胎中。当胎儿估测体重差异≥20% 或者腹围差 20mm 时,常规超声检查可诊断。有研究表明,当生长差异≥10% 时,较小的那个胎儿有死胎和出生后死亡的风险;当差异≥20%,双胎都会有死亡的风险。小胎龄的、生长不协调的双胎有最高的风险。虽然磁共振成像还没被接受作为一种评估胎儿体重的方式,但是在磁共振图像上,胎儿尺寸上显而易见的差异是可明显看出的(图 9-2)。同时,在妊娠晚期,皮下脂肪含量存在较大差异时,MR 影像可较直观地观察到。

(三) 贴附儿

当双胎其中一个羊膜囊严重的羊水过少,而其孪生双胎是正常或羊水增多,这有可能是"贴附儿"的现象。这常发生在恶化的双胎输血综合征的单绒毛膜双胎中,有时也可发生在双胎之一合并双肾畸形或者其他任何可导致严重羊水过少的疾病中(图 9-11)。羊水少或没有羊水的双胎之一将与子宫壁紧密相贴。继发于紧密相连的"贴附儿",双胎间的羊膜囊显示困难。

二、双羊膜腔单绒毛膜双胎的并发症

当双胎是单绒毛膜时,绝大多数在胎盘水平有血管的吻合,他们可能是动脉-动脉的、静脉-静脉的或者动脉-静脉的吻合。

(一) 双胎输血综合征(twin to twin transfusion syndrome,TTTS)

TTTS 是发生在双羊膜囊单绒毛膜单卵双胎的一种严重并发症。通过胎盘间的深部动-静脉吻合支,血流从动脉向静脉单向分流,使一个胎儿变成供血胎儿,另外一个成为受血胎儿。TTTS 可导致供血儿贫血、血容量减少,致使发育迟缓,肾灌注不足,羊水过少,甚至因营养不良而死亡;受血儿则血容量多,动脉压增加,各器官体积增大,胎儿体重增加,可发生充血性心力衰竭、胎儿水肿、羊水过多。正常的胎盘表面血管结构是动脉-静脉相伴而行。当存在静脉-静脉吻合时,在胎盘表面供血动脉和回流静脉将不成对,这

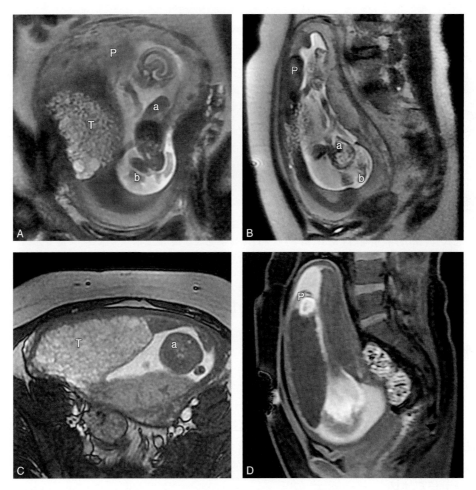

图 9-9　孕 16 周,双胎之一死亡,合并葡萄胎

宫体冠状位(图 A)、矢状位(图 B)T_2WI 可见正常胎儿(a)下方近宫颈处有一等信号影,为双胎之一死亡的小的胎儿(b);宫腔右前侧一大的肿块(T)在 T_2WI 上呈多发囊泡影及蜂窝样改变(图 A~图 C)。宫体矢状位 T_1WI(图 D)显示宫腔肿块呈等低信号为主,其内及胎盘边缘部分可见高信号,考虑葡萄胎并胎盘变性、出血。注:P. 胎盘;T. 肿块

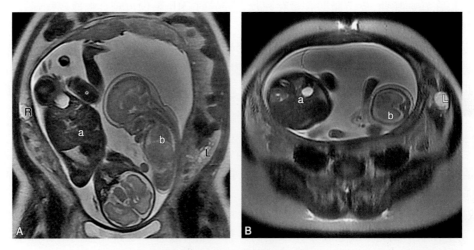

图 9-10　孕 30+周,双胎之一死亡

宫体冠状位(图 A)、横断位(图 B)T_2WI,可见 b 孩死亡、水肿、胸腹腔积液。伴有双侧卵巢囊性增大(L、R)

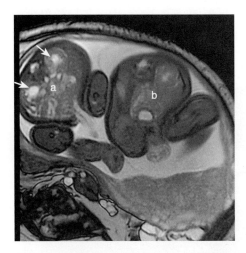

图 9-11　孕 32 + 周,双羊膜腔单绒毛膜双胎,一胎"贴附儿"

宫体横断位 T_2WI 显示双胎 a 孩与右侧宫体紧密"黏附"。图示扩张的肾盂(白箭),轻度肾盂积水

发生在 20% 以上的单绒毛膜双胎。

双羊膜囊单绒毛膜单卵双胎,两个胎儿体重相差 ≥20%、血红蛋白相差 >5g/L,提示双胎输血综合征。TTTS 导致不平等共享的血液,故发生双胎之一死亡的概率非常高(图 9-12)。即使双胎之一在宫内没有死亡,单绒毛膜双胎存在脑白质坏死及大脑麻痹相关的风险。一项对出生 3d 内做超声检查的早产双胎的研究,12/14(86%)的单绒毛膜双胎新生儿和 2/61(3.3%)的双绒毛膜双胎新生儿发现脑白质坏死。有学者发现,脑白质坏死、羊水过多、脑积水、胎盘血管吻合、双胎之一宫内死亡等情况的发生率,单绒毛膜双胎高于双绒毛膜双胎,这些病变既可发生在两者都存活的双胎,也可发生在一者宫内死亡的双胎。虽然空洞病变出现在开始侵犯后的 2 周到更多周后以及大脑萎缩发生在出生后数周,但是在宫内时胎儿神经组织就开始发生病理性改变。假设这一发现是成立的,单绒毛膜胎盘内血管吻合涉及局部缺血的发生。对 TTTS 的择期治疗包括早产(妊娠后期)、行羊膜穿刺、胎盘沟通血管的

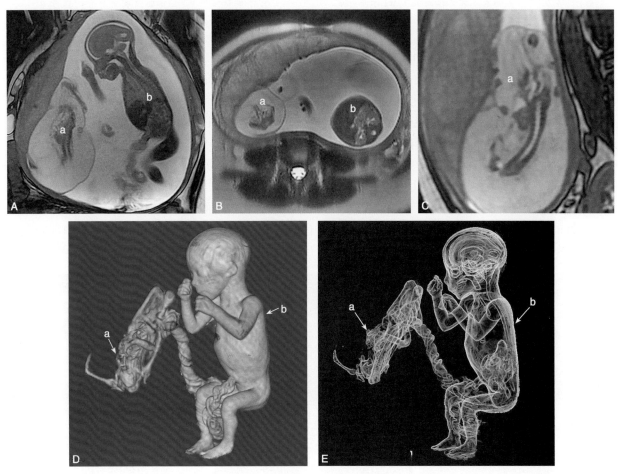

图 9-12　孕 23 周,伴"贴附儿"的 TTTS

宫体冠状位(图 A)、横断位(图 B)、矢状位(图 C)T_2WI 显示双羊膜囊分隔、单一胎盘,a 孩羊水过少,b 孩羊水过多。死亡胎儿 a 无心、无脑、胸腹腔内积液伴内脏、骨骼发育异常。D、E. 三维重建图像可明显对比双胎间的体积以及外表,另可见 b 孩脐带与 a 孩脐带及胎盘关系紧密。超声检查提示胎盘血流流向死亡胎儿。临床诊断为双胎输血综合征中的反向动脉灌流(TRAP)后,行射频消融减胎术

射频消融(图9-13)。最近发布的报道提出,经过治疗后可提高生存率、降低发病率,内镜指导的射频消融治疗正变得日益普及。在这种情况下,在干预之前或之后,胎儿磁成像能被利用于检查脑实质病变,MRI胎盘血管的定位也有可能有助于治疗计划(图9-14)。

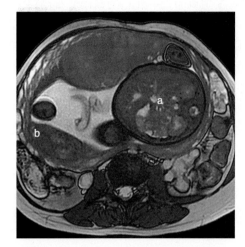

图9-13 孕36周,TTTS射频减胎术后
妊娠21+周时,超声诊断TTTS以及b孩四肢短小畸形,于孕22周行减胎术。宫体横断位 T₂WI 示单一肥厚的胎盘,以及射频减胎术后b孩紧贴于子宫右后壁

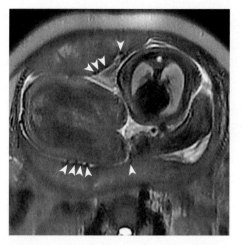

图9-14 孕20周,双羊膜腔单绒毛膜双胎的血管定位
宫体横断位 T₂WI 显示胎盘表面血管的信号空洞(箭头)

(二)双胎"栓塞"综合征(twins "embolism" syndrome)

当单绒毛膜双胎之一死亡时,胎盘血管区域经常受到存活双胎的灌注而突变。由此导致的低压和贫血能导致小头畸形、多囊胞性脑软化症、脑发育不全性脑积水、截肢、肠道闭锁及皮肤再生不良。以前这些后遗症被认为是由于微栓子导致,但是最新的理论表明血容量减少是主要病因。胎儿 MRI 可有助于评价来源于双胎栓塞综合征的脑损伤的存在,这在超声上可能是隐性的(图9-15、图9-16)。

然而,如前所述,在存活的双胎中,空洞性的脑白质病变和脑萎缩发生在急性坏死期之后的2周及更多周。因而双胎之一死亡之后,MRI 及超声检查是阴性的,直到至少2周后才能观察到脑组织存在病变的阳性征象。对于现有的成像手段而言,单个的缺血性病变可能是太小,而不能被现有产前影像学所准确诊断。急性的双胎之一死亡后,由于影像表现滞后于潜在的病理学损伤改变,故在评估存活双胎脑部病变方面,产前影像有待进一步研究。然而,在这种情况下,出现严重脑组织损伤的共识是重要的,由于胎儿预后

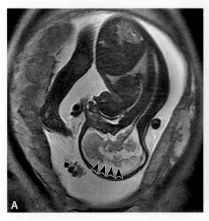 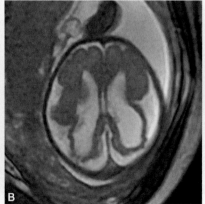 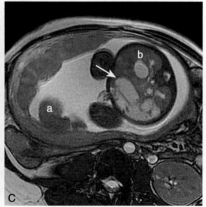

图9-15 孕32周,双胎"栓塞"综合征
母体宫体冠状位(图A)、胎儿颅脑横断位(图B)、母体横断位(图C)T₂WI 显示存活胎儿 b 的两侧顶枕叶皮质变薄(黑箭头)、两侧侧脑室略不规则,十二指肠、小肠明显扩张(白箭)。a孩于孕30周时死亡,即a孩死亡2周后,进行了胎儿 MR 检查

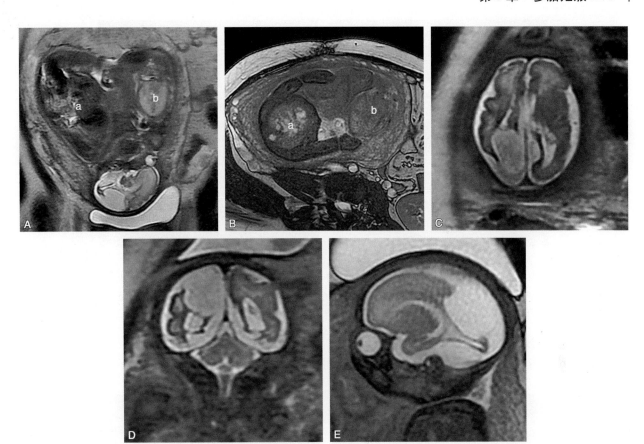

图 9-16　孕 30+周,双胎"栓塞"综合征伴羊水过少

孕 27 周时,自觉胎动减少,超声和胎心监护确认 b 孩死亡。子宫冠状位(图 A)、横断位(图 B)T₂WI 显示两个胎儿的躯干,在图像的左侧较小的躯体是死亡的胎儿(b),呈类软组织信号特性。存活胎儿 a 颅脑横断位(图 C)、冠状位(图 D)和矢状位(图 E)T₂WI 显示侧脑室稍增宽,右侧顶枕叶见囊性异常信号灶,周围区域的脑实质萎缩变薄伴脑组织内信号异常,与脑外间隙相通,考虑脑组织软化灶伴脑穿通畸形形成

不良,以便对患者适当地忠告及适当地计划、管理分娩。

(三) 无心双胎(acardiac twin)

无心双胎(图 9-17)在单绒毛膜双胎中发生率 1%,且在新生儿总的发病率为 1/35 000。尽管脐带的动脉-动脉的吻合允许无心双胎在宫内生长,这必须有静脉-静脉的吻合来完成血液的循环。在无心双胎中,由远端腹主动脉及髂动脉供血的结构是最发达的。上躯干和头部是低血流量灌注的,因此要么不发育,要么很小,血流从正常胎儿逆流到不正常的胎儿。无心双胎超声特征性表现:缺少正常的、清晰的、搏动的心脏,在脐动脉内见反向流动供应无心胎儿的血流,伴脐静脉由无心胎儿流出且脐动脉流向无心胎儿。如果未经治疗,在 55% 的病例中,可能导致心脏衰竭且正常的胎儿死亡。由于妊娠晚期随着无心胎儿变大的心脏负荷增加,导致最终死亡。现有的治疗方法包括对无心胎儿腹部血管的射频消融术或者无心胎儿脐带的结扎或凝结术。由于供血胎儿已经供应胎盘所有的循环,那就没有双胎栓塞的风险。

三、单羊膜囊单绒毛膜双胎的并发症

(一) 单羊膜囊单绒毛膜双胎的并发症

单绒毛膜双胎可有双绒毛膜双胎所有的并发症,包括 TTTS。由于双胎间生长不协调,故经常伴双胎共享的羊膜囊内羊水过多。对非连体的单绒毛膜双胎,脐带缠绕经常发生,可导致宫内死亡。为此,单绒毛双胎通常选择性地在 32 周分娩。

(二) 连体双胎(conjoined twins)

连体双胎新生儿发生率在 1/50 000,这种类型的双胎发生在分裂发生 13d 之后及受精第 3 周之前。

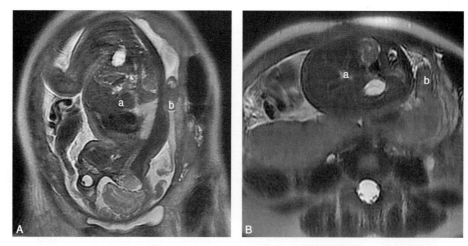

图 9-17　孕 33 周,单卵双胎,双胎动脉反向灌注综合征伴一胎无心无脑畸形

母体子宫冠状位(图 A)、横断位(图 B)T₂WI 显示一无心无脑畸形胎儿(b 孩),贴近左侧宫壁呈等高信号影。孕 3+个月超声提示单卵双胎,其一未见心搏。孕 33+周时,因瘢痕子宫行剖宫产术

融合的位置和程度千变万化。先天性畸形是普遍的,通常是从融合的部位分离开来。产前磁共振影像大的观察视野,使病人和外科医生对复杂解剖得到更好的了解(图 9-18)。

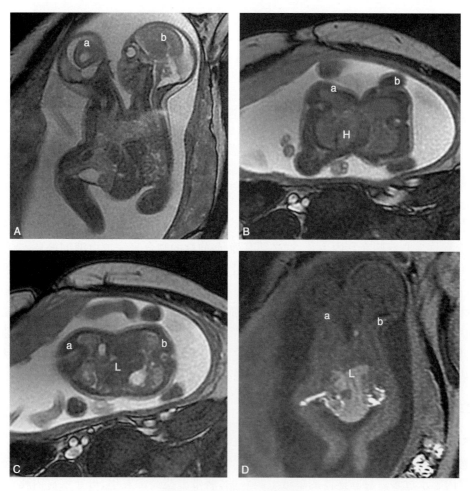

图 9-18　孕 22 周,连体双胎

子宫斜冠状位(图 A)、横断位(图 B、图 C)T₂WI 及斜冠状位 T₁WI(图 D)显示双胎胸廓及腹部相连,共用一个心脏伴单心房、单心室畸形(H),单个融合的肝脏(L),图 D 可见两套高信号肠管影

小　结

　　概括起来,磁共振影像在诊断大多数多胎妊娠中起到有限的作用,与单胎一样,它可用于评估畸形。TTTS 案例中,在分娩前可评估脑部损伤,尤其在单绒毛膜双胎之一死亡的病例中。对连体双胎来说,磁共振对外科手术和病人对解剖复杂性的理解非常有帮助。

附:

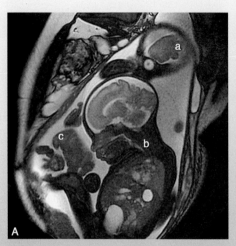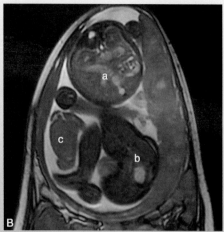

附图　三羊膜囊单绒毛膜三胎(孕 32+周)

子宫斜矢状位(图 A)、斜冠状位(图 B)T₂WI 可见分隔的羊膜囊,单一的胎盘,三胎之一死亡(c 孩)。临床因妊娠晚期一孩死亡、超声无法完全评估存活胎儿是否存在异常,故行 MR 检查

（郑伟增　张小飞）

参 考 文 献

［1］ Deborah Levine. Atlas of fetal MRI. Boca raton：taylor & francis Group,LLC,2005.

［2］ 谢幸,苟文丽. 妇产科学. 北京：人民卫生出版社,2013.

［3］ 李胜利,罗国阳. 胎儿畸形产前超声诊断学. 第 2 版. 北京：科学出版社,2017.

［4］ Mahalingam S,Dighe M. Imaging concerns unique to twin pregnancy. Curr probl diagn radiol,2014,43(6)：317-330.

［5］ Jatzko B,Rittenschober J. Cerebral Lesions at fetal magnetic resonance imaging and neurologic outcome After Single fetal death in monochorionic Twins. Twin Res Hum Genet,2015,18(5)：606-612.

［6］ Maria A. Calvo-garcia. Guidelines for scanning twins and triplets with US and MRI. Pediatric radiology,2016,46(2)：155-166.

第 10 章

胎儿产前 MRI 与胎儿手术

在过去的数十年里,随着医学科技的发展,越来越多的先天性畸形已适合开展产前治疗。胎儿产前手术是一个新兴的和迅速发展的专业,同时又是一项对母体有相当大风险的技术。孕期子宫开放性手术和腹腔镜手术的并发症较多,均包括早产和羊水漏等严重并发症。最近,虽然随着内镜技术的发展,并发症诸如早产和羊水漏的发生率和危险性大大降低,但术后绒毛膜羊膜分离仍然尚未解决,脐带或胎儿的四肢可能会因病理性羊膜束带缠绕或束缚而导致相关畸形或疾病。

以往由于胎儿产前手术的风险较大,胎儿产前手术仅限于一些必须纠正的致命性畸形。随着科学技术的进步,越来越安全的、微创的新技术不断出现,一些非致命性、可逆性疾病(如脊髓脊膜膨出)现在也可通过胎儿产前手术进行纠正,但是这类疾病是否必须行产前手术尚存在一些争议。目前,胎儿手术常见指征包括危及生命的异常,如先天性膈疝、肺囊腺瘤样畸形、骶尾部畸胎瘤、双胎输血综合征、上呼吸道梗阻。脊髓脊膜膨出是目前少数非致命性产前干预指征,但对于此指征也存有争议。

超声仍然是胎儿产前手术评估的主要手段。然而,其缺点如软组织间声学对比差、扫描视野小有时会产生各类不确定的后果。特别是在准备实施胎儿手术的情况下,单纯根据超声检查来选择治疗方式是不可靠的,因为实施此种高风险性手术术前必须要有极高确定性的诊断作为前提。其他辅助性检查技术,比如胎儿 MRI 就有很大的必要性。一项由加利福尼亚(旧金山)大学进行的研究指出:胎儿产前 MRI 诊断直接影响或改变了超声检出的 16% 的复杂胎儿畸形的治疗方式。胎儿术前 MRI 目前仍在发展中,国内开展相对较少。本章重点论述的是产前 MRI 对胎儿术前计划有重要作用的病例。

一、上呼吸道梗阻

(一) 颈部肿物

上气道的先天性梗阻通常是由颈部较大肿块引起的外源性压迫,常为淋巴管瘤或畸胎瘤。在这些情况下,产前 MRI 是一种有用的辅助手段,它可以评估肿瘤的大小、面部受累情况、肿块与气管的关系(图 10-1)。虽然淋巴管瘤和畸胎瘤均表现为囊性或实性,如果肿块以实性成分为主,或囊性肿瘤内可见实性结节,则倾向于畸胎瘤的诊断。肿瘤胸内延伸有利于淋巴管瘤的诊断。淋巴瘤往往合并有全身水肿,可能是由于颈部血管受压所致。

(二) 先天性高位气道阻塞综合征(congenital high airway obstruction syndrome,CHAOS)

先天性高位气道阻塞综合征是一类罕见的发生于喉或气管阻塞而导致的一类疾病。上气道梗阻可导致支气管分泌液潴留,从而引起双肺体积增大。双肺肿胀、膈肌反向更导致静脉回流障碍、全身水肿。此种一系列互为因果关系的特征性影像包括:膈肌水平或反向,梗阻水平下方气道扩张、积液,水肿或腹水。外科治疗前,胎儿产前 MRI 有助于对 CHAOS 的诊断。

(三) 子宫外产时手术步骤

子宫外产时手术(ex utero intrapartum treatment,EXIT)最初作为一种气道通气技术运用在严重的先天性膈疝患儿的外科手术中,以此来纠正暂时性支气管阻塞。事实证明,它也可以用于纠正其他原因导致的气道阻塞,比如颈部肿块和 CHAOS(图 10-2)。EXIT 手术步骤包括胎儿的母体子宫胎盘支持,以此来提供外科手术窗口期,术者可以在窗口期内实施可控性手术,如气管切开术或颈部阻塞肿块切除术。术中通过母体吸入的方式来松弛子宫肌张力,持续的羊膜腔内灌注可以维持宫腔内容量、胎盘子宫气体交换和血流

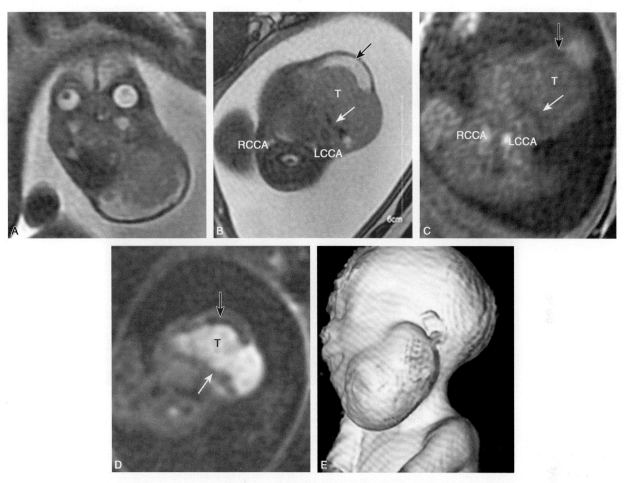

图 10-1　孕 29 周,胎儿下颌畸胎瘤

A、B. 冠状位、横断位 T₂WI 显示左下颌囊实性分叶状软组织肿块,肿块明显向外膨出,向内突向口咽,口咽部明显受压(白箭),部分下牙槽骨显示不清(黑箭),气管、食管显示欠清;C、D. 横断位 DWI 可清楚显示肿瘤轮廓及双侧颈总动脉的关系;E. 为胎儿出生前三维重建图像,可直观显示肿瘤轮廓及位置。口咽部气管、食管及血管的评估对分娩期子宫外产时治疗过程很重要。(T)肿瘤;(RCCA)右侧颈总动脉;(LCCA)左侧颈总动脉

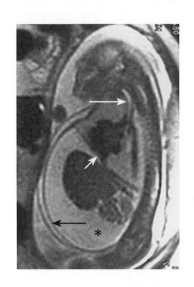

图 10-2　孕 25 周,胎儿先天性高位气道阻塞综合征

产前超声检查发现:肺组织肿胀伴膈肌反向和水肿,尽管没有合并气道扩张,仍考虑为先天性高位气道阻塞综合征胎儿。斜矢状位胎儿躯体 4mm 层厚扫描 T₂WI 证实膈肌反向(短白箭),较多的腹水(＊),明显的水肿(黑箭),充满液体的盲端上气道(长白箭)。这些均为 CHAOS 的特征性表现。此胎儿随后行宫内肿块切除术并成功分娩

长达 1 小时,由此,高危险的手术过程即转变成为可控的分娩期气道手术。

二、胸部异常

(一) 先天性肺囊腺瘤样畸形(congenital cystic adenomatoid malformation,CCAM)

CCAM 由增生的末端细支气管组成。典型的此种病灶由肺动脉供血,并可能与肺支气管树或胃肠道相通。MRI 图像中典型的 CCAM 表现为肺内 T_2WI 高信号肿块(图 10-3)。大囊肿型 CCAM 表现为肺内不连续的 T_2WI 高信号囊肿,而微囊型(由多发微小囊性灶构成)虽不像液体样高信号,但较邻近正常肺组织信号仍偏高,详见第 6 章胎儿胸部发育异常的 MRI 诊断。

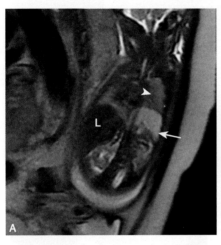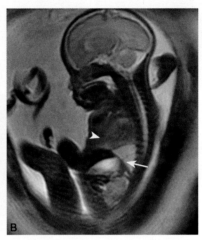

图 10-3　孕 29 周,胎儿先天性肺囊腺瘤样畸形
A、B. 冠状位及矢状位 T_2WI 显示左肺下叶可见一高信号病灶(白箭),与正常肺组织(白箭头)的低信号呈明显对比。(L)肝

产前发现的 CCAM,尤其是微囊型 CCAM,出现压迫食管、腔静脉和肺组织导致羊水偏多或水肿时应当密切随访。羊水过多或水肿进展是未成熟胎儿实施产前切除的指征。MRI 扫描范围较大,可以用于术前定位 CCAM。

(二) 先天性膈疝(congenital diaphragmatic hernia,CDH)

先天性膈疝是由于膈肌发育缺陷导致腹腔内容物疝入胸腔内所致。孤立性 CDH 的发病率和病死率取决于继发于机械性压迫导致的肺发育不良程度。在一些有选择性的暂时性气道梗阻手术中,内镜而非胎儿开胸手术有一定的优点。气道梗阻时由于保留了气道分泌液,可以促进肺的发育。

产前 MRI 对于 CDH 的评估有多重作用。产前 MRI 可于手术前明确 CDH 的诊断,而超声诊断往往不准确。产前 MRI 同样可以发现与手术相冲突的任何相关的结构性畸形。MRI 对软组织的高分辨率有助于左侧 CDH 时评估肝组织的位置,而超声不敏感。超声检查中肺和肝均为相似的中等回声。对比之下,MRI 肺 T_1WI 为低信号,T_2WI 为中-高信号,而肝 T_1WI 为高信号,T_2WI 为低信号(图 10-4、图 10-5)。

肝位置的确定至关重要,因为"肝上型"CDH 和"肝下型"CDH 病死率分别为 57% 和 7%。考虑到"肝下型"CDH 的良好预后,因此"肝下型"CDH 胎儿不考虑实施产前手术。MRI 还可直接测量 CDH 中的肺体积(图 10-6),而超声则要依靠肺/头比来间接测量肺体积。MRI 还可监测胎儿术后肺组织的生长情况。

三、腹盆部疾病

骶尾部畸胎瘤

骶尾部畸胎瘤是最常见的新生儿肿瘤。尽管新生儿骶尾部畸胎瘤预后良好,较大的骶尾部畸胎瘤可造成高输出型心力衰竭导致胎儿水肿和死亡。因此,胚胎期干预比如羊水抽吸、囊液抽吸和外科切除术已经在一些未成熟胎儿合并较大的骶尾部畸胎瘤的病例中尝试。

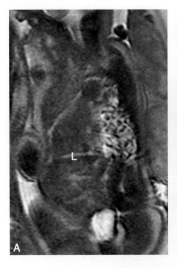
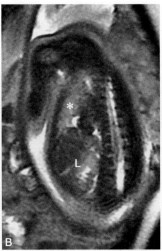
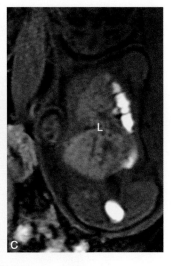

图 10-4　孕 33 周,胎儿"肝上型"CDH

A. 斜冠状位 T_2WI 显示肝(L)左肝疝入胸腔;B. 斜矢状位 T_2WI 肝较低的 T_2 信号和肺(*)较高的 T_2 信号形成对比;C. 斜冠状位 T_1WI 扫描示:肝(L)左叶及结肠向上疝入胸腔。T_1WI 能清晰显示肝脏轮廓

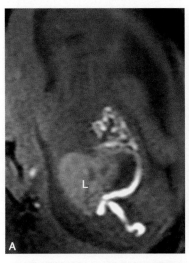
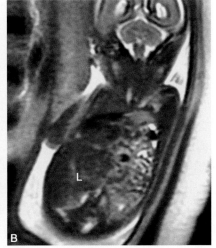

图 10-5　孕 25 周,胎儿"肝下型"CDH

A. 冠状位 T_1WI 显示肝(L)T_1WI 为高信号,完全位于腹腔内,高信号肠管疝入左侧胸腔;B. 相应的冠状位 T_2WI 显示肝(L)T_2WI 低信号的,完全位于腹腔内

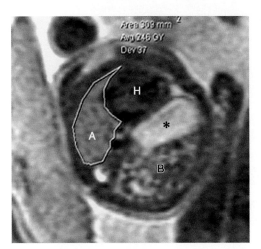

图 10-6　孕 26 周,胎儿左侧 CDH。T_2WI,4mm 层厚扫描示肺体积测量原理

勾勒右肺轮廓后计算右肺(A)横断面面积。心脏(H)、疝入的胃(*)和疝入的肠管(B)在此层面可同时显示。此层面肺体积是该层面面积乘以扫描厚度。所有层面的体积相加即为肺的总体积

产前 MRI 在诊断骶尾部畸胎瘤和肿瘤在盆腔内所占比例有很大优势(图 10-7)。肿瘤盆腔内所占比例越大,手术中盆腔及会阴部的血管破坏也越大,与治疗相关的风险也就越高。MRI 同样也可以用来评估肿瘤大小对治疗的反应。

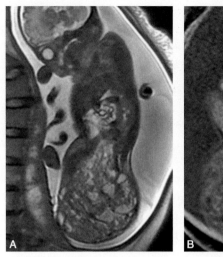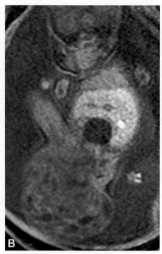

图 10-7　孕 25 周,胎儿骶尾部畸胎瘤

A、B. 矢状位 T$_2$WI 和冠状位 T$_1$WI 显示胎儿骶尾部下方可见一巨大的囊实性分叶状肿块,其内信号混杂

四、神经系统异常

脊髓脊膜膨出(meningomyelocele)

脊髓脊膜膨出(图 10-8)对于胎儿来讲并非是致命性疾病,动物实验证实产前实施手术干预对膨出的脊髓脊膜进行闭合能起到治疗性作用。在绵羊胚胎模型中,暴露于羊水的脊髓神经功能受到缺损,而宫内将肌皮瓣覆盖于暴露的脊髓后,神经系统症状可改善,提示羊水或子宫壁的接触可对暴露的脊髓产生损伤。人类脊髓脊膜膨出于产前闭合也被证明能改善脑疝症状。在随后对胎羊模型的研究表明,脊髓脊膜膨出的小脑脑疝是由于脑脊液经暴露的中央管漏出导致的脑脊液流体力学改变而引起的。胎儿出生前对脊髓脊膜膨出进行闭合可改善脑疝症状。尽管这些结果令人鼓舞,脊髓脊膜膨出胎儿手术的适当性仍有争议。因为脊髓脊膜膨出是一种非致命性的异常,具有明确疗效的临床试验证据还没有得到。然而,MRI

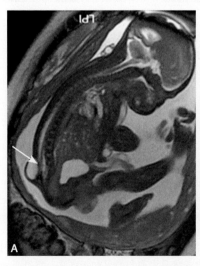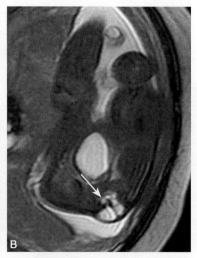

图 10-8　孕 31 周,胎儿脊髓脊膜膨出

A. 矢状位 T$_2$WI 扫描脊柱示脊髓脊膜膨出和脊髓栓系;B. 横断位 T$_2$WI 提示脊柱裂伴脊髓脊膜膨出

确实能明确诊断脊髓脊膜膨出和相关的 Chiari 畸形,能提供对比基线对治疗后的效果进行评估。超声依然是评估脊柱病变的重要选择手段,因为目前个别椎体 MRI 成像较困难。

五、复杂双胎妊娠

总体来说,双胎妊娠的患病率或病死率均高于单胎妊娠。单绒毛膜双胎容易发生一些特殊的并发症,可能成为胎儿产前干预的适应证,比如双胎输血综合征、双胎血管栓塞综合征、无心畸胎综合征和联体双胎。

(一) 双胎输血综合征(twin to twin transfusion syndrome,TTTS)

双胎输血综合征中,共用胎盘中的畸形血管吻合导致血液在两个胚胎间不均匀分布。受血胎儿接受到了过多的血液,可死于心脏衰竭,而供血胎儿则可能患有低血容量症、羊水过少、胎儿宫内生长受限。随着疾病进展,供血胎儿可发展成为"贴附儿"合并羊水过少,受血胎儿会水肿合并羊水过多,预后不佳,此时即成为胎儿治疗的适应证。侵袭性羊水减量术是危险性最小的治疗方法,据报道有 37% 存活率。风险较高的是胎儿镜下选择性激光烧灼异常胎盘血管吻合支以阻断血流。此时,产前 MRI 的作用是发现脑组织疾病,特别是治疗前建立一对比基线。

(二) 联体双胎(conjoined twins)

联体双胎是由于单卵双胎分裂延迟或不完全而引起的。产前 MRI 可在分娩前进行解剖方面的评估,以利于产后手术开展。产后胎儿可能会依赖支持设备而存活,因此可能影响 MRI 成像。MRI 有较超声更大的扫描视野,能同时显示双胎;有更好的组织分辨率,能分辨内脏器官融合(图 10-9)。胎儿心脏评估仍需要胎儿超声心动图;但目前 MRI 的时间分辨率不够,还不能用来评估胎儿心脏功能。

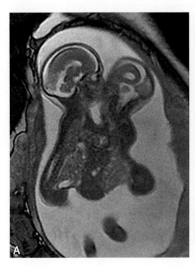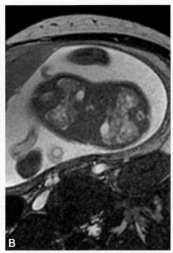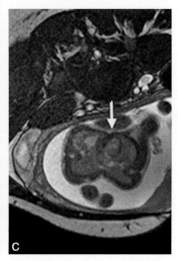

图 10-9　孕 22 周,胸-腹部联体双胎

A ~ C. T_2WI 扫描视野内可完整显示双胎,明确显示胸腹部联体情况及范围。注意:两胎儿共用一个心脏(箭)。MRI 有利于医师直观了解解剖结构及预后

小　结

胎儿外科手术依然具有治疗风险,仅用于纠正那些如果不及时纠正就会危及生命的疾病。因此,选择合适的病人及术前周密的计划关系重大。产前 MRI 不仅拥有比超声更大的扫描视野和更高的软组织分辨率,更能进一步分析超声筛查出的异常疾病,排除干扰手术的缺陷。MRI 可以更准确地显示颅内异常。MRI 也可用于对治疗效果的随访和手术并发症的评价。本章中所举的病例展示了现阶段 MRI 对于产前手术超声的辅助价值。产前 MRI 和胎儿外科手术正在迅速发展且经常并行开发、进步。因此,产前 MRI 与胎儿手术的指征和适应证也将随着时间的推进而变化。

(李奎　邹煜)

参 考 文 献

［1］ Deborah Levine. Atlas of fetal MRI. Florida：Taylor & Francis Group,2015.

［2］ 孙国强. 实用儿科放射诊断学. 北京：人民军医出版社,2011.

［3］ 李胜利. 胎儿畸形产前超声诊断学. 北京：人民军医出版社,2014.

［4］ Coakley F V,Hricak H,Filly R A,et al. Complex fetal disorders：effect of MR imaging on management-preliminary clinical experience. Radiology,1999,213(3)：691.

［5］ Liechty K W,Crombleholme T M,Flake A W,et al. Intrapartum airway management for giant fetal neck masses：The EXIT(ex utero intrapartum treatment)procedure. American Journal of Obstetrics & Gynecology,1997,177(4)：870-874.

［6］ Bouchard S,Johnson MP,Flake AW,et al. The EXIT procedure：experience and outcome in 31 cases. J Pediatr Surg,2002,37(3)：418-426.

［7］ Hirose S,Farmer DL,Lee H,et al. The ex utero intrapartum treatment procedure：looking back at the EXIT. J Pediatr Surg,2004,39(3)：375-380.

［8］ Liechty KW,Crombleholme TM,Flake AW,et al. Intrapartum airway management for giant fetal neck masses：the EXIT(ex utero intrapartum treatment)procedure. Am J Obstet Gynecol,1997,177(4)：870-874.

第 11 章

妊娠期孕妇盆腔 MR 成像

目前,超声是孕期产前诊断的一项常规检查。对于超声难以诊断或确诊的疾病,一般可行 MR 检查。MR 检查具有多参数、多方位扫描的优势,可以更直观地发现病变位置和形态,诊断异位妊娠和盆腔肿瘤以及评估子宫和胎盘状态等。虽然本书主要讲述胎儿的 MR 影像特点,但本章将简要介绍孕妇在妊娠期间盆腔的 MR 影像。

第一节　妊娠期盆腔常规 MRI 扫描序列

对早孕期患者采用盆腔常规扫描序列,包括轴位的快速自旋回波 T_2 加权成像(fast recovery fast spin echo T_2 weighted imaging,FRFSE T_2WI)和扩散加权成像(diffusion weighted imaging,DWI),矢状位的 FRFSE T_2WI 以及 T_1WI 肝脏快速容积采集(liver acceleration volume acquisition,LAVA-Flex)等序列。

孕中晚期因胎动频繁等原因,多采用快速扫描序列,包括单次激发快速自旋回波(single shot fast spin echo,SSFSE)序列、快速平衡稳态采集(fast imaging employing steady state acquisition,FIESTA)序列、T_1WI LAVA-Flex 及 DWI 序列。

第二节　妊娠期子宫颈

宫颈(cervix)突出于阴道内,内含有腺体,可分泌黏液,即宫颈黏液。妊娠后,在孕激素的作用下,宫颈黏液减少而黏稠,并可在宫颈管内形成黏液栓,使宫颈与外界分开,产生保护作用。为适应胎儿的生长,子宫不断增大,但宫颈仍保持关闭状态,保证了胎儿在子宫内安全生长,直到妊娠足月。妊娠足月,分娩期的宫颈逐渐变软,开始扩张,子宫口开大,由 0.5cm 开大至 10cm,为胎儿顺利娩出打开第一道大门。

一、宫颈长度

在孕中晚期,宫颈长度一般会随着孕周的增加而缩短(图 11-1,图 11-2)。对于子宫口闭合的孕妇,测量其宫颈内、外口之间距离作为宫颈长度,而对于子宫口已开(宫颈内口呈漏斗状)的孕妇,则测量其宫颈外口至漏斗顶端之间的距离作为宫颈长度。一般认为,宫颈较短孕妇早产的发生率较高。通常,宫颈较短指的是宫颈长度小于孕周的 10%。宫颈过短没有明确的定义,一般是指宫颈长度小于 15mm(图 11-3)。宫颈漏斗样变的特点是宫颈长度小于 25mm 并呈漏斗状改变(图 11-4)。

二、妊娠合并宫颈肌瘤

宫颈肌瘤(cervical fibroids)来源于宫颈间质平滑肌组织或血管平滑肌组织。妊娠期,小的宫颈肌瘤可无任何临床症状,较大的宫颈肌瘤(图 11-5)可对周围脏器产生压迫,同时对产道造成阻塞,不利于胎儿自然分娩。

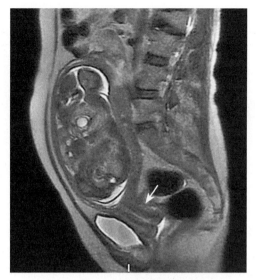

图 11-1　孕 28 周正常宫颈 MR 图像
宫颈呈管状(白箭),长 48mm

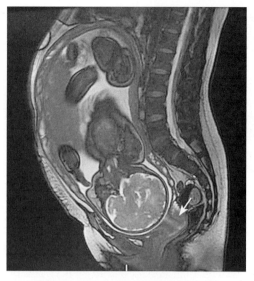

图 11-2　孕 38 周正常宫颈 MR 图像
宫颈管呈管状(白箭),长度 29mm

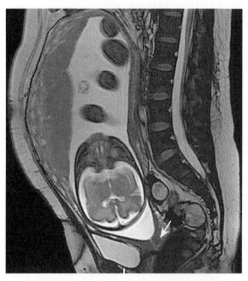

图 11-3　孕 31 周宫颈过短 MR 图像
宫颈(白箭)长度 12mm

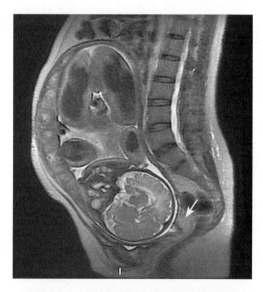

图 11-4　孕 39 周漏斗状宫颈 MR 图像
宫颈管呈漏斗状(白箭),长度 10mm

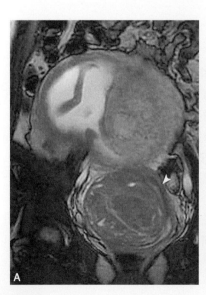

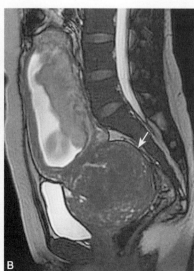

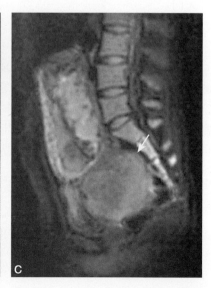

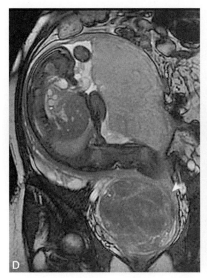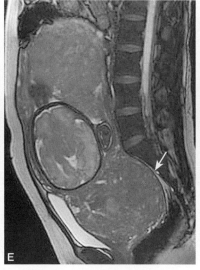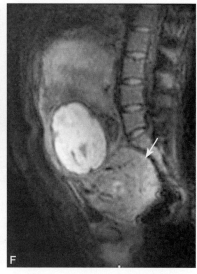

图 11-5　妊娠合并宫颈肌瘤

A~C. 孕 16 周,冠状位(图 A)、矢状位(图 B)T₂WI,矢状位 DWI(图 C)显示宫颈肿块大小约为 8.9cm×7.9cm× 8.0cm(白箭),T₂WI 呈低信号,DWI 呈等信号,宫颈管受压向左侧移位(箭头);D~F. 同一病例孕 32 周时复查,肿块稍增大,为 11cm×11cm×9.6cm,肿块内可见片状 T₂WI 高信号、DWI 高信号影(出血),子宫下段宫颈管明显受压。孕 32 周因宫腔感染,胎儿横位高浮,产道受阻行剖宫产+肌瘤剔除术,术后病理为宫颈平滑肌瘤

三、妊娠合并宫颈癌

妊娠合并宫颈癌是发生于孕期或产后(6 个月内)最常见的恶性肿瘤,也称为妊娠相关宫颈癌(cervical cancers associated with pregnancy)。妊娠合并宫颈癌的临床表现与国际妇产科联盟(FIGO)肿瘤临床分期及肿瘤直径相关。MR 可直观地显示肿瘤的大小、范围、宫旁及盆腔脏器是否浸润、淋巴结转移等情况,弥补了临床妇科检查的不足,准确率高,是术前辅助宫颈癌分期的最可靠的检查方式,为临床制定合理的治疗方案及判断预后提供了可靠的依据。

MR 表现:宫颈癌可表现为类圆形或不规则形肿块,在 T₂WI 上表现为均匀或欠均匀的稍高信号,与正常宫颈基质及宫旁脂肪形成良好的自然对比;DWI 信号明显高于正常宫颈组织,ADC 值显著小于正常宫颈(图 11-6)。宫颈癌动态增强扫描,动脉早期即明显强化,强化程度高于子宫肌层及宫颈基质;静脉期及延迟期逐渐廓清,至延迟期信号强度低于周围基质。正常颈管黏膜和宫颈基质表现为缓慢的渐进性强化特征。

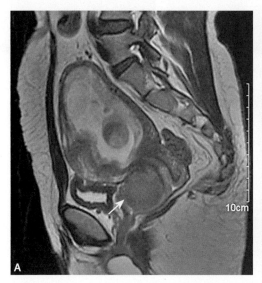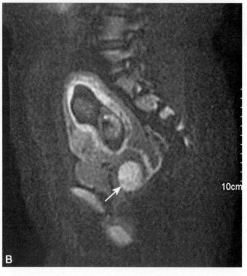

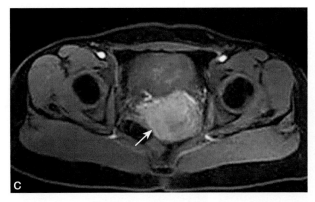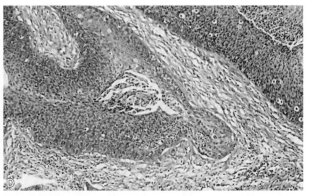

图 11-6 妊娠合并宫颈癌

孕 14 周。矢状位 T_2WI(图 A)、DWI(图 B)显示宫颈前唇直径约 2cm 肿块(箭),T_2WI 呈稍高信号,DWI 弥散受限呈高信号;横断位 T_1WI 动态增强扫描(图 C)显示肿瘤灶动脉期快速强化,MRI 提示宫颈癌 I b 期;图 D 为病理图像 HE 染色:10×10。孕 14+4 周行剖宫取胎术同时行宫颈癌根治术,术后病理为宫颈鳞状细胞癌

第三节 妊娠期子宫

妊娠早期子宫略呈球形且不对称,受精卵着床部位的子宫壁明显突出。妊娠 12 周后,增大子宫逐渐均匀对称并超出盆腔。妊娠晚期的子宫轻度右旋,与乙状结肠占据在盆腔左侧有关。随着孕周的增加,子宫逐渐增大(图 11-7)。

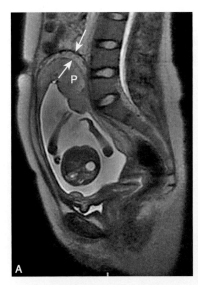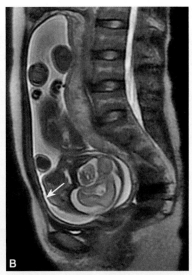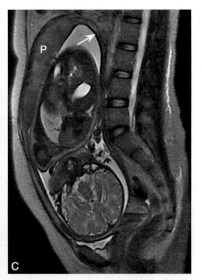

图 11-7 不同孕周正常子宫

A. 矢状位 T_2WI,孕 20 周;B. 矢状位 T_2WI,孕 25 周;C. 矢状位 T_2WI,孕 37 周。孕中晚期,随着孕周的增加,子宫肌壁(白箭)逐渐变薄

一、宫腔粘连

宫腔粘连(intrauterine adhesions,IUA)可发生在宫颈内口或宫腔内任何部位。子宫粘连带可显示为组织厚带,从一侧延伸穿过羊水到另一侧。MRI 典型征象是有一平滑的边际扩展进入羊水中,胎儿活动不受限(图 11-8)。宫腔粘连带不同于羊膜带,羊膜带来源于早期羊膜的破裂,与胎儿畸形有关。子宫粘连很少引起营养不良,即使在 MRI 中见到因粘连带而进行胎儿检查,他们可能是偶然发现或是临床推测。

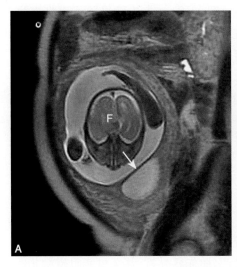
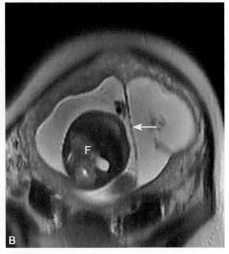

图 11-8　宫腔粘连带

孕 26 周。SSFSE 图像矢状位(图 A)、横断位(图 B)可见羊水中有一条连续的索条状低信号带(白箭)，连接子宫前后壁，与胎儿(F)无缠绕

二、子宫破裂

子宫破裂(uterine rupture)是指孕期或分娩期子宫体部或下段发生破裂，是产科严重的并发症之一，直接威胁产妇及胎儿的生命。子宫破裂可分为完全性子宫破裂和不完全性子宫破裂。完全性子宫破裂是指子宫肌壁全层破裂，有血液、羊水及胎儿等进入腹腔，同时伴有腹痛持续性加重，有时可合并大出血；不完全性子宫破裂是指子宫肌层部分或全层破裂，但浆膜层(或反折处腹膜)完整，子宫腔与腹腔不相通，其无血液、羊水及胎儿等进入腹腔。子宫破裂的首要病因是剖宫产后瘢痕子宫，其次是子宫体部肿瘤剔除术。

三、子宫畸形

子宫畸形(uterine malfornation)合并妊娠时会引起胎位异常，一般不影响胎儿生长发育。但若伴有子宫发育不良、宫颈发育不良，可能会引起流产、早产或难产。

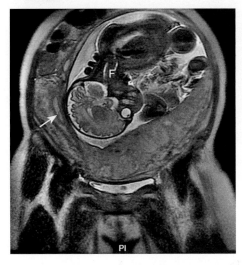
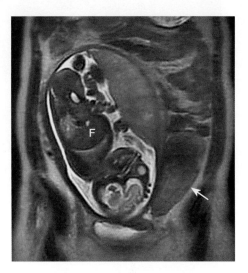

图 11-9　纵隔子宫妊娠

孕 35+周，因中央前置胎盘而进行 MR 检查。冠状位 T_2WI 示胎儿位于左侧宫腔内(F)，白箭所指的位置为右侧宫腔，与妊娠宫腔间有分隔

图 11-10　双子宫合并妊娠

孕 31 周，母体双子宫，右侧子宫宫腔内可见胎儿(F)。冠状位 T_2WI 白箭所指的位置为左侧子宫

先天性纵隔子宫妊娠是子宫畸形妊娠常见的一种(图 11-9)。先天性纵隔子宫妊娠早期可根据纵隔位置、下缘与宫颈内外口或宫颈管的关系进行分型，完全纵隔子宫妊娠宫颈外口或宫颈管内有纵隔，两侧宫腔脱膜汇合夹角妊娠 4 周前小于 90°；不完全纵隔子宫妊娠左右两侧宫腔蜕膜汇合于子宫下段，两侧夹角妊娠 4 周前大于 90°，宫颈外口、宫颈管内无纵隔。

双子宫为妇科常见的女性生殖道畸形，患者无任何自觉症状。一般在人工流产、产前检查，甚至分娩时偶然发现。双子宫均具有功能，故不影响生育能力，偶然可见子宫每侧各有一胎儿。因子宫发育畸形，子宫供血不足，蜕膜形成不良等，双子宫合并妊娠(图 11-10)发生流产、早产的可能性增加。妊娠晚期胎位异常率增加，如臀位、胎膜早破发生率高；分娩时未孕侧子宫有可能阻碍胎头下降，造成梗阻性难产，子宫收缩乏力也比较常见，故剖宫产率增加。

四、妊娠合并子宫肌瘤

子宫肌瘤(uterine fibroids)是女性生殖器官中最常见的一种良性肿瘤，多见于育龄妇女，在产科的 MR 检查中常见。妊娠合并子宫肌瘤可能会导致习惯性流产、胎先露异常，甚至可能阻碍胎儿的生长。巨大子宫肌瘤还可引起宫腔变形，妨碍孕囊着床及胚胎生长发育，肌瘤压迫输卵管可导致管腔不通畅，黏膜下肌瘤可阻碍孕囊着床或影响精子进入宫腔，从而导致女性不孕不育。子宫肌瘤数目、大小、位置不同，所造成的影响也就随之不同。妊娠期，肌瘤可能会发生红色样变，迅速增大，并伴有压痛。患者可表现为剧烈腹痛，伴恶心呕吐、发热，白细胞计数升高。通过超声检查即可诊断，但对于情况比较复杂的，MR 可有助于进一步作出诊断。

MRI 表现：妊娠期，当子宫肌瘤没有变性，在 T_1WI 上呈等信号，在 T_2WI 上呈与平滑肌相似的低信号(图 11-11)。当部分平滑肌瘤发生变性时，肿瘤呈现囊实性或多房分隔囊性改变，密度及信号不均匀，在 T_2WI 上呈现不均匀的高信号(图 11-12)。子宫肌瘤出血，典型特征在 T_1WI、DWI 表现高信号，T_2WI 表现不均信号。

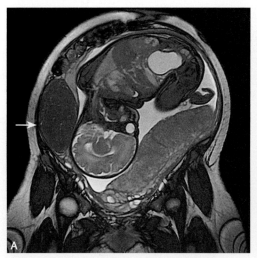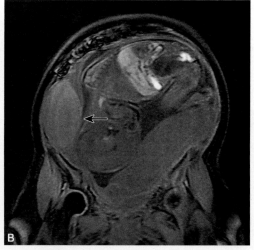

图 11-11　妊娠合并子宫肌瘤

孕 36 周，MRI 提示子宫右侧壁肌瘤，冠状位 T_2WI(图 A)显示母体子宫右侧壁见低信号肿块(白箭)，T_1WI(图 B)呈等信号，边界清楚

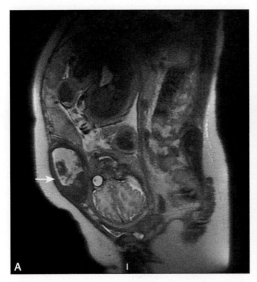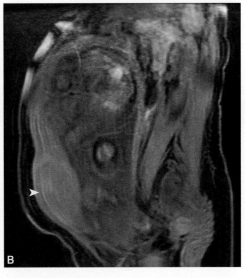

图 11-12　妊娠合并子宫肌瘤红色样变性伴坏死

孕 39 周,矢状位 T_2WI(图 A),T_1WI(图 B)显示子宫中下段前壁类圆形占位灶,边界清,T_2WI 呈高低信号(白箭),T_1WI 呈等信号(白箭头)。术后病理证实,子宫多发性平滑肌瘤伴红色变性伴坏死

第四节　胎　　盘

胎盘(placenta)由底蜕膜、叶状绒毛膜及羊膜组成。它介于胎儿与母体之间,是维持胎儿在宫内营养、发育的重要器官,其主要功能包括代谢、防御、合成及免疫功能等。

常规 MRI 检查评估胎盘时,要注意胎盘的位置、厚度、信号强度和轮廓,同时还要注意胎盘肿瘤。正常胎盘的磁共振表现是随着孕周变化的。在 SSFSE T_2 加权序列,孕中期胎盘表现为均匀的中等信号,而在孕晚期表现为不均匀的复杂信号(图 11-13)。正常胎盘呈圆形或椭圆形,中间厚,边缘薄,平均厚度为 2~4cm,测量胎盘厚度要在横断位或者矢状位层面来测得最大厚度。当脐带连接胎盘位置处于中心位置时,优先在此连接层面测量。胎盘厚度随着孕周的增加而变厚,但厚度不超过 4cm。胎盘厚度大于 4cm 时,一般与一些非特异性的疾病有关,如母体贫血,免疫或非免疫性的水肿和某些先天性的传染病(梅毒、巨细胞病毒和弓形虫病)。鉴于良好的软组织对比,MRI 对胎盘异常的诊断有重要意义。

FIESTA 及 SSFSE 是目前诊断前置胎盘、胎盘植入等较好的序列。SSFSE 序列属于自旋回波(spin echo,SE)序列,为重 T_2 序列,对胎盘内信号变化较敏感,具有良好的软组织对比度,经分析 SSFSE 序列对胎盘

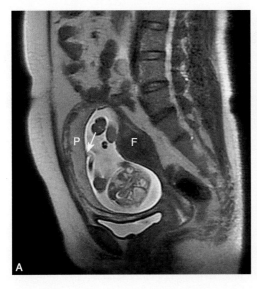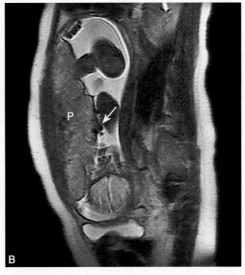

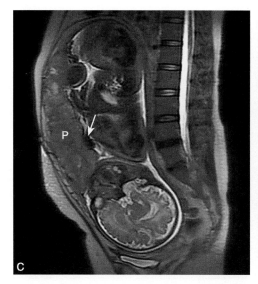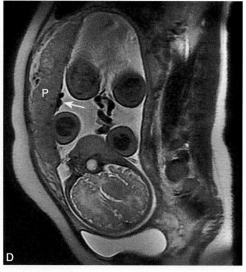

图 11-13　正常胎盘

图 A、B、C、D 分别为孕 20 周、30 周、37 周、40 周的 SSFSE 矢状位图像。胎盘(P)在孕中期表现为均匀的中等信号,而在孕晚期表现为不均匀的复杂信号。白箭指示位置为脐带附着点,(F)子宫肌瘤

植入的间接征象显示有优势。FIESTA 序列属于梯度回波(gradient recalled echo,GRE)序列,其软组织分辨力差;图像对比是利用 T_2/T_1 的比值,具有勾边效应,信噪比较高,能较好地显示胎盘与子宫肌层的分界,且扫描时间短,胎盘内增粗、扭曲的血管在 FIESTA 序列上呈高信号,因此在鉴别胎盘内血管影时,可结合 SSFSE 及 FIESTA 序列进行综合判断。

一、胎盘大小异常

胎盘大小异常包括胎盘过小和胎盘过大。

(一) 胎盘过小

通常指成熟胎盘厚度<2.5cm,也有研究认为胎盘直径<10cm 亦为胎盘小。胎盘小与胎盘功能不良有关联。胎盘小常常是小龄胎儿的一个指标或生长发育迟缓的一个征兆。胎盘过小尚可见于其他情况,如染色体异常、严重的宫内感染、孕前糖尿病、羊水过多(特别多)。

(二) 胎盘过大

通常指成熟胎盘厚度>5cm。过大的原因很多,胎盘厚通常分为两类:非均质型和均质型,前者通常见于水泡状胎块妊娠、三倍体、胎盘出血、间质发育不良等,后者见于糖尿病、贫血、水肿、感染(绒毛炎)、非整倍体等。但须注意,若胎盘黏附宫腔壁面积小,可能引起胎盘增厚现象。

二、胎盘形态异常

正常的胎盘呈圆形或卵圆形,脐带附着于胎盘胎儿面,界于边缘及中央之间。由内向外,胎盘是由羊膜、丛状绒毛膜、底蜕膜组成。羊膜称胎盘的胎儿面,底蜕膜称胎盘的母体面。胎盘形态异常的众多原因,包括子宫内膜发育不良或子宫内膜炎症、平滑绒毛膜萎缩不全、囊胚迁徙等。胎盘形态异常主要有:多叶胎盘、副胎盘、球拍状胎盘、帆状胎盘、膜状胎盘、带状胎盘、有孔胎盘、有缘胎盘和轮廓胎盘等。

(一) 多叶胎盘(multilobate placenta)

单胎妊娠时,胎盘分为两个或数个者称为多叶胎盘。当孕卵着床后,底蜕膜血管供给障碍,呈局灶状分布,在血管丰富的底蜕膜部位才有叶状绒毛膜分布,故形成的胎盘呈多叶状。最常见的是分为两叶。若胎盘分离不完全,且胎儿血管在未汇合形成脐带血管前由一叶伸展到另一叶者,成为双叶胎盘(bilobed placenta)。若两叶完全分离,且血管也直至邻近进入脐带处始汇合者,称为复胎盘(placenta duplex)。

（二）副胎盘（succenturiate placenta）

副胎盘是一个或多个分出的胎盘叶，与主胎盘有一定的距离（至少 2cm），且借胎膜、血管与主胎盘相连（图 11-14）。连接主、副胎盘的血管可形成前置血管，引起产前或产时出血，导致胎儿窘迫或死亡。另外，主胎盘娩出后，副胎盘可残留于宫腔内，可导致产后出血或感染。

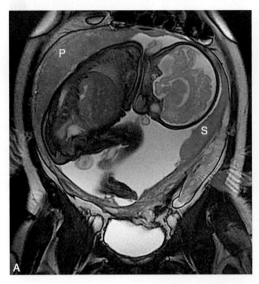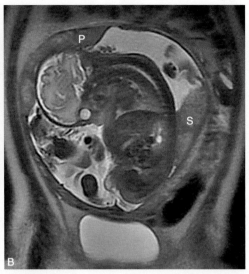

图 11-14　副胎盘

冠状位 T₂WI 图像 A、图 B 分别为孕 32、34 周。孕 34 周，剖宫产见胎盘附着于子宫左侧壁、前壁、后壁，部分胎盘与子宫前壁与左侧壁关系紧密，人工剥离胎盘，检查见主胎盘与副胎盘间有胎膜及血管相连。（P）主胎盘；（S）副胎盘

（三）球拍状胎盘（battledore placenta）

球拍状胎盘是指脐带附着于胎盘边缘，如球拍状（图 11-15）。

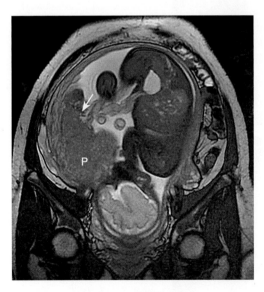

图 11-15　球拍状胎盘

孕 32 周。脐带（白箭）插入处距胎盘（P）上边缘约 1.8cm

（四）帆状胎盘（velamentous pacenta）

帆状胎盘是指脐带附着于胎膜，血管经胎膜作扇形分布进入胎盘（图 11-16）。当其血管接近宫颈内口，并位于先露部的前方时称血管前置。脐血管裸露，表面无华通氏胶包绕，产时易发生撕裂出血。帆状胎盘主要应与球拍状胎盘鉴别，两者脐带根部位于胎盘边缘，前者在胎盘外，后者在胎盘内。

（五）有缘胎盘（marginalis placenta）和轮廓胎盘（circumvallate placenta）

由于绒毛膜板形成太小，胎盘的边缘由绒毛膜及羊膜卷成一个黄色的皱褶环，若此环平坦或略高起称为有缘胎盘，若皱褶内缘下呈环形壁龛称为轮廓胎盘（图 11-17）。在环内，胎儿面为常见的外形，并附着于脐带上，可见有大血管中断于环的边缘。胎盘边缘血窦非常薄弱，容易破裂造成出血，出血大多出现在孕 30 周以后。轮廓状胎盘可分为完全型（形成一完整的胎盘组织环）与部分型（形成不完整的胎盘组织环）两类，部分型轮廓胎盘不引起任何胎儿异常，而完全型轮廓胎盘与胎盘早剥、早产、IUGR、胎儿畸形、围生儿病死率增高有关，但完全型轮廓胎盘少见。

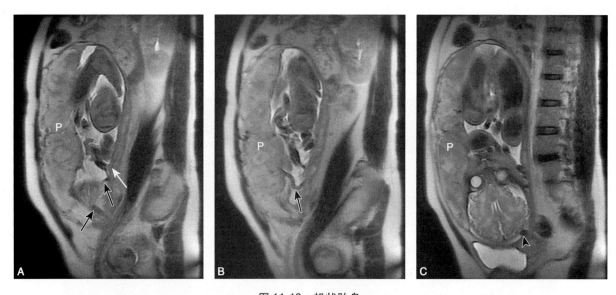

图 11-16　帆状胎盘

A~C. 孕 36 周。矢状位 T₂WI 显示胎盘（P）位于子宫前壁，脐带插入后壁胎膜（白箭），分支沿胎膜下匍匐走行（黑箭），一支脐动脉跨过宫颈内口至前壁胎盘（黑箭头）

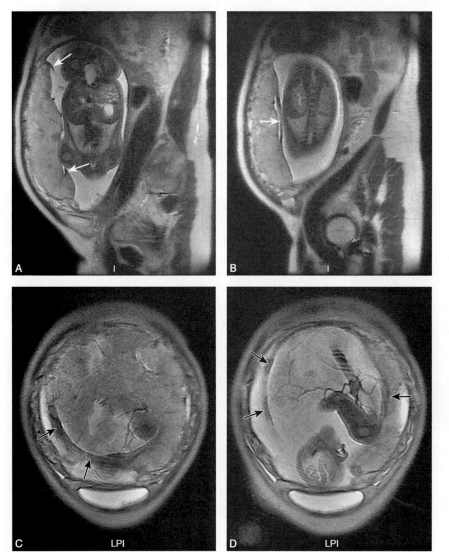

图 11-17　轮廓胎盘

A、B. 孕 30 周，矢状位 SSFSE 显示胎盘位于子宫前壁，胎盘两端可见条状低信号影于胎盘表面相连（白箭）；C、D. 冠状位 SSFSE 显示胎盘胎儿面环形低信号带（黑箭），并可见部分脐血管中断于环的边缘

（六）膜状胎盘（placenta membranacea）

全部胎膜被功能性绒毛全部覆盖,胎盘呈薄膜样,称之膜状胎盘（图 11-18）。大体检查,胎囊的周边几乎均被绒毛膜组织覆盖,由于胎盘娩出后,胎盘内血流流出,胎盘实质部分异常的薄,仅 1~2cm。膜状胎盘是很罕见的畸形,它覆盖大部分的子宫壁,易引起胎盘低位、反复的产前出血、流产或者早产。

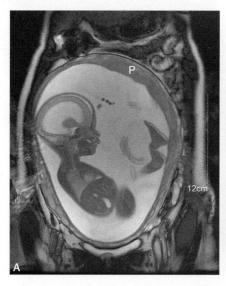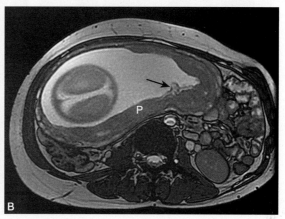

图 11-18　膜状胎盘

孕 25 周。T_2WI 冠状位（图 A）、横断位（图 B）显示胎盘（P）位于子宫前壁-右侧壁-后壁,最厚约 1.7cm（黑箭为胎盘脐带插入点）

（七）带状胎盘（zonary placenta）

带状胎盘为胎盘形状异常中较有临床意义的一种。其形态为,胎盘围绕孕卵形成一个环状,若系不完整的环,则胎盘在平面上展开呈肾形。这种胎盘系孕卵着床过深或过浅所致,是返祖现象。在食肉类和畸蹄类动物属正常。产前或产后出血发生率高,通常胎儿为小于孕龄儿。

（八）有孔胎盘（placenta fenestrata）

有孔胎盘又称为有窗胎盘,系在胎盘中央或近中央处的缺损,无胎盘组织,其间仅有薄薄的一层胎膜组织。如果胎盘窗口面积较大、胎盘缺损距脐带较近,胎儿缺血缺氧致胎儿宫内窘迫,最终胎死宫内。

三、胎盘黏附、种植异常

胎盘黏附种植异常分为前置胎盘（placenta previa）、胎盘植入（placental adhesion disorders）。

（一）前置胎盘（placenta previa）

孕 28 周后,胎盘附着于子宫下段,甚至胎盘下缘达到或覆盖宫颈内口,其位置低于胎先露部,称为前置胎盘。中孕期间,前置胎盘是无痛流血最主要的原因之一,正常情况下胎盘最下缘离宫颈内口至少 2cm（此距离国际上尚未统一,多数定义为小于 2cm）,如果距离小于 2cm 则称之为低置胎盘。危险因素包括先前的剖宫产、吸烟、使用可卡因和多胎等。有前置胎盘的孕妇易形成胎盘粘连障碍,最常用的分型包括 4 类:中央性前置胎盘（complete placenta previa）,部分性前置胎盘（partrial placenta previa）和边缘性前置胎盘（marginal placenta

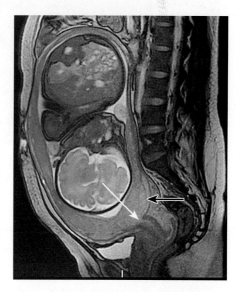

图 11-19　中央性前置胎盘不伴胎盘植入

孕 34 周。矢状位 T_2WI 显示胎盘下缘完全覆盖宫颈内口（白箭）,胎盘与子宫肌层间有连续、线状低信号的蜕膜层（黑箭）,膀胱后壁与子宫肌层间脂肪间隙可清楚显示

previa）。中央性前置胎盘是指胎盘完全覆盖到全部的宫颈内口（图 11-19）；部分性前置胎盘是指胎盘的部分结构覆盖到宫颈内口的一部分（图 11-20）；边缘性前置胎盘是胎盘边缘位于宫颈内口旁，不覆盖宫颈内口（图 11-21）。

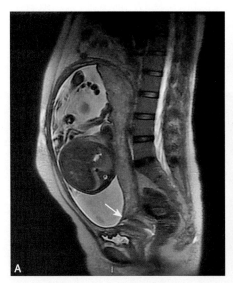
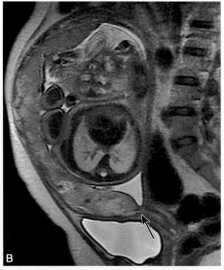

图 11-20　部分性前置胎盘不伴胎盘植入
孕 30 周（图 A）、33 周（图 B）矢状位 T$_2$WI 显示胎盘下缘覆盖部分宫颈内口（箭）

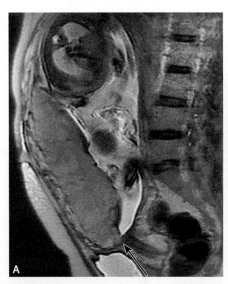
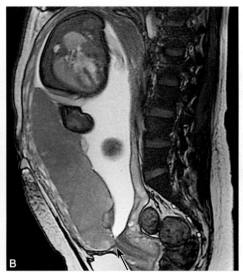

图 11-21　边缘性前置胎盘不伴胎盘植入
孕 32 周。矢状位 SSFSE（图 A）、FIESTA（图 B）图像显示胎盘下缘附着于子宫下段，可达宫颈内口但尚未遮盖宫颈内口（黑箭）

（二）胎盘植入（placental adhesion disorders）

胎盘植入包括粘连性胎盘（placenta accrete）、植入性胎盘（placenta increta）和穿透性胎盘（placenta percreta）。胎盘植入为产科较常见的危重并发症，主要与人工流产、引产、剖宫产、产褥感染、前置胎盘及高龄等有关，可导致病人大出血、休克、子宫穿孔、感染，甚至死亡，过去常为了抢救病人而紧急切除子宫。由于底蜕膜的缺陷，胎盘绒毛膜侵入子宫肌层，造成胎盘与子宫的异常黏附。粘连性胎盘，绒毛膜不仅局限在蜕膜层，而且达到子宫肌层（图 11-22）；植入性胎盘，绒毛膜广泛侵入肌层，但没有累及浆膜层（图 11-23，图 11-24）；穿透性胎盘，绒毛膜侵入子宫肌层同时累及浆膜层，有时会累及周围组织结构，如膀胱或盆腔壁（图 11-25，图 11-26）。

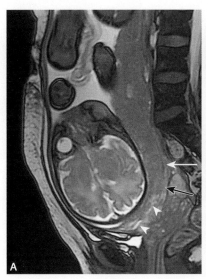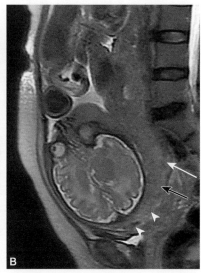

图 11-22　中央性前置胎盘伴粘连性胎盘

孕 34 周。矢状位 FIESTA(图 A)、SSFSE(图 B) 图像显示胎盘位于子宫后壁，胎盘下缘完全覆盖宫颈内口；清楚显示胎盘与子宫后壁肌层部分分界清楚，呈低信号带(白箭)，其下方胎盘与子宫肌层间低信号带消失(黑箭)。胎盘下血管在 FIESTA 呈高信号(箭头)，在 SSFSE 序列呈低信号(箭头)

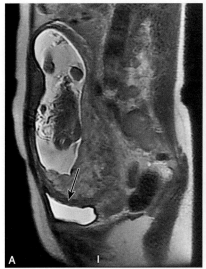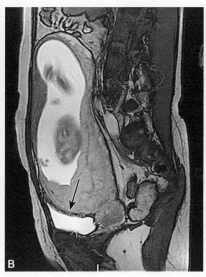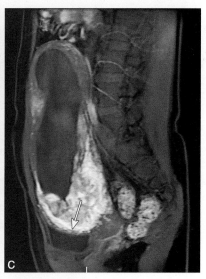

图 11-23　中央性前置胎盘伴植入性胎盘

孕 17 周，瘢痕子宫。矢状位 FIESTA(图 A)、SSFSE(图 B)、LAVA 动脉增强早期(图 C) 显示，胎盘下缘完全覆盖宫颈内口，胎盘与子宫前壁下段肌层分界欠清(黑箭)，增强扫描可见胎盘侵入子宫肌层，子宫肌层菲薄(白箭)。子宫下段及膀胱表面血管增粗扭曲。术后诊断：中央前置胎盘，胎盘植入不伴出血，瘢痕子宫

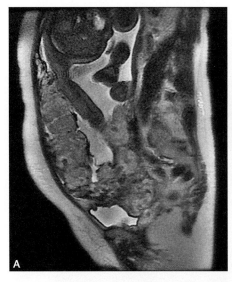
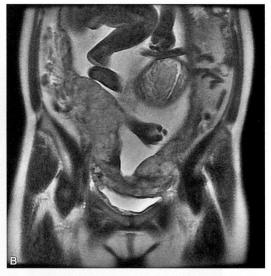

图 11-24　中央性前置胎盘伴广泛胎盘植入

孕 34 周。T₂WI 矢状位(图 A)、冠状位(图 B)显示胎盘与子宫肌层大部分分界不清,部分胎盘侵入肌层至浆膜层,胎盘内见多处不规则条状低信号影穿入肌层内。子宫下段前壁与膀胱后壁粘连

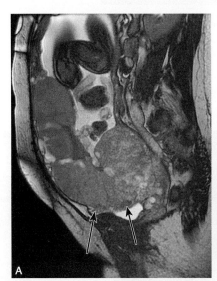
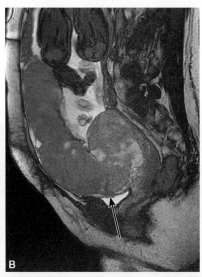

图 11-25　中央性前置胎盘伴穿透性胎盘

孕 30 周。矢状位 FIESTA 显示胎盘与子宫下段肌层分界不清,局部穿破浆膜层到膀胱后壁(黑箭)

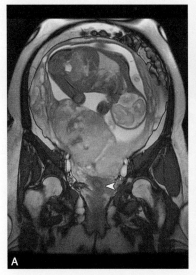
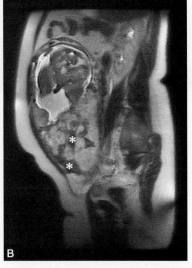

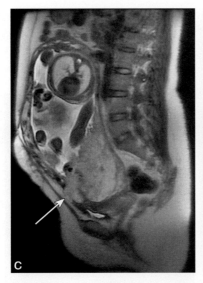
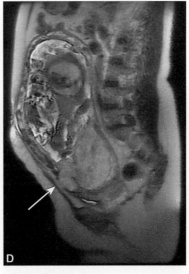

图 11-26　中央性前置胎盘伴穿透性胎盘

孕 26 周。冠状位 SSFSE(图 A)、矢状位 SSFSE(图 B、图 C、图 D)显示胎盘完全覆盖宫颈内口(白箭头),胎盘内可见多处条带状低信号影(＊),部分穿入肌层,局部胎盘穿透子宫下段前壁至前腹壁(白箭)

四、胎盘早剥和胎盘血肿

(一) 胎盘早剥(placental abruption)

妊娠 20 周后或分娩期,正常位置的胎盘在胎儿娩出前,部分或全部从子宫壁剥离,称为胎盘早剥(图 11-27)。胎盘早剥是妊娠晚期严重并发症,往往起病急、进展快,如果处理不及时,可危及母儿生命。胎盘早剥发病机制尚不明确,高危因素包括胎盘早剥病史、孕妇高血压、可卡因使用、高龄产妇和机械性创伤等。

(二) 胎盘血肿(placental hematomas)

常见 3 种类型的胎盘血肿:①绒毛膜下血肿(图 11-28),为最常见血肿,大约占血肿 57%,血肿位于绒毛膜与子宫内膜之间。②胎盘后血肿(图 11-27),血肿位于胎盘后方,约占血肿 43%。③羊膜下血肿(图 11-29),起源于羊膜和绒毛膜之间。DWI,T_1 及 T_2 序列可以对血肿进行特征性分析并评估血肿时期。血肿信号的变化可与体内其他部位的出血作比较。

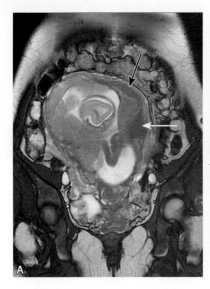
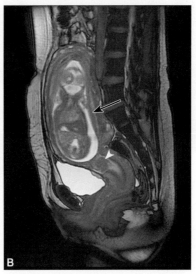

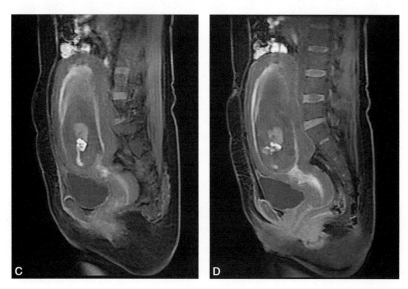

图 11-27　胎盘早剥

孕 19 周。冠状位 T_2WI(图 A)、矢状位 T_2WI(图 B)显示胎盘与宫底肌层间及边缘处、羊膜面可见片状条状异常信号(黑箭)、呈低信号,矢状位 T_1WI(图 C、图 D)呈高信号。图 A 子宫壁和胎盘间可见胎盘后血肿(白箭),图 B 宫颈管内可见积血(箭头)。临床考虑胎盘早剥,继续待产有胎盘早剥加重,子宫胎盘卒中,大出血,DIC 危及母儿生命可能,建议终止妊娠。产后诊断:晚期难免流产,胎盘早剥,瘢痕子宫

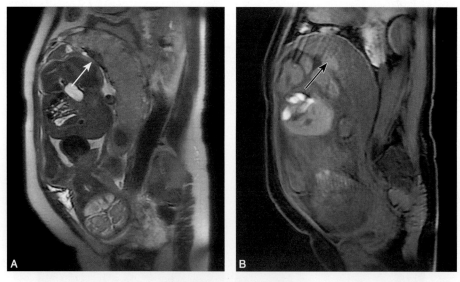

图 11-28　绒毛膜下血肿

孕 33 周。矢状位 SSFSE(图 A)、T_1WI(图 B)显示胎盘位于子宫宫底后壁,胎盘胎儿面可见一片状稍短 T_1 稍短 T_2 信号影(箭),考虑绒毛膜下血肿。术后证实,绒毛膜下血肿

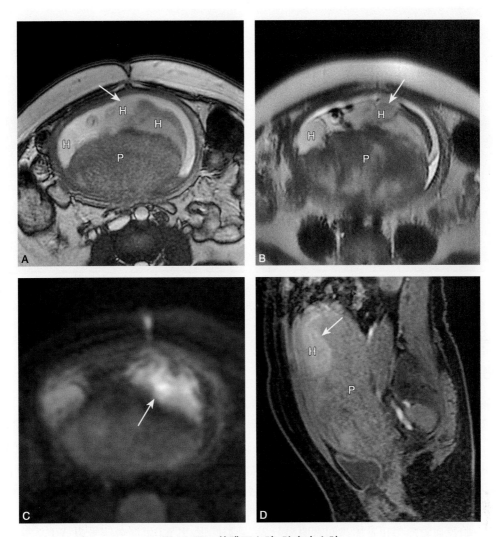

图 11-29　羊膜下血肿、胎盘内血肿

孕 26+周。横断位(图 A、图 B)T₂WI 显示胎盘表面可见多个团状高信号或高及稍低混杂信号,与胎盘分界清楚,为羊膜下血肿(白箭);横断位 DWI(图 C)、矢状位 T₁WI(图 D)胎盘内团状高信号,为胎盘内血肿(白箭)。(P)胎盘;(H)血肿。于孕 30+周,产妇自觉胎动较少 2 天,腹痛 3 小时入院,超声检查提示胎儿死亡。产后胎盘组织常规病理结果:疑似帆状胎盘晚期胎盘组织,绒毛发育符合孕周,底板及胎盘内巨大血肿伴大片绒毛梗死及纤维蛋白沉积,羊膜下血肿

五、胎盘囊肿

胎盘囊肿(placenta cyst)是一种良性的胎盘继发性肿瘤,临床上约有 10% ~ 20% 的胎盘合并囊肿,根据起源及部位分为羊膜下囊肿(图 11-30)和绒毛膜下囊肿。囊肿位于胎盘胎儿面,有的囊肿位于脐带附着处附近,像残留的卵黄囊,囊肿往往系单个,直径数毫米至数厘米不等,囊肿壁由细胞滋养细胞构成,这些细胞往往有退变,与这些细胞滋养细胞成分混在一起的纤维蛋白样物质多少不等,囊腔内含黄色透明液体,有时可凝集并有出血,液体中富有绒毛膜促性腺激素,胎盘囊肿向羊膜腔内突出,多数不影响胎盘功能,若囊肿位于脐带根部或附近,压迫脐静脉,减少胎儿血供,可影响胎儿生长发育,严重者可造成胎儿死亡。胎盘囊肿应与胎盘内母体血池相鉴别,胎盘内母体血池是胎盘绒毛的合体滋养层细胞侵蚀溶解了邻近的蜕膜组织,形成了绒毛间隙,子宫螺旋小动脉开口于绒毛间隙,同时绒毛间隙还有子宫小静脉回流。

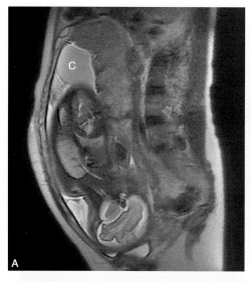
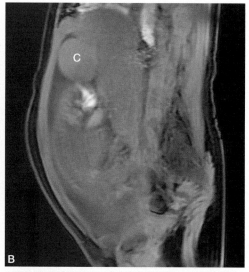

图 11-30　羊膜下囊肿

孕 30 周。矢状位 T₂WI(图 A)、T₁WI(图 B)显示胎盘表面肿块(C)与胎盘相连,靠近脐带附着处,壁薄、光滑,T₂WI 呈高信号,T₁WI 呈等信号。产妇于孕 36+周,急症剖宫产分娩。术后病理示:羊膜下囊肿

六、胎盘肿瘤

(一) 胎盘血管瘤(placenta hemangioma)

胎盘血管瘤又称胎盘绒毛膜血管瘤,是一种原发性非滋养层肿瘤,较少见。病理检查发现肿瘤多生长在胎盘表面,较少生长在胎盘实质内。肿瘤大小不一,小者产前容易漏诊,亦无并发症。大者(通常指肿瘤直径>5cm)可产生一些母儿并发症,而且血管瘤越大,越接近脐带胎盘入口处,其产生并发症的危险性越大。常见并发症为羊水过多、妊娠高血压综合征、低体重儿、早产,其他少见的胎儿并发症有胎儿非免疫性水肿、胎儿宫内窘迫、死胎。也有胎盘血管瘤合并先兆子痫、产前母体血清 AFP 升高的报道。

MR 表现:胎盘血管瘤与正常胎盘间有明显分界,呈类圆形,T₂WI 呈混杂信号,T₁WI 呈等信号,部分病灶 T₁WI 信号强度增高,可能与胎盘出血性梗死的血液成分有关(图 11-31,图 11-32)。

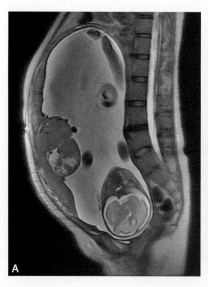
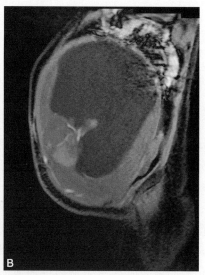

图 11-31　胎盘绒毛膜血管瘤

孕 27 周,羊水过多。矢状位 SSFSE(图 A)、T₁WI(图 B)显示脐带附着处可见一 3.3cm×8.0cm×9.2cm 混杂信号肿块,向羊膜腔内突起,边界清,T₂WI 呈等高信号,T₁WI 呈等低信号、部分呈高信号。产后病理证实,胎盘绒毛膜血管瘤

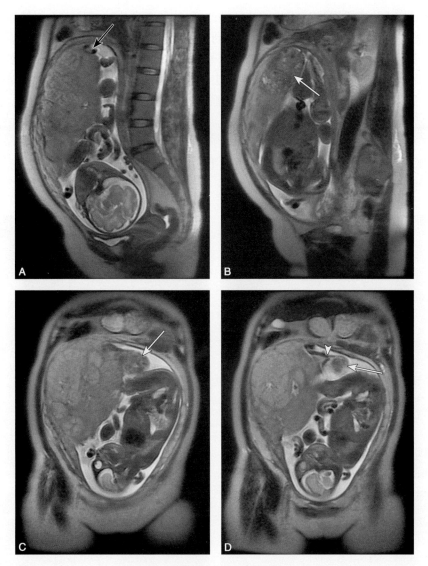

图 11-32　胎盘绒毛膜血管瘤
孕 30 周，球拍状胎盘。SSFSE 矢状位(图 A、图 B)、冠状位(图 C、图 D)显示胎盘位于子宫前壁-右侧壁，胎盘增厚，脐带从胎盘边缘插入(黑箭)，于胎盘左上缘近母体宫底处可见一异常团块，T₂WI 呈高低混杂信号(白箭)，表面可见脐带血管(箭头)。术后病理证实，球拍状胎盘、胎盘绒毛膜血管瘤

(二)胎盘畸胎瘤(placenta teratoma)

胎盘畸胎瘤是一种罕见的非滋养细胞肿瘤来源胎盘肿瘤，1925 年 Morville 进行了首例报道，至今文献报道 20 余例，且均为良性畸胎瘤。其性质属生殖细胞起源还是双胎之一不成形畸胎，尚存在争论。胎盘畸胎瘤位于羊膜与绒毛膜间，与胎盘呈蒂状相连，蒂部可见血管结构。肿瘤表面可为较成形的皮肤组织，内部包括多种成分组织，如毛发、骨骼、脂肪等。

第五节　葡　萄　胎

葡萄胎(hydatidiform mole)也称水泡状胎块，是指妊娠后胎盘绒毛滋养细胞增生，间质水肿，形成大小不一的水泡，水泡间借蒂相连呈串形如葡萄，故称为葡萄胎。病变局限于子宫腔内，不侵入肌层，无转移出现。根据有无正常绒毛及胚胎成分可分为完全性葡萄胎和部分性葡萄胎两种类型。葡萄胎妊娠后可继发侵蚀性葡萄胎或绒癌，一经确诊应及时治疗，并定期随访。

MR 表现：病变多位于子宫肌层内或弥漫侵犯，常伴有相邻联合带显示不清或中断。病变形态不一，

部分可出现宫腔"葡萄"状或肌层"蜂窝"状的特征性改变,这种表现反映了病理上侵蚀性葡萄胎弥漫性绒毛水肿及绒毛膜癌由于肿瘤无自身血管而靠直接与母体血流接触获得营养易发生坏死囊变的特点。滋养细胞肿瘤在 MRI 多表现为等或长 T_1、长或混杂 T_2 信号灶。滋养细胞肿瘤容易出血,由于 T_2* 序列可以显示脱氧血红蛋白及含铁血黄素沉积,故常用来显示出血。动态增强扫描,滋养细胞肿瘤呈现早期明显强化,后期由于子宫肌层明显强化,病灶则显得相对低强化。

一、完全性葡萄胎

完全性葡萄胎(complete hydatidiform mole)指绒毛全部受累,整个宫腔充满水泡,弥漫性滋养细胞增生,无胎儿及胚胎组织可见(图 11-33)。

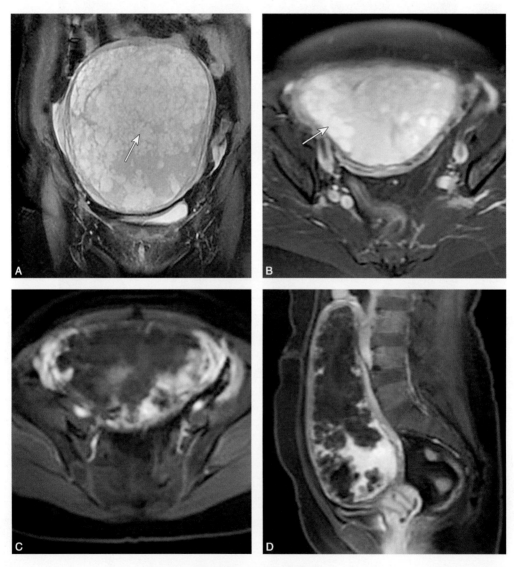

图 11-33　完全性葡萄胎

冠状位(图 A)、横断位(图 B)压脂 T_2WI 宫腔内见异常团块影,内充满杂乱小泡状、葡萄状囊性灶(白箭)。横断位 T_1WI(图 C)增强图像动脉期,异常团块影明显强化。矢状位 T_1WI(图 D)增强图像延迟期,异常团块周边强化,中心未强化区应为坏死。患者以"高血压,腹胀伴阴道不规则流血 5 个月余"入院。术后诊断:完全性葡萄胎

二、部分性葡萄胎

部分性葡萄胎(partial hydatidiform mole)指绒毛肿胀变性,局部滋养细胞增生,胚胎及胎儿组织可见,

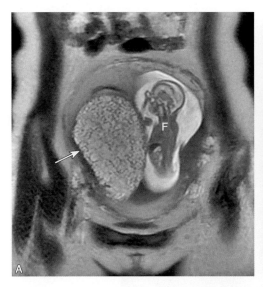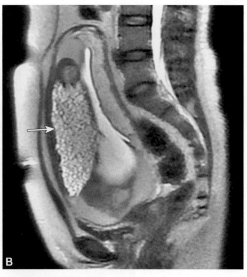

图 11-34 部分性葡萄胎

孕 16+周。孕妇甲状腺功能亢进入院。冠状位(图 A)、矢状位(图 B)T₂WI 宫腔内见异常团块、位于胎儿(F)右侧,表现为稍高、高信号,内见多发囊泡(白箭),呈蜂窝状改变。于孕 17+周时,行"B 超引导下清宫术"。术后病理为水泡状胎块

但胎儿多死亡,有时可见较孕龄小的活胎或畸胎,极少有足月婴诞生(图 11-34)。

第六节 妊娠期卵巢

卵巢(ovary)是排卵、分泌性腺激素的重要器官。妊娠期卵巢略增大,停止排卵。一侧卵巢可见妊娠黄体,产生雌激素和孕激素,以维持妊娠继续。黄体功能于妊娠 10 周后由胎盘取代,黄体开始萎缩。

正常卵巢 MR 表现:卵巢实质和间质,T₁WI、T₂WI 均呈低或中等信号;卵巢周边的卵泡,T₁WI 呈低或中等信号,T₂WI 呈高信号(图 11-35)。

一、妊娠合并卵巢囊肿

妊娠合并卵巢良性囊肿主要包括卵巢单纯囊肿、内异囊肿、黄素化囊肿等。

卵巢囊肿(ovary cysts)多为圆形或卵圆形薄壁结构,边界清晰,包膜完整。卵巢单纯囊肿典型 MRI 表现为:T₁WI 呈低信号、T₂WI 呈高信号,囊壁较薄且光整,增强扫描囊壁强化(图 11-36);但合并水肿、出血或炎症时,T₁WI 可呈等或高信号,T₂WI 可呈高信号或低信号或混杂信号,甚至可见分隔,此时与囊腺瘤、内异囊肿难以区分。

卵巢子宫内膜异位囊肿(ovarian endometriosis)是子宫内膜异位症的一种病变。子宫内膜植入卵巢,周期性出血形成囊肿,内液黏稠如糊状,似巧克力,故又称"巧克力囊肿"。MRI 表现多样,主要表现为 T₁WI 和 T₂WI 均呈高信号,T₁WI 呈高信号而 T₂WI 呈低信号以及 T₁WI 和 T₂WI 均呈混杂信号,可见分隔,增强扫描强化不明显(图 11-37)。

卵巢黄素囊肿(theca luteinized cyst)与滋养层细胞伴发。由于绒毛膜促性腺激素刺激卵泡发生过度黄素

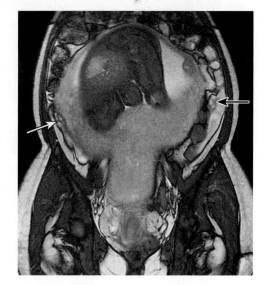

图 11-35 卵巢 MR 图像

孕 33 周。冠状位 T₂WI 示左(黑箭)、右(白箭)卵巢

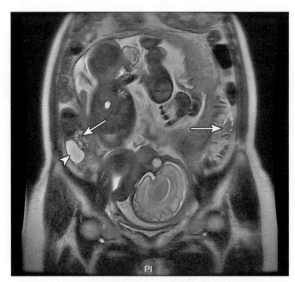

图 11-36　妊娠合并卵巢单纯囊肿

孕 33 周。冠状位 T_2WI 显示左右卵巢(白箭),右卵巢表面见高信号肿块(白箭头)。病理显示为卵巢单纯囊肿

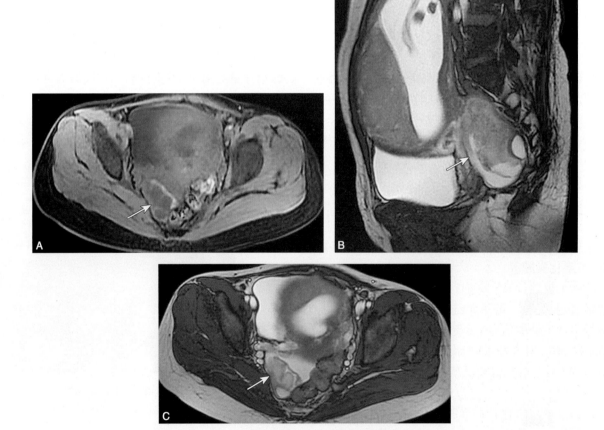

图 11-37　妊娠合并右卵巢内异囊肿

孕 18+周。横断位 T_1WI(图 A)显示子宫下段宫颈右后方见一肿块(白箭),呈低信号伴条状高信号;矢状位(图 B)、横断位(图 C)T_2WI 显示肿块(白箭)呈稍高信号为主,内见分隔及片状高信号。于孕 20 周时,行经腹右卵巢囊肿剔除术,术后病理为右卵巢子宫内膜囊肿伴水肿及蜕膜样改变

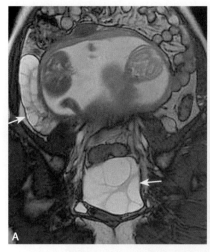
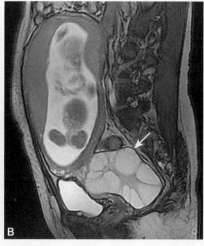
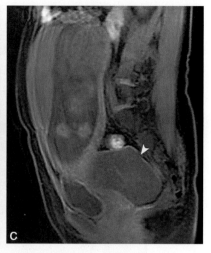

图 11-38　妊娠合并双侧卵巢黄素囊肿

孕 19 周，双胎。冠状位(图 A)、矢状位(图 B)T₂WI 显示左右两侧卵巢增大(白箭)，呈均匀高信号，壁光滑、内有分隔；矢状位 T₁WI(图 C)显示增大的左侧卵巢呈低信号(白箭头)

化所致。MRI 表现：常发生于双侧，卵巢增大，T₂WI 呈高信号，T₁WI 呈低信号，内见分隔，呈车轮状(图 11-38)。卵巢黄素囊肿常发生于滋养细胞疾病和双胎等绒毛膜促性腺激素水平较高的妊娠，也可发生于正常妊娠。

二、妊娠合并卵巢肿瘤

妊娠合并卵巢肿瘤的发病率为 1∶2500~1∶81，大部分为良性肿瘤，恶性肿瘤并不常见，且 90% 以上为早期肿瘤，如畸胎瘤、囊腺瘤等。妊娠合并卵巢肿瘤，一般是先有卵巢肿瘤，然后受孕。卵巢肿瘤本身对胎儿的生长发育一般无直接不良影响，但如果肿瘤体积过大，可能会限制或妨碍子宫的增长，导致晚期流产或早产。如果卵巢肿瘤嵌顿在盆腔，阻碍胎先露下降，将会导致梗阻性难产。

卵巢囊腺瘤(ovarian cystadenoma)分为浆液性囊腺瘤和黏液性囊腺瘤。浆液性囊腺瘤多为单房，壁薄(小于 3mm)且均匀一致，外缘及内缘光滑，无明显的内外赘生物(图 11-39)；也可多房、囊内分隔较细、囊

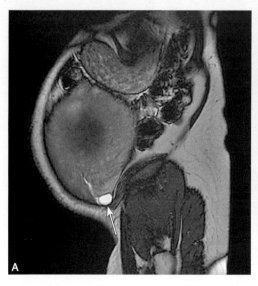
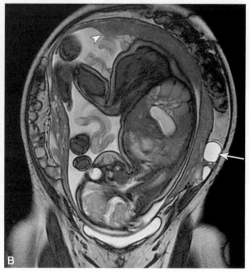

图 11-39　妊娠合并左卵巢浆液性囊腺瘤

孕 37+周。矢状位(图 A)、冠状位(图 B)T₂WI 显示子宫偏左下方见均匀高信号囊性肿块(白箭)，壁薄、光滑；图 B 可见脐带插入处(箭头)位于胎盘边缘，提示球拍状胎盘。孕 38 周时，因瘢痕子宫，球拍状胎盘，左卵巢囊肿行较困难子宫下段剖宫产术，经腹左侧卵巢囊肿剔除术，术中见脐带附着于胎盘边缘；左侧卵巢内见一大小约 2.0cm×1.0cm 囊肿，内液清。病理结果：左卵巢浆液性囊腺瘤

壁上可见向囊内突起的小乳头或壁结节。浆液性囊腺瘤,增强扫描囊壁及壁 MRI 表现为均匀的长 T_1 长 T_2 信号,但有出血时则为短 T_1 长 T_2 信号,囊壁及壁结节呈中等度强化。黏液性囊腺瘤为多房型囊,囊内间隔较厚、乳头突起,囊壁较厚,子囊形态、信号各异——具有特征性(图 11-40,图 11-41)。黏液性囊腺瘤由于黏蛋白的缘故在 T_1 加权上呈高信号,在 T_2 加权上为更高信号;囊壁上一般有明显的乳头状突起,实质成分 T_2WI 稍高或稍低、DWI 明显高信号,囊壁及壁结节中等度强化。

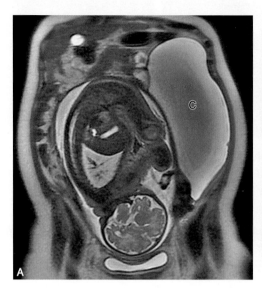
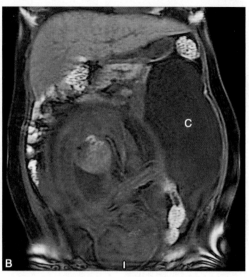

图 11-40　妊娠合并左卵巢黏液性囊腺瘤

孕 36 周。冠状位 T_2WI(图 A)、T_1WI(图 B)显示子宫左上方见一肿块(C),边界清楚,呈长 T_1 长 T_2 信号。5d 后行剖宫产手术,经腹左侧附件切除,术后病理为左卵巢黏液性囊腺瘤

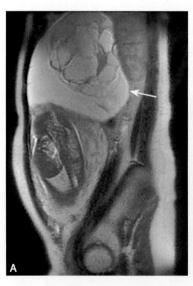
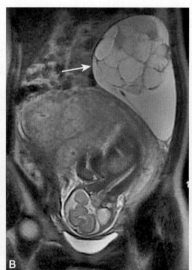
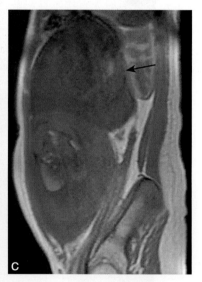

图 11-41　妊娠合并左卵巢黏液性囊腺瘤

孕 26+周。矢状位(图 A)、冠状位(图 B)T_2WI 显示位于子宫左上方见一肿块(白箭),其内见多房分隔小囊,信号不等;矢状位 T_1WI(图 C)显示包块(黑箭)呈低信号为主,内见条片状高信号。产后手术,术后病理为左卵巢黏液性囊腺瘤

　　卵巢畸胎瘤(ovarian teratoma)是来源于卵巢生殖细胞的肿瘤,分为成熟性畸胎瘤、未成熟性畸胎瘤和卵巢甲状腺肿。根据畸胎瘤内组织成分不同,MRI 表现亦不同。多数表现为具有完整的包膜,呈囊性或囊实性肿块,肿块内含脂肪成分,脂肪成分 T_1WI 呈高信号,T_2WI 呈偏高信号,与皮下脂肪相似,而在脂肪抑制序列中信号减低呈低信号。判断病灶内是否含有脂质成分对卵巢畸胎瘤的定性诊断非常重要。

卵巢成熟性畸胎瘤最多见,由分化良好的外中内胚层来源的组织构成,是最常见的生殖细胞肿瘤,约占所有卵巢肿瘤的 1/4,常发生于生育期妇女。以外胚层成分为主,包括鳞状上皮、皮脂腺、汗腺、毛囊、脑及神经组织等;中胚层组织,如脂肪、软骨及骨等;少数含有内胚层,如胃肠道、支气管上皮、甲状腺等。成熟性畸胎瘤(图 11-42)特征性 MRI 表现为:肿块呈囊性,以单囊为主,亦可多囊;单侧或双侧,大多呈混杂信号,见短 T_1 长 T_2 信号区,且能被抑制序列抑制,为囊内含脂肪组织原因;病灶内可见斑片状、半月形或环形长 T_1 短 T_2 信号,为钙化或骨性成分及牙齿等。

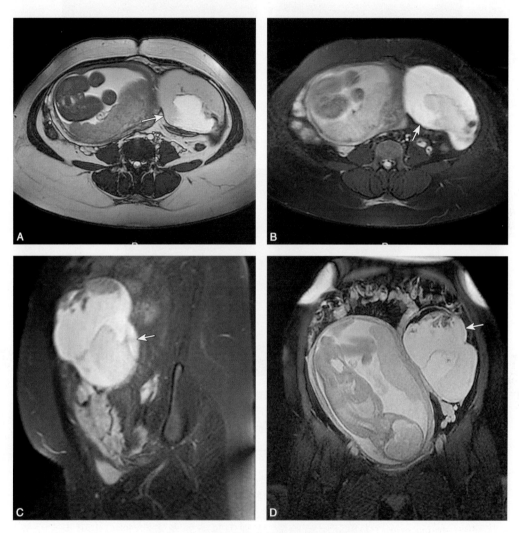

图 11-42　妊娠合并左侧卵巢成熟性畸胎瘤

孕 25+周。横断位 T_2WI(图 A)显示子宫左侧见混杂信号肿块(白箭),呈稍高及高信号,内见低信号分隔;横断位、冠状位及矢状位脂肪抑制序列(图 B、图 C、图 D)显示肿块(短白箭)内可见分隔,且部分信号可见抑制呈低信号。患者因"停经 25+周,发现盆腔包块半个月余"入院手术,术中见:左卵巢囊性增大,大小约 14cm×15cm×11cm,囊壁薄,壁光滑,囊肿与膀胱腹膜反折片状致密粘连,部分与大网膜致密粘连;剥除过程中囊壁破裂,见囊内液流出,色黄、黏稠,囊内可见大量毛发,囊肿分隔约为 4~5 房,内壁光滑,未见乳头样突起。术后病理示:左卵巢成熟性囊性畸胎瘤,含大片神经组织

卵巢未成熟畸胎瘤属于少见恶性生殖细胞肿瘤,在卵巢恶性肿瘤中不足 1%,大部分发生于 20 岁以内;含 2~3 个胚层,由分化程度不同的未成熟胚胎组织构成。未成熟畸胎瘤缺乏特征性 MRI 表现,常为囊实性,实质部分可见信号混杂不均,囊内多见长 T_1 长 T_2 信号(图 11-43)。肿瘤易发生出血坏死,肿瘤内脂肪成分较少,有时 MRI 上不易区分;部分实质成分内可见长 T_1 短 T_2 信号骨性成分。部分肿块囊壁边界不清晰、偶见肿块破裂、穿透囊壁。

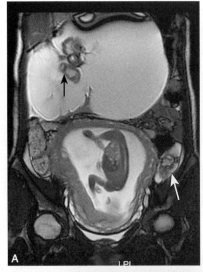
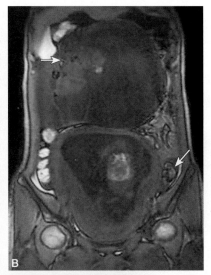
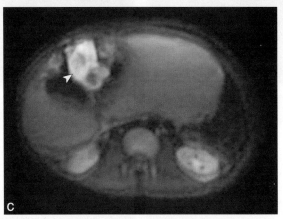

图 11-43　妊娠合并卵巢畸胎瘤

孕 19 周。冠状位 T_2WI（图 A）显示肝下缘巨大囊实性块，实性部分呈菜花状（黑箭）；左侧附件区肿块表现为高低混杂信号（大白箭）；T_1WI OUT-PHASE（图 B）显示肝下缘肿块内实性成分内及左侧附件区肿块内部分信号受抑制呈低信号（小白箭）；横断位 DWI（图 C）显示肿块内实性成分（箭头）弥散受限呈高信号，高度怀疑恶性。孕 19+3 周，行腹腔镜肿瘤摘除术，术后病理为左侧卵巢成熟型畸胎瘤，右侧卵巢未成熟性畸胎瘤

卵巢甲状腺肿（struma ovarii）为单胚层畸胎瘤，表现为复杂的囊实性肿块，也可为完全囊性或实性。肿瘤囊性区以长 T_1 稍长 T_2 信号为主，部分可见短 T_1 信号；肿瘤的实性成分为等低 T_1 长 T_2 信号，这与肿瘤内含较多的甲状腺组织成分有关，增强后实性成分明显不均匀强化。

卵巢黏液性囊腺癌（mucous cystadenocarcinoma of ovary）多由黏液性囊腺瘤恶变而来，约占卵巢恶性肿瘤的 10%，发病年龄多在 41～60 岁，可为囊实性或囊性。大体形态与良性黏液性囊腺瘤相似，但包膜可有坚实的结节状区域；囊腔增多，间隔增厚，并伴有出血坏死区域。囊腔内含有混浊的黏血性液体，镜下可见腺癌样图像。黏液性囊腺癌少数病例可能有间质黄素化，并可能产生性激素，使绝经后的妇女子宫内膜增生。MRI 表现：肿瘤与周围组织间界限不清，瘤壁厚薄不一，常大于 3cm，瘤内为囊实性物质混杂，有分房或分隔，部分肿瘤有钙化砂粒体；囊液信号不均，T_1WI 可呈高信号或等信号、亦可见低信号，T_2WI 呈高信号、有时可呈低信号（图 11-44）。

卵黄囊瘤（yolk sac tumor）是卵巢恶性生殖细胞瘤中最常见的一种肿瘤，多发生于年轻患者。由于卵巢卵黄囊瘤增长快，又易有包膜破裂及腹腔内种植，故常见症状有腹部包块、腹胀、腹痛及腹水等。肿瘤坏死、出血可使体温升高，从而有发热症状。少数患者尚因有胸腔积液而气憋，但胸腔积液并不意味着胸腔

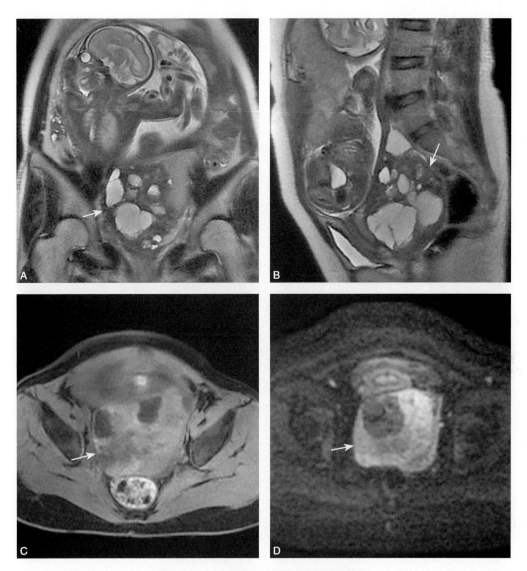

图 11-44 妊娠合并左卵巢黏液性囊腺癌

孕 29+周。冠状位(图 A)、矢状位(图 B)T₂WI 显示子宫下段及宫颈后方见囊实性占位灶(白箭),呈等高混杂信号;横断位 T₁WI(图 C)显示肿块呈混杂信号,部分呈低信号,部分呈中等及高信号;横断位 DWI(图 D)显示肿块呈高、等信号。检查后 5 天行剖宫产术,卵巢肿瘤根治术,术后病理为左卵巢高分化黏液性囊腺癌

转移。MRI 表现:一般肿瘤的实性部分呈 T₁WI 等低信号、T₂WI 等高信号,部分实性病灶信号混杂;囊性部分呈 T₂WI 高信号、T₁WI 低信号;肿块血供丰富,增强扫描实性部分显著不均匀强化,囊性部分及坏死区不强化;常合并腹水(图 11-45)。妊娠患者因不能增强扫描有时难以诊断,但临床常有 AFP 显著升高,应怀疑卵黄囊瘤的可能。

卵泡膜细胞瘤(ovarian follicular cell tumor)是一种较为少见的女性生殖器肿瘤,起源于卵巢性索间质组织。卵泡膜细胞瘤多为单发,形态多变,多位圆形、卵圆形,偶呈分叶状,边缘光整,境界清晰。MRI 分辨率较高,可多参数、多切面显示肿瘤的形态及与周围组织的关系,有利于卵泡膜细胞瘤的诊断。MRI 表现:T₁WI 和 T₂WI 出现普遍的低信号,T₂WI 则出现夹有结节状、絮状高信号(图 11-46)。

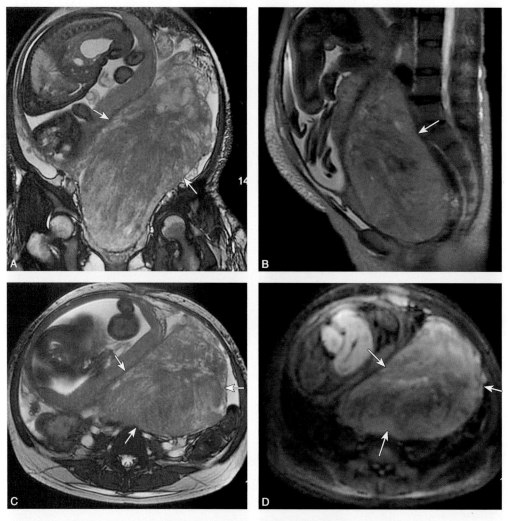

图 11-45　妊娠合并左卵巢卵黄囊瘤

孕 32+周。冠状位(图 A)、矢状位(图 B)、横断位(图 C)T$_2$WI 显示子宫左后方肿块(白箭)呈高低不等的混杂信号,子宫受压推移;横断位 DWI(图 D)显示肿块(白箭)呈稍高及低信号,前壁腹膜上可见高信号小结节及扁平肿块。MRI 检查后次日手术,术中见左卵巢肿瘤破溃不成形,大量豆腐样组织,腹壁、肠间隙、肠系膜及肠壁多发瘤样结节,大者约 2cm。术后病理为左卵巢卵黄囊瘤

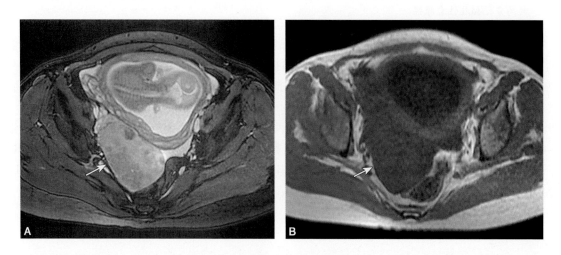

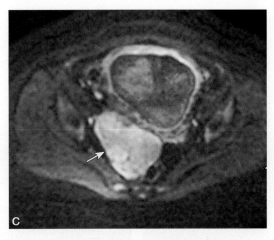

图 11-46　妊娠合并卵泡膜细胞瘤

孕 19 周。横断位 T₂WI(图 A)显示右侧附件区肿块(白箭)信号不均,呈稍高及稍低信号,边界清楚,盆底少量积液。T₁WI(图 B)表现为等信号。横断位 DWI(图 C)表现为弥散轻度受限,呈稍高信号。孕 39 周行剖宫产+右卵巢肿瘤切除术,术后病理为右卵巢卵泡膜细胞瘤

第七节　异 位 妊 娠

异位妊娠(heterotopic pregnancy)是孕卵位于正常着床部位之外的妊娠,以输卵管妊娠最常见,还有其他异位妊娠,如腹腔妊娠、残角子宫妊娠、宫颈妊娠、子宫峡部妊娠和子宫角妊娠等。另外,还有一种特殊类型的异位妊娠——瘢痕妊娠。一般情况,临床医生首选检查方法是超声,对于诊断不明确的病人,再选择进行 MR 检查。MRI 可以根据胎囊的自身信号特点及异位妊娠的常见征象帮助寻找胎囊,确立诊断和鉴别诊断,并可以全面观察胎囊同周围结构的解剖关系明确定位,以帮助决定进一步治疗方案。

MRI 表现:胎囊主要由液性的胎囊液和实性的绒毛组织构成,是异位妊娠诊断的直接征象。绒毛组织表现为 T₂WI 高信号,内部低信号可能为绒毛间隙及其内部成分。MRI 动态增强扫描病灶内 T₂WI 高信号绒毛表现为动脉早期明显强化。

一、子宫角妊娠

孕卵附着在输卵管口近宫腔侧或在输卵管间质部,但向宫腔侧发育而不在间质部发育,称子宫角妊娠,简称宫角妊娠(cornual pregnancy)。由于子宫角妊娠种植部位异常,早期绒毛发育不良,故较易发生孕早期流产(图 11-47)。

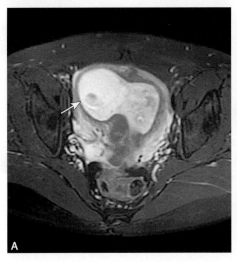
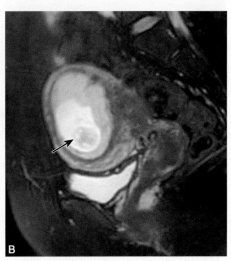

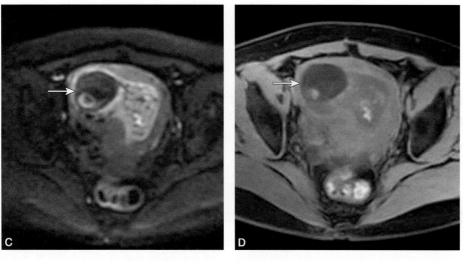

图 11-47　右侧子宫角妊娠

横断位(图 A)、矢状位(图 B)T$_2$WI 显示右侧宫角见异常包块(白箭),呈高信号,内隐约见胎儿信号影(黑箭);横断位 DWI(图 C)、T$_1$WI(图 D)表现为异常包块(白箭)呈低信号,部分呈高信号。停经 5 个月余,发现胚胎位置异常 1 个月入院,行 B 超引导下人工流产术,术后诊断:子宫角妊娠

二、输卵管妊娠

在异位妊娠中,以输卵管妊娠(tubal pregnancy)最多见。正常输卵管内的纤毛运动与输卵管肌肉活动的互相协同下,使卵子逐步运动到壶腹部。如果卵子在排出 24h 之内遇到精子,就能在此受精,以后受精卵沿输卵管到达子宫底部着床。凡因种种原因推迟或阻止孕卵到子宫的正常运行,使孕卵被阻于输卵管内者,则可发生输卵管异位妊娠。以壶腹部妊娠最为多见,其次为峡部,伞部、间质部最少见(图 11-48)。

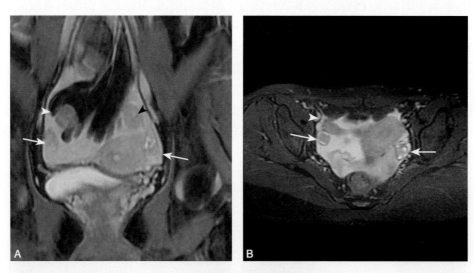

图 11-48　左侧输卵管壶腹部妊娠

停经 40 天,阴道出血 9 天伴左下腹部疼痛 5 天入院,查血 HCG 示 1530IU/L。冠状位(图 A)、横断位(图 B)T$_2$WI 显示右侧宫旁软组织灶(白箭头)呈等信号,与子宫相连,为残角子宫;左侧宫旁软组织信号影(图 A 黑箭头)呈等高信号影,为左侧输卵管妊娠。双侧卵巢显示清楚(白箭)。行腹腔镜手术,术后诊断:左侧输卵管壶腹部妊娠流产,先天性残角子宫

三、残角子宫妊娠

残角子宫妊娠(pregnancy in rudimentary horn)是精子或受精卵经对侧输卵管外游到患侧输卵管(精子

与卵子结合)而进入残角着床发育,多发生于初产妇,属于一种罕见异位妊娠(图 11-49)。

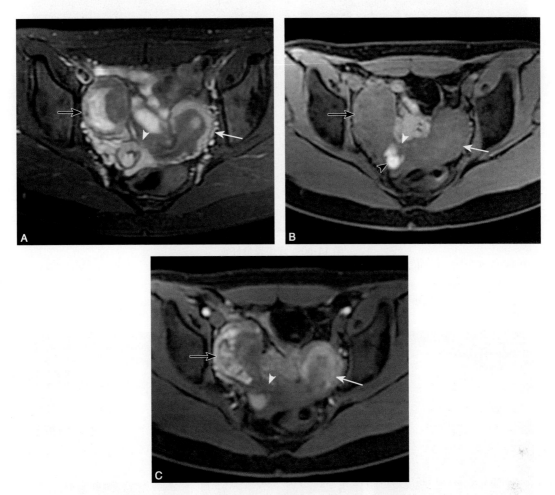

图 11-49　残角子宫妊娠

停经 94d,药物流产失败 2 个月入院。横断位 T_2WI(图 A)、T_1WI 平扫(图 B)和增强动脉期(图 C)显示,盆腔右侧可见子宫信号(黑箭),与左侧子宫(白箭)右峡部相连,但与左侧宫腔及宫颈管不相通(白箭头),右侧子宫内可见等 T_1 长 T_2 信号,动脉早期部分强化明显。宫颈右侧见一囊性灶,T_1WI 呈高信号,T_2WI 呈稍高及低信号混杂,边界清楚(黑箭头)。术后诊断:左侧单角子宫合并右侧残角子宫,残角子宫妊娠;阴道右侧囊肿

四、宫颈妊娠

宫颈妊娠(cervical pregnancy)是一种罕见的异位妊娠,是指受精卵在宫颈管内着床和发育,位于子宫颈组织学内口水平以下(图 11-50)。

五、腹腔妊娠

腹腔妊娠(abdominal pregnancy)是胚胎或胎儿位于输卵管、卵巢及阔韧带以外的腹腔内,其发生率为 1:15 000。母体病死率约 5%,胎儿存活率仅为 1%。腹腔妊娠分原发性和继发性。原发性腹腔妊娠指受精卵直接种植于腹膜、肠系膜、大网膜等处,极少见。继发性腹腔妊娠往往发生于输卵管妊娠流产或破裂后,偶可继发于卵巢妊娠或子宫内妊娠而子宫存在缺陷破裂后。MRI 可明确显示胎儿位于腹腔内的位置及其与周围结构的关系(图 11-51)。

六、子宫瘢痕妊娠

剖宫产术后子宫瘢痕妊娠(cesarean scar pregnancy,CSP)是指孕囊、绒毛或胎盘着床于既往的剖宫产

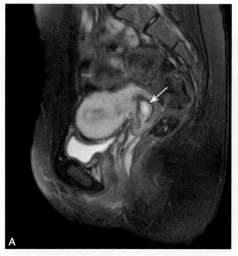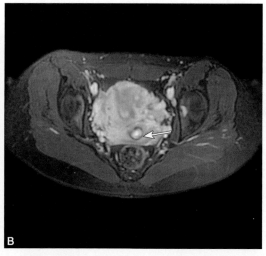

图 11-50　宫颈异位妊娠

停经 46 天,阴道间断出血 20 天余,血 HCG 1978.0IU/L。矢状位(图 A)、横断位(图 B)T$_2$WI 显示宫颈管内高信号肿块(白箭)。宫腔镜下见:宫颈管内口下可见妊娠物附着,大小约 1.2cm×1.0cm。行宫腔镜下子宫宫颈管妊娠物电切割,电吸刮宫术。术后病理:退变早期胎盘组织

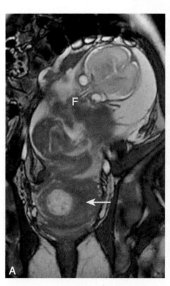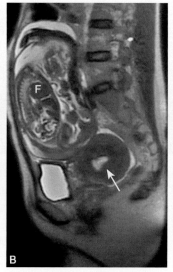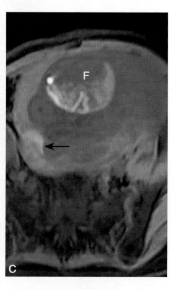

图 11-51　腹腔妊娠

孕 33+周。冠状位(图 A)、矢状位(图 B)T$_2$WI 显示胎儿(F)位置不在宫腔(白箭),而是位于腹腔内;横断位 T$_1$WI(图 C)显示胎儿羊膜面条片状高信号(黑箭)为羊膜下出血。临床医生为避免包块破裂大出血,当日即终止妊娠,行腹腔异位妊娠去除术,肠粘连分离术

子宫切口处,与肌层粘连植入,可造成子宫出血、破裂,是一种罕见的异位妊娠。Vial 等将 CSP 分为 2 种类型:一种是孕囊种植在子宫切口瘢痕处,向子宫峡部或宫腔生长(即为内生型),可能妊娠至活产,但大大增加了种植部位大出血风险;另一种是孕囊种植在有缺陷的剖宫产子宫切口瘢痕深部,深入肌层,朝向膀胱及腹腔生长(即为外生型),在妊娠早期即可导致子宫破裂或大出血,因此早期影像学诊断有助于指导临床的治疗,是决定预后的关键。超声检查是 CSP 影像学诊断首选的检查方法,但 MRI 的临床应用价值逐渐被认识,MRI 检查具有组织分辨率高和多方位、多序列成像的特点,相对于超声检查,MRI 检查更加清晰,能够显示更多细节,可作为 CSP 的重要的补充检查方法。MRI 可以清楚分辨子宫内膜、宫腔、剖宫产子宫瘢痕与妊娠囊的关系,明确妊娠囊部位、子宫肌层的厚度及绒毛是否侵入、侵入的厚度等,并能通过 MR 图像观察到胚囊内部结构,MRI 可观察到异位妊娠的特异性表现——出血块内部的树状结构,这是超声检查所不能发现的。MRI 可清晰显示妊娠囊在子宫前壁着床的位置及分型,病灶与周围组织的关系,周围血

运的情况,包括胎盘内或外、新鲜或陈旧性出血,加之 MR 对血流特别敏感的特点,这些可以为 CSP 患者提供重要的治疗参考信息,且 MRI 图像信息更为直观。

CSP 影像诊断的标准一般如下:①宫内无妊娠囊;②宫颈管内无妊娠囊;③妊娠囊生长在子宫峡部前壁;④膀胱和妊娠囊之间肌壁薄弱。目前虽然尚无 CSP 统一的 MRI 诊断标准,但均认为矢状位是 MRI 观察 CSP 的最佳方位,尤其在矢状位 T_2WI 上能清楚显示剖宫产瘢痕、孕囊、脱膜及肌层厚度等,而 T_1WI 图像可以确定宫腔内是否有积血。

孕囊的 MRI 表现,有研究根据孕囊的性质分为囊状孕囊和包块型孕囊。①囊状孕囊:孕囊在 T_1WI 上表现为边界不清圆形、椭圆形低信号影,在 T_2WI 上表现为边界清楚囊状高信号影(图 11-52),可见薄层囊壁,压脂增强孕囊表现最佳,孕囊壁可见环形薄壁强化,显示方位以矢状位最直观清晰(图 11-53)。部分

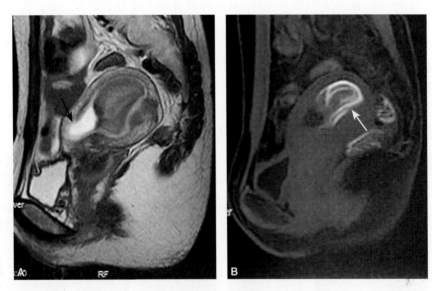

图 11-52　CSP

停经 40 天。A. 矢状位 T_2WI 示高信号囊性孕囊(黑箭),大部分位于子宫前壁瘢痕内;B. 矢状位 T_1WI 平扫示宫腔积血,呈高等信号(白箭)

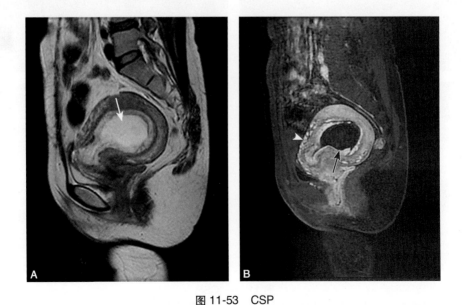

图 11-53　CSP

停经 60 天。A. 矢状位 T_2WI 示囊性孕囊(白箭),大部分位于宫腔内,部分脱膜及少许孕囊位于子宫峡部瘢痕内;B. 矢状位 T_1WI 增强显示孕囊壁强化(黑箭),子宫前壁血供丰富(白箭头)

孕囊内及宫腔内可见出血,在 T_1WI 上为高信号,在 T_2WI 上呈等、低信号,信号表现与出血时间有关(图 11-52)。孕囊位于子宫下段前壁,位于子宫肌层或向子宫肌层浸润同时向宫腔内生长,局部子宫前壁明显变薄,部分孕囊可向膀胱方向突出于子宫轮廓外。②包块型孕囊:表现为不规则包块影,在 T_1WI 上呈等信号中夹杂局限性高信号,在 T_2WI 上呈等、高混杂信号,包块向宫腔内生长并向子宫前壁肌层浸润生长,通常包块内及宫腔内可见少量积血,包块型往往是清宫不全或不全流产的结果,增强后团块影血供非常丰富,表现为包块内树枝状或乳头状突起明显强化(图 11-54),这些强化的结构可能是残余的胎盘组织中的纤维蛋白和绒毛结构。对于囊性孕囊型,孕囊与瘢痕的关系是诊断 CSP 的关键,而对于包块型孕囊,发现孕囊对子宫肌层的植入是诊断 CSP 的关键。也有学者将 CSP 的 MRI 表现特点分为两类:不均匀混杂信号和囊性信号,囊性信号提示孕囊有或无活性;不均匀混杂信号则提示孕囊的退变,其原因不明,这可能是自然出血或药物流产后的变化有关,MRI 表现多样,典型的表现为等高混杂信号,也可因人工流产不全或稽留流产而表现为低或稍低信号(图 11-55)。

近来,有研究根据剖宫产子宫瘢痕的特征和孕囊的生长方式将 CSP 的 MRI 分类分为 3 种类型(图 11-56):①Ⅰ型:孕囊完全或大部分位于剖宫产瘢痕处肌层,瘢痕肌层变薄(图 11-57);②Ⅱ型:孕囊部分位于剖宫产瘢痕上方的下段宫腔内,部分伸入或黏附于剖宫产瘢痕处,瘢痕肌层变薄(图 11-58);③Ⅲ型:孕囊主要位于峡部宫腔内,而剖宫产瘢痕处肌层局部凹陷或壁龛(图 11-59)。大多数 CSP 的瘢痕处肌壁表现为菲薄的憩室影,大部分憩室并不突出于子宫轮廓外,憩室的最小厚度在

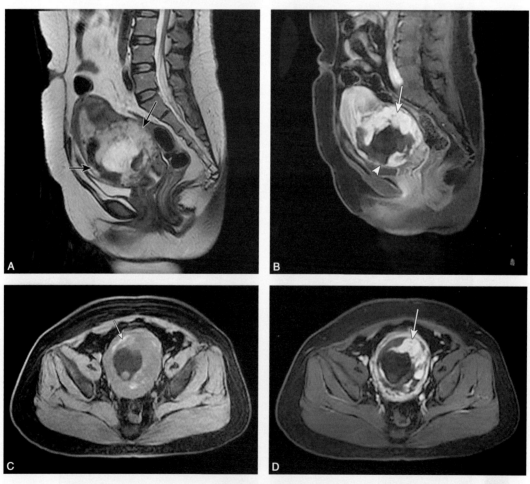

图 11-54　CSP

停经 82 天,阴道流血 15 天。A. 矢状位 T_2WI 示子宫下段宫腔及前壁肌层内混杂信号包块(黑箭);B. 矢状位 T_1WI 增强示子宫下段前壁肌层菲薄,包块向子宫前壁肌层浸润已达浆膜层(白箭头),包块内见乳头状突起明显强化(白箭);C. 横断面 T_1WI 平扫示包块内少量积血,呈高信号(细白箭);D. 横断位 T_1WI 增强示乳头状突起明显强化(白箭)

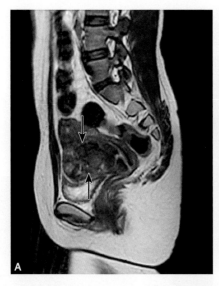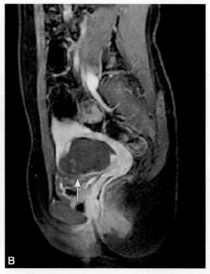

图 11-55　CSP

人工流产术后 1 个月余,阴道流血 3 天。A. 矢状位 T_2WI 示子宫前峡部及前壁不规则稍低信号包块(黑箭),内夹杂少许稍高信号;B. 矢状位 T_1WI 增强示强化不明显,子宫下段前壁肌层明显变薄(白箭)。宫腔镜下钳刮发现不规则机化血凝块及妊娠残留物,病理为血凝块中少许坏变胎盘组织,临床诊断为瘢痕妊娠人工流产不全

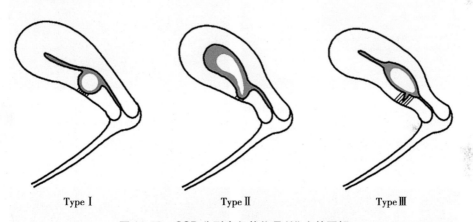

Type Ⅰ　　　　　Type Ⅱ　　　　　Type Ⅲ

图 11-56　CSP 分型在矢状位 T_2WI 上的图解

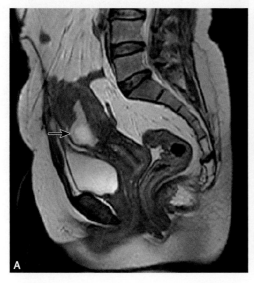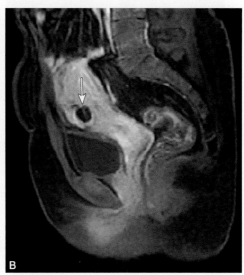

图 11-57　CSP Ⅰ型

停经 44 天。A. 矢状位 T_2WI 示孕囊较小,完全位于子宫前峡部瘢痕内(黑箭);B. 矢状位 T_1WI 增强示囊壁强化及孕囊内条状强化胚芽影(白箭)

2mm 以内。

　　根据孕囊内容物的有或无和内容物的形态,孕囊分为 3 种类型:①囊状孕囊:孕囊内无明显的内容物(图 11-52);②胚囊:孕囊内容物较小且形态规则,如卵黄囊或胚芽,增强后均匀强化(图 11-58);③混合孕囊:孕囊内容物较大,表现为不规则混杂信号肿块(图 11-54,图 11-60),增强后不均匀强化。孕囊的生长方式有两种,即向子宫峡部瘢痕肌层浸润和向宫腔内生长;孕囊植入处肌层薄弱,孕囊与瘢痕处肌层之间的脱膜在绒毛的侵入方面起重要作用。总之,剖宫产术后子宫瘢痕妊娠 MRI 表现具有一定特点,对临床早期明确诊断及治疗具有重要价值。

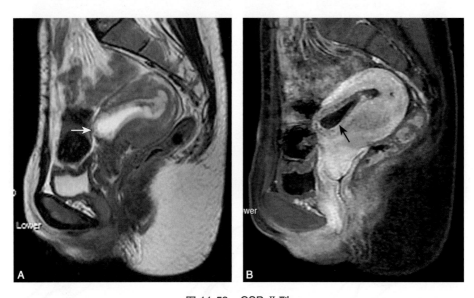

图 11-58　CSP Ⅱ型
停经 50 天。A. 矢状位 T₂WI 示孕囊呈囊性,部分位于瘢痕处,部分位于宫腔内子宫峡部前壁,局部肌层明显变薄约 1mm(白箭);B. 矢状位 T₁WI 增强示孕囊壁部分强化

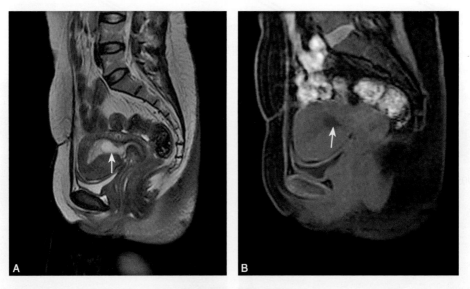

图 11-59　CSP Ⅲ型
停经 45 天。A. 矢状位 T₂WI 显示孕囊位于子宫峡部,宫腔紧贴前壁瘢痕(白箭)脱膜楔形凹入前壁瘢痕处;B. 矢状位 T₁WI 显示孕囊呈低信号(白箭)

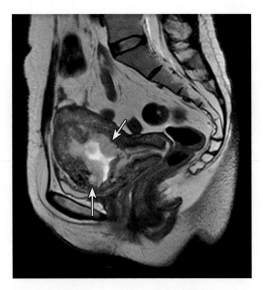

图 11-60　CSP(混合孕囊)

停经 14 周,阴道流血 1 周。矢状位 T_2WI 示宫腔中下段及前峡部不规则混杂信号,肿块(白箭)且前壁肌层可见低信号血管流空影提示血供丰富

小　结

　　孕妇怀孕期间腹部异常主要是通过 B 超常规检查,或者孕妇腹部疼痛、阴道流血等临床症状来院检查被发现。由于妊娠期孕妇腹部状况复杂,如果临床医生通过 B 超检查仍难以明确诊断,可进一步行 MR 检查。MR 检查在诊断子宫胎盘情况、盆腹腔肿块、异位妊娠等都具有一定的优势,可以为病人提供更多的信息,帮助临床医生制定更有效的诊疗方案。

(刘肖敏　楼芬兰)

参 考 文 献

[1] 郑伟增,邹煜,吕卫国,等. 妊娠合并盆腔肿瘤 MRI 影像表现及临床应用价值. 中华围产医学杂志,2017,20(10): 746-753.

[2] 张玉. 孕妇分娩时间与宫颈长度的相关性分析. 中外女性健康研究,2016,(10):170-172.

[3] 陈世贵. 盆腔巨大神经鞘瘤 1 例. 临床放射学杂志,2010,29(6):844.

[4] Baughman WC,Corteville JE,Shah RR. Placenta accrete: spectrum of US and MR imaging findings 2008. Radiographics,2008, 28(7):1905-1916.

[5] Alamo L,Anaye A,Rey j,et al. Detection of suspected placental invasion by MRI:do the results depend on observer' experience?. Eur J Radiol,2013,82(2):51-57.

[6] 梁旭,陈荟竹,宁刚,等. 产前 MRI 在胎盘植入中的诊断价值. 放射学实践,2016,(02):163-166.

[7] Lax A,Prince MR,Mennitt KW,et al. The value of specific MRI features in the evaluation of suspected placental invasion. Magn Reson Imaging,2007,25(1):87-93.

[8] Chen Q,Levine D. Fast fetal magnetic resonance imaging techniques. Top Magn Reson Imaging,2001,12(1):67-79.

[9] 徐焱,李彩霞,陈波. MRI 在剖宫产后子宫瘢痕妊娠中的诊断价值. 中国卫生标准管理,2015,6(12):37-38.

[10] 汤佩玲,李新春. 阴道超声及 MRI 诊断剖宫产术后子宫疤痕妊娠的临床价值. 中华生物医学工程杂志,2013,19(6): 476-479.

[11] 潘志立,吕维富,刘影. 子宫切口妊娠的 MRI 表现. 医学影像学杂志,2014,24(7):1203-1205.

［12］Peng KW,Lei Z,Xiao TH,et al. First trimester caesarean scar ectopic pregnancy evaluation using MRI. Clinical Radiology, 2014,69(2):123-129.

［13］Huang Q,Zhang M,Zhai RY. The use of contrast-enhanced magnetic resonance imaging to diagnose cesarean scar pregnancies. International Journal of Gynecology and Obstetrics,2014,127(2):144-146.

［14］石一复. 剖宫产瘢痕妊娠及相关问题. 北京:人民军医出版社,2016.

索 引